整合中西醫學最新對症療法

筋骨關節
疼痛防治全百科

龍合骨科診所院長
游敬倫 著

目錄

觀念篇 Part 1 想要健康長壽，筋骨關節是關鍵！

三 不可不知！筋骨耗損的7大關鍵因素

四 為什麼我們對筋骨耗損毫無警覺？

五 保健筋骨，你一定要知道的7大黃金保養祕訣

對症篇
Part 2

逆轉筋骨關節疾病，骨科專家教你這樣做！

髖及大腿篇

喀擦！不小心滑一下，髖關節就骨折了！

膝及小腿篇

膝關節喀拉喀拉作響？別以為只是小毛病！

踝足篇

為什麼我一走路就痛得不得了？

頸背腰篇

小心！腰痠背痛可能潛藏致命風險

秘訣③ 正確的伸展運動，讓關節不生鏽！

秘訣④ 有效的強化運動，讓肌力UP！UP！

秘訣⑤ 骨科最新療法，提供另類選擇

推薦序1

兼顧專業與大眾需求的骨科疾病防治指南

人體的結構和功能精密，一旦發生疾病後，會直接或間接影響各系統之間的恆定與平衡，導致功能減退或失調，久而久之使病痛難以療癒，終致百病叢生。眾所周知，治療有利改善病情，但即便是接受治療，是否能完全恢復各系統的正常運作，則尚未可知。平日落實衛教保健，才是長保安康之道，但由於受限於本國就診人數相對眾多，因而對於骨科臨床醫師相關人員而言，如何落實衛教，常會成為一大挑戰，因此針對前述困境，都需要一本良好的衛教保健書籍來幫忙。看到游敬倫醫師的新作《筋骨關節疼痛防治全百科》之後，此種疑慮頓時解除。

雖然游醫師平日診療工作繁重，但卻注重衛教書本的寫作，多年來他已出版兩本書籍，闡述各種骨骼肌肉系統的保健之道。此次他又針對骨科門診常見的五十種疾病，詳細分析病理及診治之道，這些疾病是很普遍的疾病，也困擾著普羅大眾已久，游醫師除提供詳盡而深入淺出的文字說明之外，包括全身各部位關節進行解說，介紹各種正確的姿勢和運動，說明病理和治療，內容深入淺出，更佐以精美圖片和臨床相片來解說，圖文並茂，增高易讀性和趣味，令人不忍釋手。本書必然有助於醫護人員和民眾，明白許多常見骨科疾病的基本病理、生理功能和診治等，提供基本的觀念，以供謀求改善之道，以維護健康生活及品質，經由這些詳實分析與介紹，應可有效改善大眾的觀念，以期做為保健的參考。

本人獲邀為游醫師的新書撰寫序文，深感榮幸，更希望各界讀者能夠早日發現本書，並能深入閱讀及篤行保健之道，以祈求身體健康。

臺大醫院骨科部主任 楊榮森

推薦序2

健康長壽的祕訣——顧好筋骨關節

唐代孫思邈說：「上醫醫未病之病，中醫醫欲病之病，下醫醫已病之病。」上醫治未病是所有醫者的夢想，只是在現實的醫療中，每日所見大多是將病或已病之人，醫師也不會看未病之人、不習慣教未病之人如何強身，現在的醫病關係中，預防醫學已經很少看到蹤影了。

現代人的文明病就是從筋骨肌肉起源，一切都是從「不動」開始，所以流行的穿戴式裝置，如Apple Watch，已經具有久坐提醒的功能，也會記錄站立行走運動的時間，就是要提醒人們運動健身這個基本的道理，而游敬倫醫師這本新作，正是教大家如何正確運動，保養筋骨關節、強化肌肉，才可以快樂健康的老化，正是切中現代人需求的一本好書。

游敬倫醫師是我的醫學院同學、多年好友，他就是充滿了對人的熱情，所以他在臺大醫院骨科訓練完成後，走入基層，還積極投入社會教育，從他最專長的骨科著手，推動民眾從筋骨不生病開始養成健康的概念，而且結合營養、氣功、中醫等等養生手法，在此誠摯向您推薦：強骨健身，跟著游醫師來！

財團法人醫院評鑑暨醫療品質策進會執行長

林宏榮

困擾多年的坐骨神經痛，已不再影響日常生活

每個人在成長過程中均有受過筋骨痠痛的困擾，從青少年到老人，隨著人年紀越大，筋骨痠痛的折磨越形嚴重。如何避免，且老而不病的活得健康又長壽？唯一祕訣就是顧好你的筋骨關節，由運動開始。而對的「運動」扮演著重要的關鍵角色，可達到預防的效果，因肌力的提升或下降，將左右「健康長壽」的關鍵。

本人係做錯運動的受害者，年輕時當預官帶兵打橄欖球，不慎摔傷腰筋骨，未好好治療，數年後再度復發，引起坐骨神經痛，並伴隨著腰痠背痛一拖數十載，幸得臺大EMBA同學，也就是骨科名醫游敬倫醫師的協助，舒緩不少，雖不能根斷，但已不影響正常生活。

但怎樣的運動才適合自己？運動又如何開始？筋骨痠痛如何預防及治療？游敬倫醫師在這本書中，整合了中西醫學、運動醫學和營養醫學，並精選國人最常見的筋骨五十大問題，同時，在書中的【保健篇】提供保健祕訣，並糾正一般錯誤觀念，像是依據範例執行運動，可強化肌力、遠離疾病，姿勢正確、吃對食物營養品及正確伸展，人人可健康長壽。因此，我樂於推薦這本書，希望你讀過之後，不要坐著等疾病衰老找上你，而是立即動起來讓老化追不上你。

前富邦證券公司董事長、現康和證券公司董事長

推薦序4

正確的保健，讓我免去膝關節手術！

大約五、六年前，我已經對右膝無計可施，幾乎所有的運動都不能從事，愛運動的我連高爾夫球十八洞都打不完。到大醫院做完檢查後，排好日期、準備去動膝關節手術。

為了慎重起見，手術前我去看游醫師門診，聽取第二意見。沒想到那天短短二、三十分鐘的診療，從此改變了我對骨科的看法和對身體的認識。至今我天天都在實踐游醫師的保健方式，甚至連二十年前起我無法做的運動，現在都可以快快樂樂地參與。

本書的編排非常清楚、完整地呈現游醫師在筋骨關節方面的診療經驗和深入淺出的知識。讀者除了可以一口氣讀完本書，完整地吸收骨科方面的知識外，還可以當做個人或家庭的保健工具書，實用性非常高；不論是自己或親友有哪方面的骨科問題，或者單純地想獲得單項保健知識，都可以在本書找到完整的答案，包含預防、治療和平時的強化訓練。

五、六年前的改變，使我覺得自己的身體實在太神奇了，居然還可以逆齡改善，甚至做更年輕時無法從事的活動。後來我才慢慢體會，不是我能逆齡抗老，而是我們這種步入五十歲的中年人，只要適當的保養，本來就不應該如此弱！朋友們，如果想要強化筋骨，過個有活力的人生，跟隨著這本書和游醫師，走一趟神奇之旅吧！

矽創電子股份有限公司董事長

毛穎文

作者序

博骨通筋，掌握健康與活力的關鍵

骨骼大約占體重的一〇％到二〇％，肌肉則占體重三五％到四五％，可以說是人體最有份量的系統。生活中一切行走坐臥、追趕跑跳都要靠它來完成。因此，筋骨關節問題，是使年輕人無法工作的主要理由，令退休者無法遊山玩水的最大阻礙，更是年長者失去自我照顧能力的首要原因。強筋健骨不但是維持青春活力的根本要訣，更是改善代謝性疾病的基本方法，預防失智與失能的有效途徑，還是減少跌倒等意外傷的具體手段。因此強化肌肉骨骼關節機能，是健康促進中絕對不可或缺的一環，也是最簡單有效、最容易著手的法門。

所以我們可以說，強健的肌肉骨骼關節系統正是主宰我們健康、快樂與生存尊嚴的最大關鍵。

骨科疾病範疇廣，以簡馭繁掌握 PTT 原則

骨科的問題是個非常龐大的家族。全身肌肉筋骨關節，每一處都有其特點、有其個別疾病，卻又環環相扣、互為因果。而且骨科疾病往往具有隱伏性與持續發展性，涵蓋生物力學、創傷、耗損、退化、與代謝等多種面向，治療方法更隨著年齡、成因、輕重緩急及患者個人特質等條件而有所不同，幾乎任何一個問題都可以寫一本書。如今要濃縮在短短八萬字內，則必須提綱挈領、以簡馭繁，才能收防治保健之功。因此，筆者在本書中提出了ＰＴＴ（prevention 預防、treatment 治療、training 強化訓練）的準則，依人體部位編寫，期盼讀者得以很順利、而且清楚地掌握到有效且易行易做的自我保健要領。對於繁複的骨折脫臼創傷處理、變化多端的脊椎疾患、不易痊癒的退化性

關節炎與類風濕關節炎，則另闢章節，以懶人包的方式提供整個疾病群的基本概念。

當生活模式改變時，疾病也隨之演變。單車、路跑運動已蔚為風潮，長時間使用電腦手機則成為許多人生活無法迴避的部分，也因而衍生了不少新的問題。這個部分，我們嘗試以圖解方式表達，使讀者得以按圖索驥，了解到自己所面臨的風險與因應之道。

你該知道的飲食保健與科技新進展

飲食提供了筋骨關節的組成原料及代謝修復之所需，但有關飲食保健的見解也最分歧。在書中藉由彙整近年來有關筋骨關節飲食保健的研究與論文，為讀者歸納出有科學依據的觀點，希望能協助大家拋開似是而非的迷惑，在生活中吃得可靠、吃的安心！

隨著科技進步，骨科疾病的治療上也有不少新選擇，本書也為此提出報告，例如震波治療、玻尿酸注射、高濃度血小板血漿注射、增生療法及電刺激自我保健等。

「伸展」與「強化」，不變的金科玉律

自古人們養生強調「外練筋骨皮、內練精氣神」。肌肉骨骼關節的強化、柔軟度的維持、平衡力與心肺功能的提升，永遠是身心健康的第一步。

當然，鍛練的方法有千百種，各有其特長與優缺點。但光陰稍蹤即逝，實在沒有太多機會讓每個人拿自己再做一次實驗。因此我將個人經驗與臨床實踐中較精簡有效的鍛練方法重新整理，在書中以彩色頁的編排，提供讀者針對不同疾病與各人所需，快速找到適合自己的強筋健骨好方法。

資料越多，對正確知識的需求越殷切

這時代，幾乎所有的問題都可以在網路找到答案；但答案不一定正確實用。同時大量訊息更透過不同的媒體途徑，主動撲向我們，卻往往彼此互相抵觸，乃至眾說紛紜，莫衷一是。有的或許只是個人臆測，甚至誇大其辭，有意無意地產生誤導，結果造成資訊越豐富，人們對正確知識的需求反而越殷切。因此拋磚引玉完成此書，期望可作為骨科疾病防治保健的參考指引。讀者可以從頭讀起，獲得系統性的概念；也可依個人需求從中切入，快速地找到實用的章節。

我也跟大家一起身體力行，不斷學習進步

書中所言，如果只當作知識來看，實在有些可惜。這是一本「練」的書，而不只是「唸」的書。如果想多了解運動處方、經絡理論與呼吸配合，可參考筆者所著《不運動，當然會生病》。對養生要點、飲食原則、生活規律與時序調理、以及練氣要義有興趣的朋友，則可參閱《極簡養生》一書。更歡迎大家來到「健康醫師網」（http://www.doctorhealth.tw），這兒提供許多有關健康的新訊息、新知識，還包括已經寫了、卻限於篇幅未能在本書中呈現的部分。

追求健康的路上，我也跟大家一樣身體力行，並期盼不斷學習進步，與大家分享更多新研究、新觀點。祝福每位朋友都能天天生龍活虎，時時健康自在！

Part 1

觀念篇

想要健康長壽，筋骨關節是關鍵！

筋骨痠痛，已經成了現代人的通病，隨著年紀增加，手不能舉、腳不能走的困擾也越來越多。你想過為什麼身體機能會衰退得如此之快嗎？其實那正是身體「修復力」的警訊。

想要活得健康又長壽，小心！絕對不能讓你的筋骨關節走下坡！

一 小心，三分之一的人在退休前就失去了工作能力

有一年母親節，我陪家人去士林官邸賞花，四周盡是坐輪椅的長輩，被子女或外傭推出來曬太陽。這景象讓我猛然驚覺，隨著我們年歲漸增，身體也正在逐漸衰老而不自知，直到某個時刻，才突然意識到，身體機能已經大大不如以往了。

根據統計，約有三分之一的美國人在退休前已不再適任原本的工作。影響工作的疾病排名分別是：①關節炎、②下背痛、③心臟疾病、④癌症、⑤憂鬱症、⑥糖尿病相關。其中，關節炎是最大的單一原因，占了無法工作狀況的三分之一，且全美人口中，有三分之一的人，都曾經因為關節炎而導致工作能力下降。

在台灣呢？綜合骨科臨床的觀察，筋骨關節問題對工作的影響，其實比美國還要嚴重，也就是說，年輕人無法工作的首要原因、老年人失去自由行動能力的第一因素，就是筋骨關節機能失調。

＋延長「健康壽命」生活才有保障、生命才有尊嚴

台灣不是全世界最老的國家，卻是老化最快的國家。自從一九九三年進入高齡化社會，六十五歲以上人口占七%，到二〇一八年，六十五歲以上人口高達一四%，之間只花了短短二十五年！

而二〇二六年台灣六十五歲以上人口比例將超過二〇%，成為「超高齡社會」。屆時筋骨關節的機能，勢必成為影響國人生活品質與生命尊嚴最關鍵的因素之一。

健康壽命＝平均壽命－需要照護的期間

世界老人人口占率

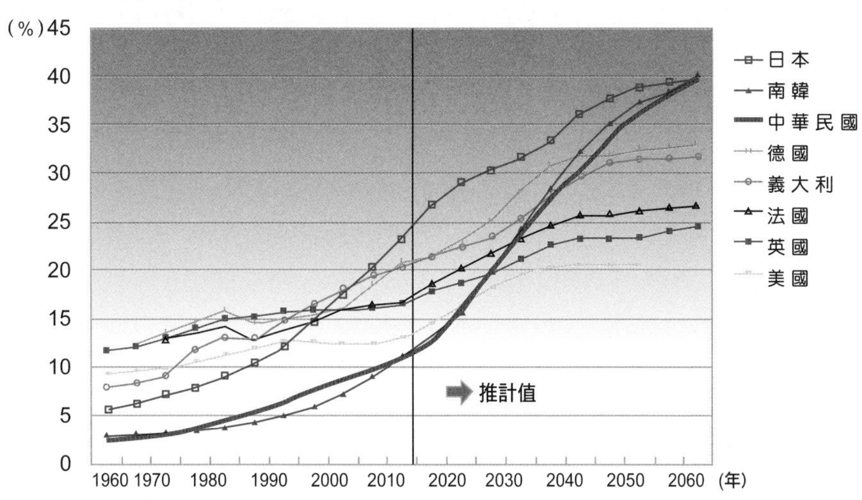

資料來源：中華民國——國家發展委員會，2012 年～ 2060 年人口推計報告，2012 年。日本——日本國立社會保障人口問題研究所，2012 年 1 月。韓國——韓國國家統計局（National Statistical Office），2011 年 12 月。美國——United States Census Bureau。英國、法國、德國及義大利——EUROSTAT。

老，並不可怕，但如果老得不健康，長壽就變成一種折磨。因此，現代人要追求的不只是長壽，更重要的還要延長「健康壽命」。

什麼是「健康壽命」呢？簡單來說，就是不需要依靠別人，可以靠自己健康過日子的歲月。如果將「平均壽命」減掉「健康壽命」，就是「需要照護」的年數。

根據統計，台灣老年人需要照護的時間，男性約六年，女性約八年。換句話說，在人生最後約一成的時間，如果不依賴他人照顧，是無法生存的。政府積極規畫、推動長期照護保險，也是基於這樣的考量。根據《商業周刊》統計，台灣一千一百萬名勞動人口中，五分之一都有照顧長輩的需求，五年內，這種照護需求甚至會造成離開職場的壓力。

因此，想要真正健康生活，減少對社會及下一代的依賴，如何延長「健康壽命」的時間與比例，就變得非常重要。

＋縮短你「健康壽命」的3大敵人

要維持活動能力，快樂有尊嚴地享受健康人生，首先得認識縮短健康壽命的三個主要敵人。要找出這三大敵人，不難。根據全球最長壽國家——日本的統計數據來看，七十歲以上老人需要長期照顧的三個主要原因，分別是：

❶運動障礙症候群：包括跌倒／骨折及關節疾病，合計二四・二％

❷腦血管疾病：二一・一％

❸失智症：一二・九％

敵人1 運動障礙症候群

運動障礙症候群（Locomotor syndrome）指的是骨骼、肌肉、關節、韌帶等運動器官（Locomotor organs），因衰弱退化產生病變而造成「活動」或「維持姿勢」上的困難，因而需要他人照顧協助，或者是此症的高危險群。運動障礙症候群的概念約在二〇〇七年由日本骨科醫學會ＪＯＡ提出，當年日本六十五歲以上長者超過總人口的二一％，正式進入超高齡社會。

根據二〇一三年東京順天堂大學醫學院的研究，總人口中的三二・九％男性與五一・八％女性有此一症候群。此外，東京大學的研究則認為，四十歲以上男性八四％及女性七九％，為此問題的患者或潛在患者。

敵人2 腦血管疾病（與代謝性疾病相關）

腦血管疾病如何影響健康壽命呢？最簡單的說法就是，因為中風而需要他人照顧。它除了是健康壽命縮減的第二位原因外，同時也占國人死亡原因的七・五％左右。

可怕的是，腦血管疾病其實和高血糖、高血壓、高血脂等「代謝症候群」息息相關，如果把因心臟疾病、腦血管疾病、糖尿病、高血壓等疾病所造成的死亡人口相加，這些疾病將占台灣國民死因的三成，千萬不可小覷。這些疾病除了是縮短我們健康壽命的第二大敵人外，更可怕的是，它還會導致運動障礙。此外，患有運動障礙症候群的人，其代謝症候群也會隨之而來，兩者相互影響，對健康帶來更大威脅。

敵人3 失智症

失智症通常和退化、腦血管疾病，及其他代謝問題有關。失智症患者也會慢慢喪失生活自理能力，而需要別人照顧。

根據衛福部民國一〇〇年委託失智症協會之調查報告指出，失智症盛行率為：六十五至六十九歲三・四〇%，七十至七十四歲三・四六%，七十五至七十九歲七・一九%，八十至八十四歲一三・〇三%，八十四至八十九歲二一・九二%，九十歲以上則高達三六・八八%，大約是每五歲盛行率就倍增。

＋「強筋健骨」一次解決3大敵人

想要有效延長「健康壽命」，就要從根本解決這三大敵人，其中，最重要的關鍵就在「鍛鍊筋骨，維護關節機能，增加肌肉力量！」如此一來，不但身體可以活動自如，也能減少脂肪堆積及血糖異常，並增進血管彈性及心肺功能，你將擁有一個「不容易罹患代謝症候群的身體」。

此外，更多研究也顯示，肌肉關節的活動能直接活化並刺激大腦機能，維繫神經細胞間的連結，使人充滿精力、社交活躍、保持良好的認知能力，是預防失智症最重要的環結。

因此，本書不但會對筋骨關節的自我保健做系統性的介紹，更希望能帶給讀者實用的強筋健骨要訣，有效而直接地消滅縮短「健康壽命」的敵人，幫助你擁有「生龍活虎」的人生。

二 千萬不可輕忽的筋骨關節病變

打個噴嚏就閃到腰？筋骨關節病變具有「反覆發生性」

門診中，我常會遇到患者因為「打個噴嚏就閃到腰」、「一回頭就拐到脖子」、「一提菜籃就扭到肩膀」來就診，特別是天氣突然變冷的清晨，總來得如此突然而令人防不勝防。

「只是一點小力就扭傷，應該不大要緊吧？」很多患者對此往往不以為意，但其實這是很重要的警訊：「越小的力量就造成傷害，表示筋骨關節的結構越不好，越要小心！」不少患者會說，這是他第一次遇到這種情形。但如果請他仔細回想，通常在受到外力傷害之前，都有著輕微的痠痛或壓力，特別是持續性工作、長時間久坐、過度疲勞或工時過長、睡眠或休息不足時。

有的人可能有過舊傷，也可能因為天候激烈變化而覺得身體不舒服，或者承受著不為人知的壓力甚至遭逢人生變故等等。這些看似與筋骨無關的線索，卻可能造成肌肉緊繃、關節張力不協調、局部血管循環不良、肌肉因反覆微小受傷產生病變，使組織變得非常容易受傷，容易因輕微外力或牽扯就造成顯著的傷害。

但若你以為傷害最多就是如此，那可能就太掉以輕心了。接下來可能是一連串的惡性循環：受傷的血管變得更容易收縮，壞死的肌肉組織會造成脂肪沉澱、局部纖維化、肌肉無力、纖維縮短缺乏彈性、無力。

如果沒有妥善處理，患處將成為疼痛的「激痛點」（Trigger point），造成病變範圍擴大，進而影響整個肌肉或相關肌群，使整個組織更加脆弱，變

筋骨病變惡性循環圖

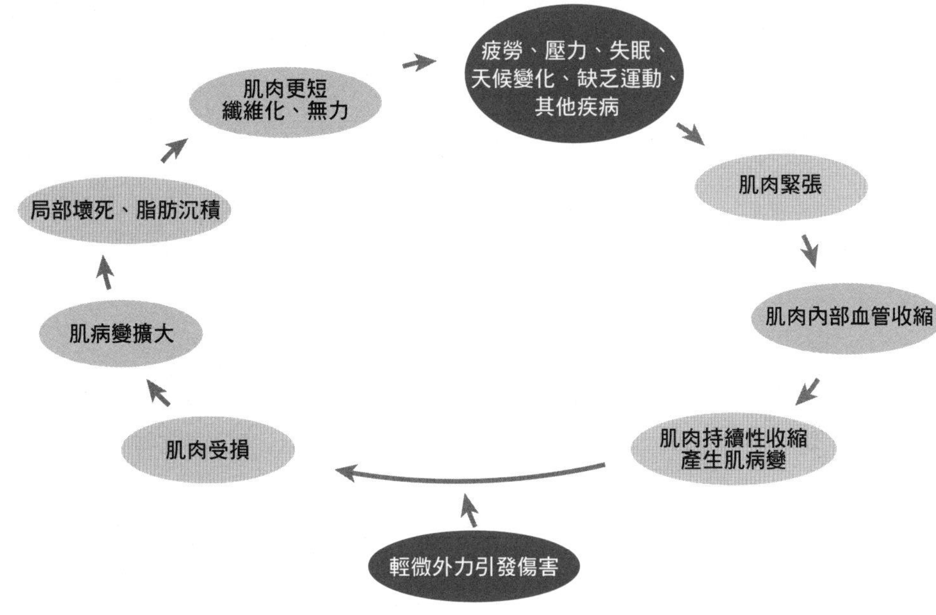

得更而容易受傷。這就是**筋骨關節病變的「反覆發生性」**！

如果這樣的惡性循環持續下去，隨著人體老化及再生能力下降，最後將導致無法回復的機能缺失，甚至失去獨立生活的能力。所以有長者會告誡晚輩：「年輕有病不理它，年紀到了就跟你算總帳」，就是這個道理！

為避免這樣的惡性循環纏身，我們必須記得，任何急慢性傷害，一定要本著「除惡務盡」的精神，不只徹底醫好疾病本身，更得「亡羊補牢」，調養易受傷的筋骨關節，並且進一步強化提升其機能，排除再次受傷的危險風險，才能延緩老化，享受自由自在的人生。

＋怎麼老是醫不好？筋骨關節病變具有「持續發展性」

「醫生，你說這症頭是退化，那多久會好？」、「這毛病已經拖半年了，怎麼還沒好？」、「這是退化毛病，到處醫也不會完全好，乾脆不理它了……」

這是臨床上常聽到的抱怨聲。沒錯，嚴格說來，筋骨毛病的確有「持續發展」的特性，特別在「老化」及「反覆發作」雙重催化下，長時間來看，這疾病就像是條單行道，會逐漸演變成人體失能。但我常告訴病人：「你會老，我也會老；但記住，不要讓自己的老化變成第一名。」事實上，多數筋骨關節病變在臨床上的症狀是「可逆的」，就算發展成嚴重的退化性疾病，每個人需要的時間也有極大差異。

以膝關節炎為例，有的患者從第一級（請參考第一六七頁）輕微症狀到需要裝人工關節，只有短短三、五年時間；可是不少保養得當的患者，終其一生並沒有顯著變化。

因此，我常鼓勵患者說：「這毛病有好消息與壞消息。壞消息是，長遠來看問題可能會越來越嚴重；好消息是，只要好好保健，有相當大的機會讓症狀緩和甚至消除，並將退化的速度減到最慢。」而這鼓勵的話，正是筋骨關節疾病防治的最高指導原則。

運動不足，造成「早衰型筋骨關節病變」最可怕

有句俗話說「四十腰、五十肩、六十膝蓋骨」，明白點出人體筋骨關節問題的好發年齡。然而，近十年來，這樣的說法已經被徹底顛覆了！

門診上，常看到十來歲的青少年腰痛得厲害，三十歲的青壯年肩膀硬得抬不起來，而二十歲就出現膝關節炎的人更不足為奇。雖然，有多重因素導致這樣的現象（請參考左頁上圖），但缺乏足夠的運動與體能訓練，絕對是主要原因。

原本蹦蹦跳跳的年齡，正是骨骼肌肉發育的黃金時期，然而，孩子們卻很可能整天黏在椅子上，失去鍛鍊骨骼肌肉的機會。換句話說，臨床上看到的關節炎、肌腱炎、筋骨肌膜炎等，都和筋骨肌肉力量無法負荷我們日常生活所需，以及我們用一種不合理的方法「虐待」我們的身體有關。

這和過去老祖宗們因長期過度操勞用力產生的退化不同，因此我們稱這種年輕一代的問題為「早

肌肉筋骨關節病變的決定因子

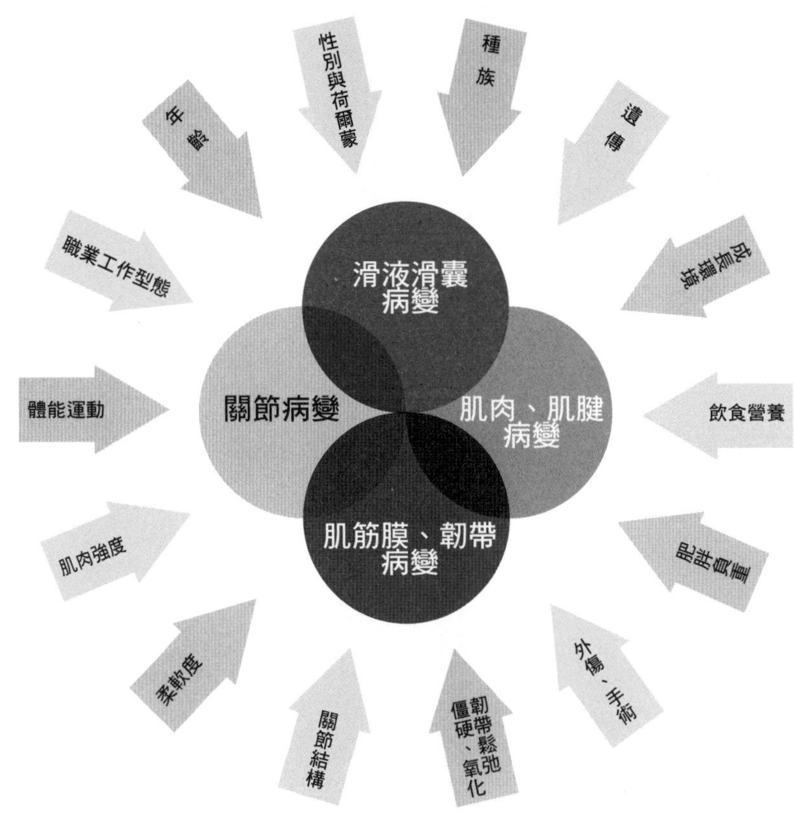

運動不足＝肥胖，20 多年來驚人成長

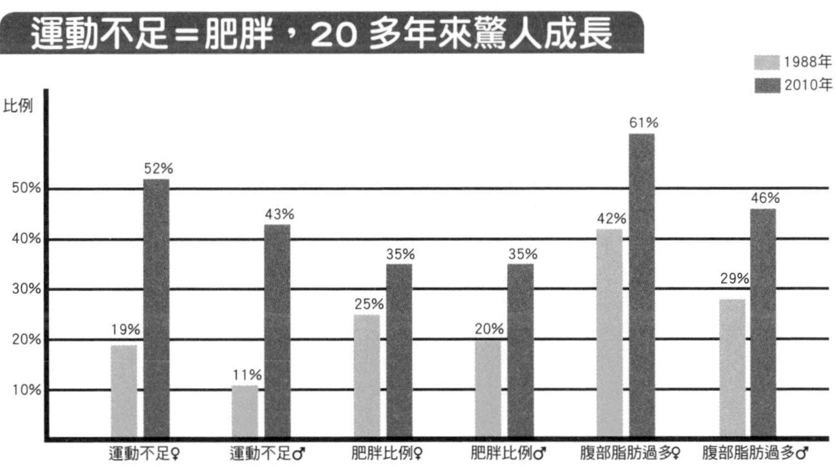

資料來源：美國史丹佛大學研究報告，Uri Ladabaum, 2014-7

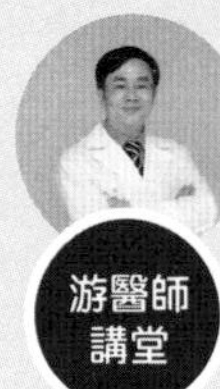

運動原則不是只有3－3－3

講到運動量，大家最常想到的就是「3－3－3」原則，也就是每週三次，每次三十分鐘，心跳達一三〇或最高心跳（等於二二〇減年齡）的六〇％到八〇％的有氧運動。這的確是個簡單易記的大原則，可是你可能也得進一步想，真的這麼單純嗎？以下是世界衛生組織ＷＨＯ針對不同年齡層提出的身體活動（Physical activity）建議量，看看有什麼差別。

年齡層	日常生活的體力活動，包括遊戲、家事操作、交通（如步行、騎腳踏車）、體育活動、計劃性的運動或鍛練等等 運動量	目的
5～17歲的幼童及青少年	•每天累計至少六十分鐘中度到激烈的體力活動。大於六十分鐘則對健康有益 •每週至少三次以有氧運動為主的激烈運動，並包括骨骼肌肉的負荷運動（Bone-loading activities）	提高心肺功能，肌體適能，骨骼健康，好的心血管及新陳代謝指標。 （註：台灣青少年抽血結果中，高血脂及高尿酸比例不少，是個警訊）
18～64歲成人	•最低需求：一週內至少一百五十分鐘中等強度有氧體力活動，或者至少七十五分鐘激烈有氧運動，或此二者之等效組合運動 •健康目的：每週三百分鐘以上中等強度有氧運動或一百五十分鐘激烈有氧運動，或此二者之等效組合 •每週至少二次肌肉強化訓練	提高心肺功能，維持肌力體適能及骨骼健康，減少非傳染性疾病及憂鬱的風險

65歲以上成人
• 一週至少一百五十分鐘中等強度有氧體力活動或七十五分鐘的激烈強度有氧運動 • 有氧運動至少持續十分鐘 • 健康目的：每週三百分鐘以上中等強度有氧運動或一百五十分激烈有氧運動，或其有效組合 • 老人活動力差，每週至少三次運動強化平衡力並預防跌倒 • 每週至少二次肌肉強化訓練 • 當老人已無法做到上述強度時，也應該在體能允許的情況下儘量做
增加心肺功能，維持肌力體適能，骨骼健康，功能維持，減少慢性非傳染性疾病、憂鬱症及認知能力下降的風險

從以上的身體活動建議量來看，WHO所指的活動並非只是運動，而是從整個生活面來做評估。這份建議表強調心肺功能、肌力體適能、骨骼健康是運動訓練的核心目標，必須適當把握，才是通往整體健康的途徑。

衰型的筋骨關節病變」。

運動不足的問題在第二次世界大戰後逐漸成為人們健康的問題。美國史丹佛大學Uri Ladabaum在二〇一四年七月的研究報告指出，在長期追蹤九萬二千個樣本後發現，從一九八八年到二〇一〇年這二十二年間，人們運動不足的比例上升近四倍之多。

而這段時間內，與心血管疾病、糖尿病、癌症等密切相關的女性肥胖，由二五%增加到三五%；男性肥胖則從二〇%變成三五%（請參考第二三頁下圖）。腹部脂肪過多的婦女及男性也同時顯著增加。

出乎意料的是，這段時間內每人平均攝取熱量並沒有什麼顯著改變，所以造成肥胖及腹部脂肪大量增加的原因並不在熱量攝取，而是「運動不足」所致。

＋肌力不足，跌倒死亡風險比癌症還高

根據衛生署統計，除交通事故外，跌倒是老人事故的第二大原因，一年大約有四十六萬名老人曾跌倒，近十三萬人跌傷。所謂的跌傷包括骨折、骨裂、扭傷或脫臼等傷害。女性跌倒的機率較高，約為男性的一．五倍到二倍。超過八十五歲以後，女性跌倒的盛行率提高到三〇．一％，而男性為一八．九％。美國疾管局ＣＤＣ則將跌倒視為極重要的公共衛生問題，美國一年有二百四十萬個跌倒案例，七十五萬個人住院，耗費超過三百億美元經費，其中九十億用來治療髖部骨折。

跌倒造成的傷害常常遠超過一般人想像，不少長者會因一次跌倒就失去獨立自我照顧的能力，甚至導致死亡（造成死亡的主要原因並非來自骨折本身，而是臥床、行動困難、體能下降所導致的肺炎、心臟功能下降、泌尿道感染、褥瘡等合併症）。

以台灣狀況進行預測，二〇五〇年髖部骨折的人口將從近年的每年二十五萬例上升到五十萬例。

運動障礙症候群失能發展圖

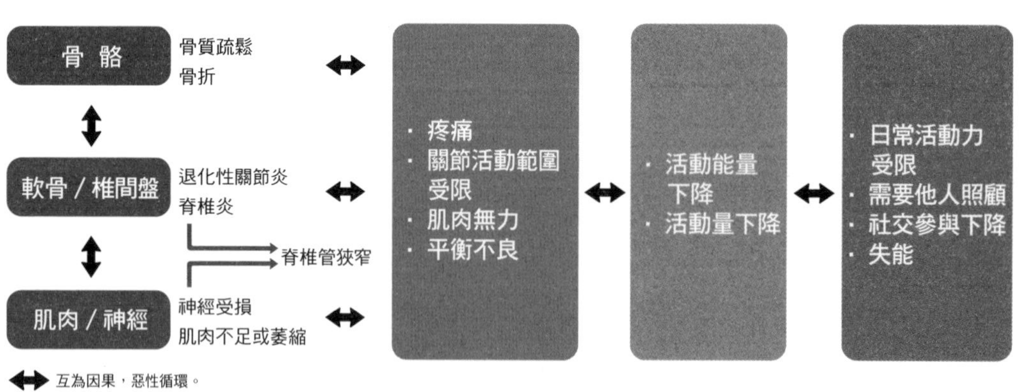

運動系統就猶如汽車的引擎與輪胎　　人體運動系統的組成

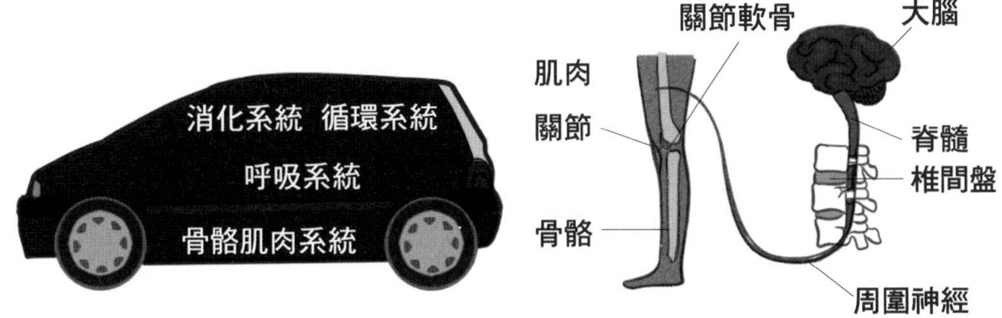

您的家人容易跌倒嗎？「保命防跌」的自我評估表

估測項目	是	否
是否每天服用 4 種以上的藥物？		
自己或朋友是否察覺你最近「聽力」不如從前？		
自己或朋友是否察覺你最近「視力」不如從前？		
過去 6 個月內，是否曾經跌倒 2 次或 2 次以上？		
是否經常穿著過鬆的拖鞋，或者過長的睡袍？		
須費力才能拿取高於你頭部的物品？		
須費力才能撿取地上的物品？		
須費力才能進出浴缸？		
須費力才能從椅子中站起或坐下？		
須扶靠物品行走？		
家裡有未固定好的小地毯？		
家裡樓梯兩側未裝扶手？		
是否將雜物堆放在走道上？		
家裡是否有昏暗的樓梯間？		

注意：勾選「是」的項目越多，跌倒的可能性越高，要特別留意小心。
資料來源：衛生福利部「保命防跌寶典」

目前估計有三〇%的髖部骨折患者在受傷一年後死亡（依不同報告一四%至三六%）；女性一年內死亡率為一五%，男性為二二%。而且第二年死亡率也有一三%；前三年總死亡率則高達五〇%，遠超過癌症的死亡率！即使在今日，已有進步的外科手術及老人照護，「跌倒」仍然是個極重要的課題。

到底是什麼原因造成跌倒呢？從跌倒的危險因子研究可以發現，最主要的是「下半身肌力衰退」、「平衡感衰退」及「視力衰退」。二〇〇一年美國老年醫學會的調查指出，肌力衰退使跌倒的機率提高四．四倍，平衡感衰退則增加二．九倍，視力衰退增加二．五倍。

雖然跌倒並非老年人的專利，年輕人也會失去平衡，但年輕人快跌倒時，會藉著肌肉支撐、煞車，重新調整平衡，必要時採取翻滾旋轉的方式來化解直接撞擊的傷害，但老年人往往反應不及，因此造成的傷害也比較大。

＋你有「運動障礙症候群」嗎？自我檢測找出7大警訊！

日本骨科醫學會ＪＯＡ在二〇〇七年提出「運動障礙症候群」的概念，明白指出這是年長者失去自我照顧的最主要原因。並以車子做為比喻，說明運動系統猶如汽車的引擎與輪胎，一旦故障，車子也就失去用處了（請參考二七頁圖）。

該會並提出七個警示要點（Seven Warning Signs），作為四十歲以上的人定期自我檢視的標準，以便了解自己的「肌肉或骨骼系統是否已經衰退到危險程度」。

測試1 你罹患運動障礙症候群的風險有多大？

你有沒有運動障礙症候群呢？以下七個警示要點，如果有一個的話，就表示你是高危險群，必須立刻採取補救措施。

- □**警示1** 無法單腳站立穿襪子。
- □**警示2** 常在屋子裏踢到東西或絆倒滑倒。
- □**警示3** 上下樓梯時需抓扶手。
- □**警示4** 做中等粗重家事有困難，如使用吸塵器、搬東西等。
- □**警示5** 購物超過兩公斤時，就無法提回家。

兩步檢測

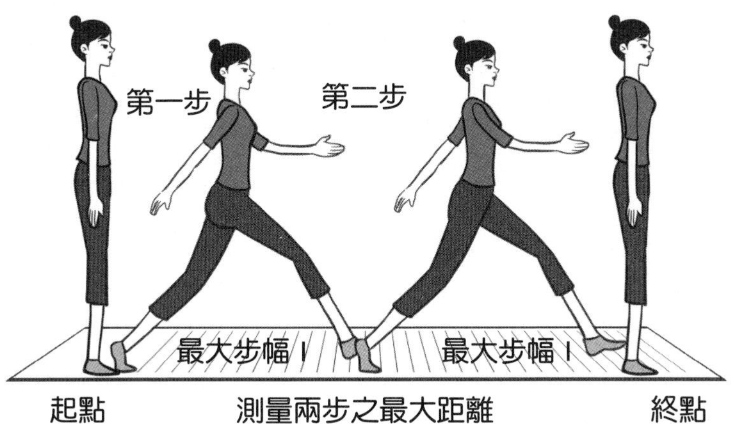

測量注意事項

・測量時旁邊要有防護人員 ・地面不可易滑以防跌倒 ・穿鞋測試
・先做暖身 ・踩出最大步幅、但不可失去平衡 ・不可跳躍

從「兩步指數」看你的體能狀況！

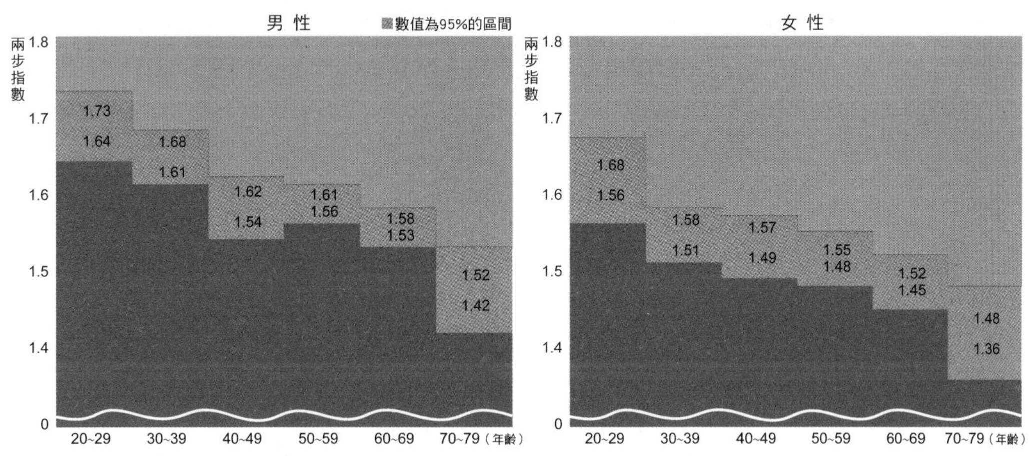

說明：淺橘色為 95%的測量區間，低於此區間表示失能風險大，高於此區間表示體能狀況佳。
資料來源：日本骨科醫學會，JOA

□**警示6** 無法連續走路十五分鐘不休息。

□**警示7** 無法在綠燈期間穿過馬路。

測試2 下半身有沒有力？「兩步檢測」見真章

在運動系統中，下半身有沒有力占決定因素。但如同我在《極簡養生》一書中提出的，腿力是長壽的象徵，訓練出好腿力，可以解決容易跌倒、骨質疏鬆、足跟炎、靜脈曲張、蘿蔔腿、抽筋、習慣性扭傷等多個重大問題。

「兩步檢測」（請參考二九頁上圖）是個極為簡單的自我檢查，能讓你一目了然自己的下肢肌力、平衡力及柔軟度。步驟如下：

❶在地上畫出起始線，站於其後方，足尖不可超過。

❷用最大步幅連續走出兩步，然後併腳靠攏。

❸測量此兩步幅的距離。

❹重複以上動作兩次，取最佳成績。

❺計算出您的「兩步指數 two step score」。

兩步指數＝兩步幅距離（公分）÷身高（公分）

兩步指數會隨著年齡下降（請參考二九頁下圖），同屬東方人的日本，已建立不錯的統計模試，可借為參考。以二十歲左右來說，平均可達身高的一·八倍；如果到了七十五歲，就下降到平均身高的一·五倍。而且以此指數來評估七十到七十九歲年齡層時，會發現個體間的體能差異顯著擴大，也就是體能好與不好的差別顯著較大。這也再次告訴我們鐵的事實，那就是身體是否有保養與訓練，將產生完全不同的結果。

三 不可不知！筋骨耗損的7大關鍵因素

人體代謝機能是個不斷改變的動態平衡。我們的身體無時無刻都在承受傷害，但也時時刻刻不斷嘗試修復。如果人體的自我修復能力足以承擔這些破壞，那我們的身體將處於鼎盛狀態，甚至可以青春永駐；反之，當我們自我修復力不足，這些傷害將持續累積，最後會導致身體失去既有機能，甚至結束生命。到底是什麼決定人體的修復能力呢？主要有以下有七大關鍵因素。

耗損關鍵❶ 年齡

筋骨關節的保用年限只有50年！

現代人真的越來越長壽了，現代人對筋骨關節使用年限的要求，足足比老祖宗多了一倍以上，令人擔憂的是，人體筋骨關節的耐用年限並不見得會隨之增加。

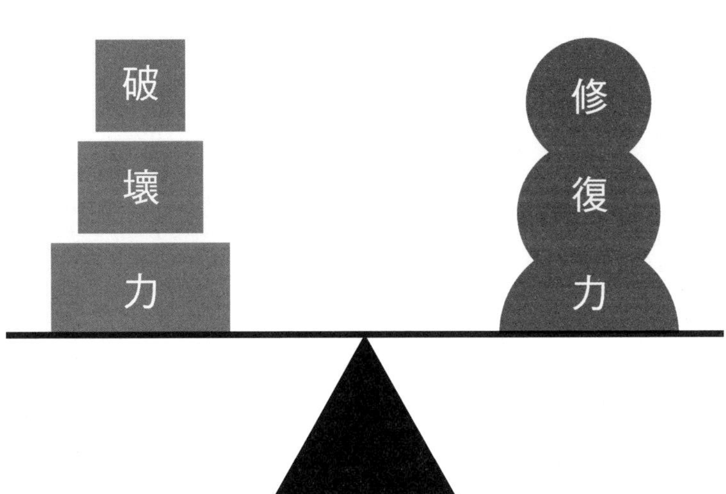

▲ 筋骨機能的維持，乃是修復力與破壞力中間的平衡。

根據調查，台灣男女性的平均壽命在一九〇六年時，分別是二十八歲與二十九歲。到了民國四十九年，是六十二・三歲及六十六・四歲。到了民國一〇三年，內政部公布的「第十次國民生命表」，男性平均壽命達到七十五・九六歲，女性為八十二・四七歲。依國家發展委員會的估計，民國一百五十年時，將提升到八十二歲與八十八歲，到那時候，六十五歲以上人口將達到四一%，且八十五歲以上人口也達到一〇・五%。

想像一下，屆時街頭可能處處都是「人瑞」，只不過，如果我們筋骨關節沒照顧好，恐怕看到的將會是輪椅電動車到處跑。

從關節炎的盛行率在五十歲後突然攀升來看，我們的筋骨關節保用年限大約就是五十年。到了六十歲，有一半人的手指關節會出現關節炎，四分之一的人膝關節會顯著退化。世界衛生組織推估，到了二〇二五年，全球將有二五%的人會因退化性關節炎導致行動不便，而你我都有機會成為其中一員。

耗損關鍵❷ 姿勢與體態

新工作模式嚴重違反人體工學

幾乎每一個來到門診的病人，我都會詢問他的工作模式，下班後的休閒方式，以及所從事的休閒活動。這些訊息非常重要，是解決骨科患者病痛的關鍵步驟。如果不能抽絲剝繭找到每一個筋骨問題背後的元凶，就算今天吃藥打針做復健，甚至開刀，都只能治標，過一陣子，同樣的問題還是會捲土重來，故事重演。

十九世紀末期，科學家就已經開始研究人——機器——環境系統的互動關係，探討在使用機器工具時，如何提高工作效率，並保障人體的健康、安全和舒適，此即人體工學（ergonomics，或稱人因工程）的概念。時至今日，其重要性更成為決定人類未來健康不可或缺的一環。

現代科技進步為我們創造了一個前所未有的工作環境，那就是長時間、全方位地使用科技產物，操作電腦或機台，成為絕大多數人工作的一部分，

台灣高齡化人口時程推估

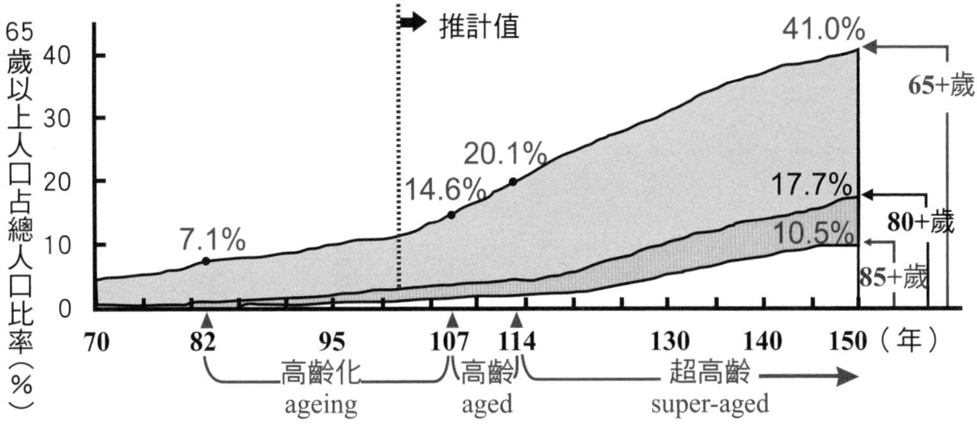

資料來源：中華民國人口推計（103 ～ 150 年），國家發展委員會

不同年齡、性別臨床上有症狀的退化性關節炎盛行率

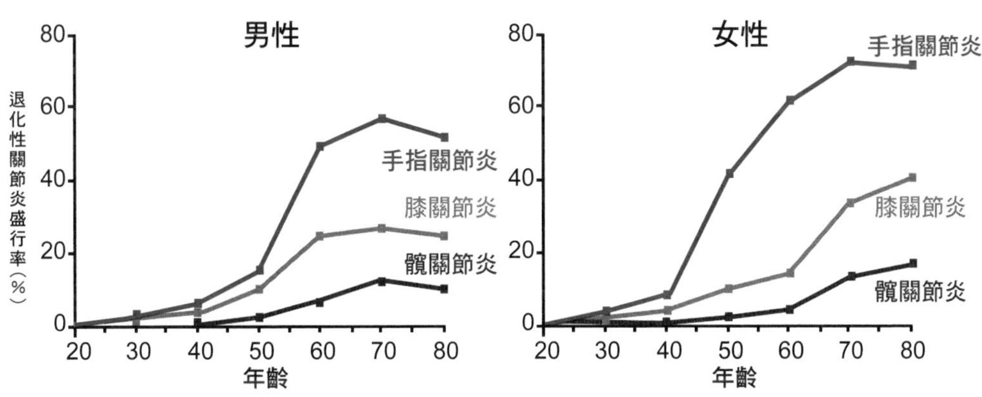

資料來源：北歐人，BMT,1989

為我們的身體「創造」了老祖宗從未有過的「新工作模式」：身體小部分不斷在動，造成過度使用傷害；身體大部分長時間靜止不動，造成廣泛性的筋骨僵硬、肌肉無力、局部血液循環不良、組織沾黏、關節活動度下降，因而使人體的受力與活動處在極端不平衡狀態。

過度依賴智慧手機，雪上加霜

近年來，因為智慧型手機的迅速發展及使用，許多人在長時間工作下，肩頸、上肢原已相當疲憊，如今連難得的休息時間都被智慧型手機填滿，顯然成為全民健康最可怕的隱形殺手！Google更報告，台灣民眾對智慧型手機的依賴度是亞太區榜首，影響既深且遠。

我在骨科門診也發現，病患每天使用手機超過三個小時以上的人比比皆是，有些人甚至長達十個小時之久。我確信，未來的數十年還會有許多意想不到的新行動裝置走入我們的生活，甚至成為每個人的「親密伴侶」。既是如此密不可分，也無所逃避，如何健康地使用這些裝置，如何智慧地適應這些新的工作模式，採取有效的改善措施，已經成為新的重要公衛課題了（請參考第六〇頁）。

耗損關鍵③肌力 肌肉消失就等同青春逝去

從出生後，我們的肌肉便隨著成長發育而逐漸茁壯，大約二十歲左右達到巔峰。三十歲以後，我們的肌肉每年會以〇．五％到一％的速度衰減。五十歲後，肌肉衰退的速度加快，嚴重時甚至達到每年減少三％。假如我們不採取任何作為來防止肌肉的衰退，維持肌力，那「肌肉不足」（sarcopenia）將馬上為身體帶來麻煩。

七十歲以前，我們會損失約二五％的肌肉，而從七十到九十歲，將再失去另外的二五％肌肉，這種情況固然與年齡本身有關，但更重要的原因是「不使用（disuse）」。一旦你成了「長者」，別人幫您服務的機會變多了，或是自己生活型態有所改變，人體的肌肉使用量很可能會不斷降低，加上科技發達，人類的「勞務」減少許多，因此用進廢退的現象也就變本加厲。

為什麼我一直強調肌力呢？那是因為肌力對人體有相當特殊的貢獻，輕忽不得。

老化、肌力、筋骨關節失調惡性循環

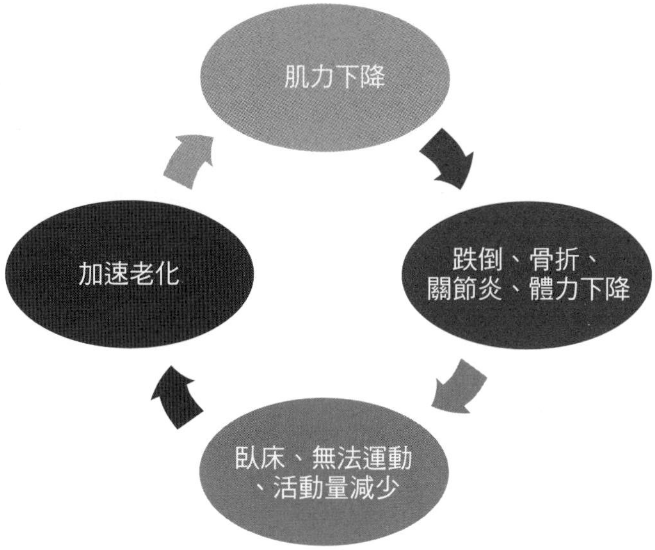

肌力下降

跌倒、骨折、
關節炎、體力下降

臥床、無法運動
、活動量減少

加速老化

❶肌肉有效的從血液中汲取氧及營養物質到組織細胞中，供組織細胞使用，因此可以減少心臟負擔並降低心臟壓力，對心血管系統的保健及耐用度至為重要。

❷有力的肌肉增加對血糖的利用並增加身體組織對胰島素的敏感度。一般最常見的第二型糖尿病，初期最主要的問題即是胰島素阻抗（Insulin resistance）。所以想預防糖尿病，就要好好保持你的肌肉。

❸肌力不足者失能機會增加一・五到四・六倍，並且容易跌倒。六十五歲以上平均每年每三個人中就有一位跌倒，進而導致外傷、骨折、住進長照中心，甚至失去生命。

❹肌力訓練能增加肌肉內脂肪（Intramuscular fat）、減少肌肉間脂肪（Intermuscular fat）。肌肉內脂肪可以提供收縮及運動所需要的能量，而肌肉間脂肪就像牛肉裡的油花，只是脂肪的堆積，不但不容易成為身體活動的能量來源，反而會增加胰島素阻抗。

❺肌肉可支持並保護骨骼關節系統，使關節得以穩定地在既有的「軌道」上運動，減少不必要的磨擦及損傷，增強其耐用度。失去有力肌肉的支撐，關節將以驚人的速度磨損。

❻我們每增加一磅肌肉，每天就可增加三十至五十大卡的熱量消耗。如此下來，一年可以消耗一萬四千六百大卡。而一公克的脂肪等於九大卡熱量，因此只要增加一磅肌肉，一年即可自動減少一．六二公斤的脂肪堆積，換句話說，「養肌肉才能減重」。

❼肌肉減少，不吃也胖，這就是人們中年發福的主要原因。體重可能不變，但換成了脂肪。不妨摸一下肚子上的脂肪層是否增厚了些？如果你驚訝的發現，這些脂肪不僅帶來圓滾滾，甚至鬆弛下垂，還有蝴蝶袖、雙下巴、臀部下垂也都跟著出現了，那麼就請趕快鍛鍊肌肉吧！

❽肌肉活動可刺激大腦功能、增加生長激素分泌、調節人體局部荷爾蒙、減少代謝症候群、預防失智症。

由此可知，肌力的提升或下降，將是左右「健康壽命」的關鍵，失去肌肉，幾乎等同青春的消逝！因此，千萬不要以為鍛鍊肌肉是模特兒的事，對每個人來說，都是相當重要的。還好，肌肉訓練一點都不嫌晚。只要給予一點刺激，肌纖維的體積、微血管密度、酵素活性、代謝能量儲存都能很快提升（請參考第二〇七頁的怎麼讓肌肉變強壯）。

根據研究，即使是九十歲老人，只要持續進行三週，每週三次的訓練，肌力都可提升兩倍以上。我在骨科門診幾乎天天教大家練肌肉，即使已經是坐在輪椅上的人，我都會建議他好好鍛鍊。

耗損關鍵❹平衡力

跌倒易導致失能，越怕跌倒越會跌倒

人體平衡系統是透過一連串機制，使我們的身體不但能維持平衡，避免危險，甚至完成複雜困難的動作。

對健康的年輕人來說，平衡是一種自然的反射動作，但隨著日益老齡化，我們的肌肉變得薄弱而

「跌倒——害怕跌倒」惡性循環圖

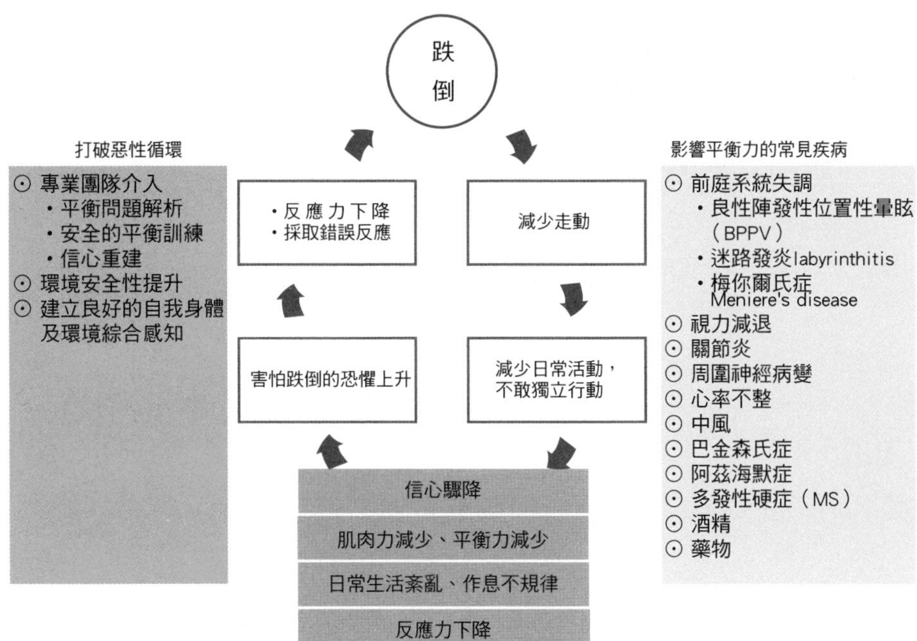

跌倒
減少走動
減少日常活動，不敢獨立行動
害怕跌倒的恐懼上升
・反應力下降
・採取錯誤反應
信心驟降
肌肉力減少、平衡力減少
日常生活紊亂、作息不規律
反應力下降
打破惡性循環
⊙ 專業團隊介入
・平衡問題解析
・安全的平衡訓練
・信心重建
⊙ 環境安全性提升
⊙ 建立良好的自我身體及環境綜合感知
影響平衡力的常見疾病
⊙ 前庭系統失調
・良性陣發性位置性暈眩（BPPV）
・迷路發炎labyrinthitis
・梅你爾氏症 Meniere's disease
⊙ 視力減退
⊙ 關節炎
⊙ 周圍神經病變
⊙ 心率不整
⊙ 中風
⊙ 巴金森氏症
⊙ 阿茲海默症
⊙ 多發性硬症（MS）
⊙ 酒精
⊙ 藥物

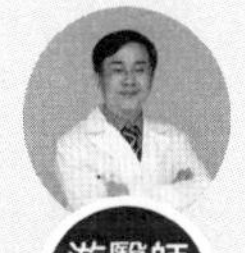

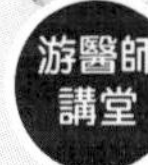

3分鐘看懂骨質密度檢查

T值＝（骨密度測量值—年輕女性的骨密度平均值）÷標準差

・**檢查部位**：全髖部、股骨頸、腰椎。若前述部位皆未能適用時，可採用橈骨遠端三分之一的部位來測量。

・**判斷標準**：

①正常：骨密度T值大於或等於-1。

②骨質缺乏：T值小於-1，但大於-2.5。

③骨質鬆症：T值小於或等於-2.5。若再加上骨折時，則表示嚴重骨質疏鬆症。

・臨床上如果發生脆弱性骨折（輕微創傷），如從站立時或更低的高度跌倒時，或未被注意到的創傷造成骨折時，不需根據骨密T值，也可診斷為骨質疏鬆。

・**檢查工具**：

①雙能量X光吸收儀（DXA）為骨鬆檢查的黃金標準，可使用於身體任何部位，但通常使用於腰椎及髖骨處。原理是利用兩種不同能量之X光射源掃描受測部位，並依據背側骨骼及軟組織吸收量計算出骨密度值（BMD，g／cm^2），幅射測量僅胸部X光的十分之一，安全而準確度高。

②定量超音波可用於評估停經女性或老年男性骨折風險，但敏感度及特異性較不可靠。

僵硬、反射力降低、視力減退，加上某些健康問題，如內耳疾病、末梢神經病變、心率不整、糖尿病，還有酒精、藥物，都可能打亂平衡系統，因此老人家非常容易跌倒。根據統計，六十五歲以上的長者每年有三分之一會跌倒。

有了跌倒經驗或感覺平衡力不佳時，人們往往就會開始減少平時的活動、自信心下降，而這樣的結果更導致維持平衡所需要的肌肉力下降，甚至在感覺將跌倒時採取了不適當的反應，結果就真的跌倒了。再次的跌倒，更會加深恐懼，於是又更容易跌到。如果不打破這樣的惡性循環，那麼人們最後將失去獨立生活的能力（請參考第三七頁圖）。

耗損關鍵❺ 柔軟度與伸展

柔軟度與生活需要相關聯

人體的柔軟度代表著關節的活動範圍，也就是可以在任何屈、彎、轉、扭的動作下，不會破壞身體結構或引發傷害的最大範圍。

從我們一出生，身體的柔軟度就開始下降，嬰兒最柔軟，到了二十歲以後，除非經過某些訓練，否則人體的柔軟度就逐漸限縮到「日常生活所需要」的範圍了。

如果日常生活裏「需要」柔軟度的範圍變小，那經過一段時間後，你會發現身體的柔軟度也跟著下降，因為「不再需要」了嘛！偏偏現代人多數的工作模式都是身體局部區域過度使用，如手、腕、肘等處，而其他大部分區域不動或少動，所以年輕人已普遍出現關節僵硬的現象。以前常說的「五十肩」，早已變成了「三十肩」。

耗損關鍵❻ 骨品質好壞（骨質疏鬆）

只要年紀夠大，沒有人躲得過

骨質疏鬆症是全球公衛的大問題，只要你夠年長，任何人都無法迴避這個問題。根據國民營養健康狀況變遷報告（NAHSIT 2004-2008），台灣五十歲以上股骨頸部位骨質疏鬆症的盛行率為男性一〇・七%，女性一二・一%。若以在腰椎、股骨頸和前臂至少有一部位符合骨質疏鬆症診斷定義，則男性盛行率為二二・五七%，女性為四一・一七%。

事實上，因骨鬆所引起的骨折，很多都是可以避免的，如果能夠及早篩檢出高風險者，就可以避免發生骨折或避免再次骨折。

國際骨質疏鬆症基金會IOF在二〇一二到二〇一三年更提出全球性呼籲「攔阻骨折——突破脆弱性骨折循環的全球活動」，以提高骨鬆防治的實際效益。

如何自我判斷是否有骨質疏鬆？

❶外表徵兆

身高比年輕時矮三公分以上，駝背狀態，牙齒數小於二十顆，握力減弱，都可能有骨質疏鬆，但單一項特徵並不足用來排除或確定骨質疏鬆症。

❷體重資料

體重與骨密度成反比關係，體重過輕是骨鬆的危險因子，尤其體重小於五十一公斤或身體質量指數（BMI）小於十八・五公斤／平方公尺時更要提高警覺。

BMI＝體重（公斤）÷身高^2（公尺）

建議可參考第四一頁的「亞洲人骨質疏鬆症自我評量表，Osteoporosisi Self-assessment Tool for Asians, OSTA）」，可幫助婦女自我評估。這是一套經由年齡與體重分級簡單易懂的表格，讓民眾可迅速地自我評估可能的危險性。

❸測量牆與頭枕部間距離（Wall-Occiput Distance, WOD）

這是快速篩檢潛伏性胸椎壓迫性骨折的好方法。讓受測者靠牆站立，兩眼平視，測量頭後枕部與牆壁的距離。正常人應該幾乎沒有距離或小於一公分，如果距離大於三公分要強烈懷疑，超過六公分幾乎可以肯定一定有問題。

❹測量肋骨下緣與骨盆間距離（Rib-Pelvis Distance, RPD）

這是篩檢潛伏性腰椎壓迫性骨折的好方法。受測者站立而兩手自然平舉，量取肋骨最下緣與骨盆骨最上緣的距離。正常人應有二至三指寬或大於五公分，如果小於二公分幾乎一定有問題。

藉由以上四個方法，可協助我們幫自己及家人初步推測骨質疏鬆的風險及胸椎壓迫性骨折的可能性，簡單好用，值得學習。

用FRAX，直接算出10年骨折風險

這是由世界衛生組織WHO所開發的十年骨折風險評估工具（Fracture Risk Assessmental Tool, FRAX），整合了相關臨床危險因子及股骨頸骨密度，並透過電腦運算所建立的複雜預測模型，目前已有使用台灣資料所建立的預測公式，非常實用。

讀者可直接上網搜尋關鍵字「FRAX」找到台灣的繁體中文網頁（參考網址 http://www.shef.ac.uk/FRAX/tool.aspx?lang=cht），輸入相關資料後就能推算出自己未來十年發生主要骨鬆性骨折及髖骨骨折的機率。

牆與頭枕部間距離、肋骨下緣與骨盆間距圖

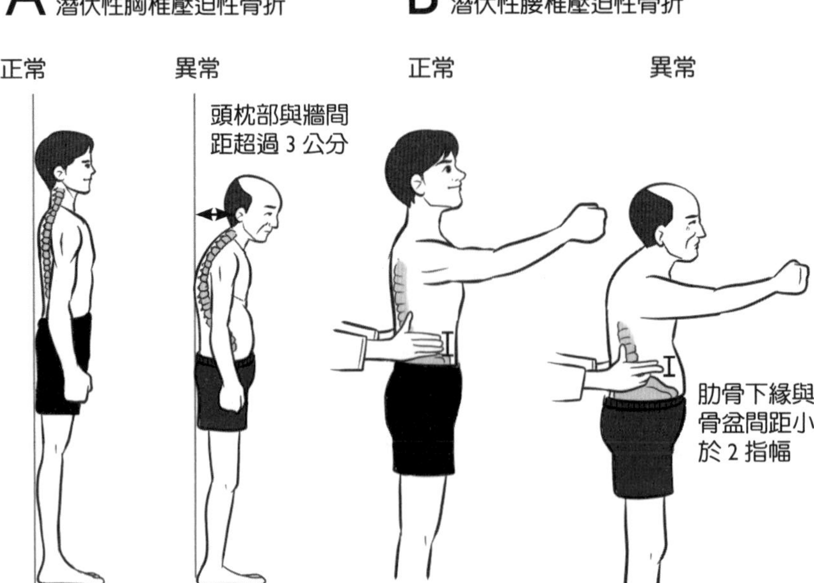

亞洲人骨質疏鬆症自我評量表

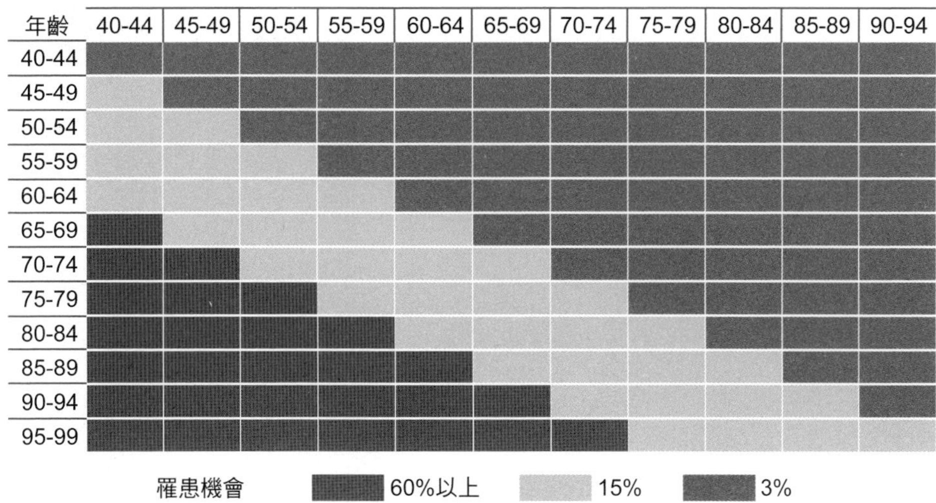

資料來源：骨質疏鬆症臨床治療指引，衛福部國民健康署 2012

耗損關鍵⑦ 外傷後遺症

最怕年紀大了一起算總帳！

骨科門診中有個有趣的現象，大多數患者發現自己筋骨有問題時，就會追溯過去的受傷經驗。曾有名七十歲長者問我：「我五歲時從樹上跌下來，跟現在腰痛有沒有關聯？」這是個好問題，我卻很難回答。

或許X光上我們可以看到陳舊性骨折，但卻無法斷定發生的時間。唯一可以肯定的是，我們所受的傷害，無論是急性的外傷或慢性的疲勞性或壓力性損傷，一旦沒有在第一時間處理好，便會成為年長時的問題或後遺症，埋下致病的風險因子。

還需要提醒大家的是，除了受傷經驗外，生活習慣也會決定我們是不是筋骨關節炎的高危險群呢！

四 為什麼我們對筋骨耗損毫無警覺？

盲點❶ 以為不痛就沒事了
事實真相——預備容量讓你疏忽了！

臨床上有個十分重要的問題，那就是疾病的「復發率」有多少，以及最後發展的預測。患者會問「醫生，我將來是不是會開刀？」、「我將來會不會不能走路？」在我開始執業的前幾年，我心中會想，影響因素那麼多，哪能算得準。但現在我幾乎可以說，這是不難預測的，因為「每個人對自己身體的態度，將決定一切！」

骨科最常見的問題就是「痛」，但我們身體對痛有很大的預備容量。大多數早期的疼痛，身體都不會「察覺」，是處在「包容狀態」，使我們得以繼續維持日常生活。只有當我們偶爾靜下來時，才會感受到那些不適。但忙碌與壓力會讓我們一次又一次忽略這些身體的「抱怨」，直到問題變嚴重，才想到要就醫。

因此，當我在門診輕觸病患的肢體時，患者可能大叫「怎麼這麼痛！」那是因為已經漠視身體的訊號太久了。人體的預備容量與漠視身體發出的訊息，就是疾病會復發或惡化的第一個重要特質。

盲點❷ 以為關節少用就是保養
事實真相——關節不活動，更容易損傷

多數人都了解，過度使用筋骨關節，的確是加速老化或發炎的重要因素。影星珍芳達的有氧健身錄影帶，讓不少追求窈窕的女性吹起一陣風潮，但她們跟著做之後，有些反而飽受關節炎、肌腱炎之苦；美國籃球天王麥可喬登在四十歲時，就提早遇到了退化性關節炎的問題；另外，從事粗重工作、

激烈運動者或體重過重的人，關節也會磨損得特別快。或許因為如此，讓不少人想要「愛惜」關節，而大幅減少使用關節的機會，不過他們卻不知道，關節不活動，可能會損壞得更快。

為什麼呢？因為除了運動不足無法對身體產生足夠的刺激與訓練外，使這個問題更加複雜的原因是當你不動時，身體往往處在某個固定姿勢，而這個姿勢正是對關節相當不利的姿勢。舉例而言：

- 膝關節的壓力隨著彎曲程度而增加，長期久坐的姿勢，會增加骨頭與骨頭間關節面的壓力，尤其坐在矮椅子或矮沙發時特別嚴重。
- 髖關節壓力也會隨著彎曲的角度而增加，坐得越久，壓力越大。
- 當我們坐著，且身體前傾時腰椎的壓力最大。如果是陷坐在軟沙發椅上或坐在床上，特別是柔軟的床墊時，壓力更大。
- 肩關節只要固定不動，六週後關節活動範圍就開始變小，並逐漸沾黏，是造成肩周炎（冰凍肩）的重要原因。
- 身體所有的主要關節幾乎都會因為不活動而喪失其既有活動範圍。
- 關節軟骨、韌帶、關節囊、肌肉、肌腱，都需要適當刺激以促進其新陳代謝，並影響人體荷爾蒙的分泌，以防止「早衰型退化」。

盲點③ 以為每天散步就可以了
事實真相 運動需要多重模式與足夠強度

近年來運動的重要性已廣泛受到肯定並逐漸形成風氣，根據教育部體育署二〇一三年做的台灣「運動城市調查」顯示，二〇一二年每週至少運動一次的民眾比率已達到七七%，而每週運動三次的參與率也達到四〇%，這似乎是個很棒的消息，台灣好像真是全民運動國了。

然而根據同一調查研究，從民眾所從事運動的項目來看（請參考第四四頁表），回答散步（四二·六%）的比例最高，其次是慢跑（二五·七%）、騎腳踏車（一六·五%）、籃球（一五·五%）、爬山（一五·四%）。

這樣的結果與我的門診經驗其實是互相印證的。問那些有筋骨痠痛困擾的年輕人從事何種運動時，他們的答案往往是「散步」。這時我會告訴他「這是你八十歲的運動」；當你只有二、三十歲時，漫不經心的散步是無法提供年輕身軀所應該有的訓練量。

是的，運動要有一定的強度，而且達到足夠的肌肉負荷與心率提高，才能產生效果。因此，不同的年齡層應該有不同的運動量及運動期望值（請參考第二四頁，世界衛生組織對運動量的建議）。

盲點❹ 以為認真做運動，關節自然好

事實真相──不適當的運動會加強筋骨耗損

近年來網路資訊發達，特別是像 Line、WeChat 等即時通訊軟體，讓人與人之間的交流越來越頻繁，許多人會經常轉傳各類訊息，其中運動減重及健康相關訊息更是主要的話題。

然而，在這些網友瘋傳的訊息中，似是而非、甚至顯然錯誤的資訊也無可避免，如果胡亂相信或是運用的話，對身體來說，其實是一種傷害。

民眾最常從事的運動項目

排名	項目	比例
1	散步／走路	42.6%
2	慢跑	25.7%
3	騎腳踏車	16.5%
4	籃球	15.5%
5	爬山	15.4%
6	游泳	8.2%
7	羽球	7.0%
8	健走	6.7%
9	伸展操	4.5%
10	瑜伽	2.5%
11	桌球	2.0%
12	有氧舞蹈	1.9%
13	排球	1.8%
14	使用器材上健身房	1.7%
15	氣功	1.6%
16	健身器材在家使用	1.5%
17	棒球	1.5%
18	太極拳	1.4%
19	仰臥起坐	1.2%
20	網球	1.1%

資料來源：教育部體育署，2013

例如，門診中就經常看到：每日做了過度頻率的蹲下站起運動、採取了角度過大的「深蹲」訓練、肩關節患者做了不適合他的甩手運動、過度的前屈彎腰運動、不合適的跳躍、不恰當的轉頸扭頸、過度的負重訓練等等，都可能導致肌肉韌帶受傷、使脊椎壓力異常增加、關節加速磨耗老化。因此，在收到各種訊息前，審慎思考，甚至尋求專家建議是有必要的；至於要不要再傳出去，也應該想一下吧！

盲點5 以為必要時換個人工關節就好了

事實真相 — 關節置換手術有其極限與風險

從西元一九六〇年代半髖關節置換手術、一九七一年全髖關節置換手術、一九七三年膝關節置換手術以來，人工關節手術發展至今，已成功地為許許多多嚴重關節退化、變形、行動困難的患者提供了重建生活品質的解決辦法。

現在，人工關節手術已是非常成熟而成功率極高的外科手術，近年來，微創手術的發展，更能減少術後疼痛，加速恢復。一般說來，置換的關節平均約可使用十五至二十年，對大多數手術年齡約六、七十歲的患者而言，十五年堪用率為八〇％，二十年則為七五％（Orthopaedic knowledge update 11, 2014）。

然而對五十五歲以下接受手術的患者而言，特別是年紀越輕的患者，人工關節的耐用度越差。加上活動量較大，受傷機會也大，人工關節的磨損較快，耐用年限甚至可能縮短成五到十年，所以，有生之年就有很高的機會要接受多次手術治療。

雖然人工關節置換手術已是發展成熟的技術，但也是項重大手術，只適用於嚴重且接受其他保守性治療仍然無效的患者。

換了關節後，身體活動的量與運動量也會受到某種程度的限制，例如蹲踞、過度彎曲、跳躍、跑步、負重、長時間負荷等增加關節耗損的動作，宜儘量避免，以增加人工關節的耐用年限。要知道，一旦活動量下降，間接就會影響到人體的整體健康狀況，並增加骨質疏鬆的風險。倘若關節附近有外

腰椎退化性脊椎炎於各年齡層盛行率

年齡	20～39	40～49	50～59	60～69	70＋	80＋
盛行率	14%	45%	73%	75%	85%	90%

資料來源：GPCME South 2010-spondylosis and pain, Yoshimura, N＝3040

傷或跌倒骨折的話，治療的困難度也會大幅增加。

盲點❻ 以為必要時開刀就好了

事實真相 — 手術只能改善部分退化症狀

醫療本身有其極限與一定程度的不確定性，尤其面對退化這一類問題，更必須抱持著謙卑的心。嚴格說來，手術只能改善部分退化症狀，千萬別以為，動動手術就能讓你恢復過去的生龍活虎，尤其是脊椎手術。以腰椎退化性脊椎炎為例，我們可從上面表格看出它的盛行率。

在這些腰椎脊椎炎患者裡，有相當比例可能都接受了某種程度的手術治療。

通常退化性脊椎病變手術順利完成的前幾個月或幾年，可以減輕患者症狀，但一段時間後，估計大約一五％（五％至四〇％）的患者，仍然承受相當程度的疼痛或症狀。最主要的症狀包括疼痛、變形、臨近脊椎的加速退化、植入物的衰竭。脊椎手術後如果疼痛程度不減反升，或者患者期待與手術結果落差很大，稱之為「脊椎手術失敗症候群」（Failed back surgery syndrome）。

這裡所指的並非手術本身失敗，而是指術後症狀仍無法滿意改善。且由於再次手術風險太高，能再改善的程度有限，況且手術越多次，一般治療的滿意度也越差。

扣除手術本身的合併症，脊椎仍會隨著年齡繼續老化，而手術區域鄰近的脊椎節，甚至可能因生物力學的改變而加速退化，形成更加麻煩的新問題。所以，想透過手術「一勞永逸，回復青春」幾乎是不可能的。因此，千萬別忘了，保健永遠比治療來得更重要！

台灣民眾不運動的原因

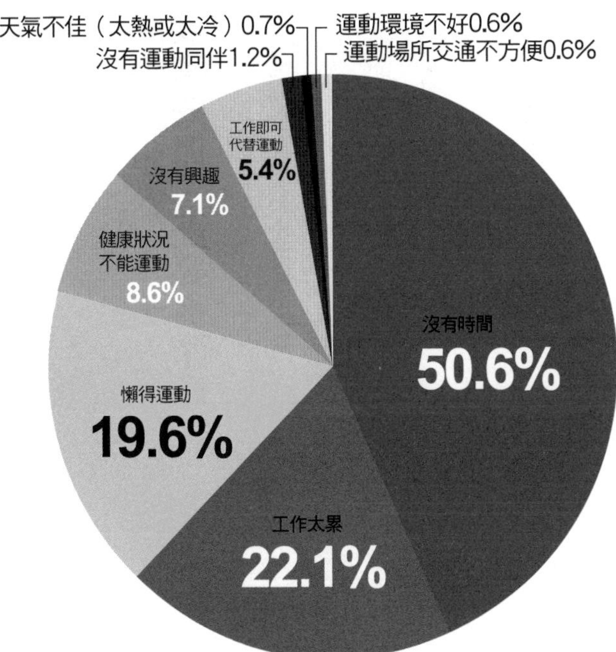

資料來源：教育部體育署，中華民國 102 年運動城市調查

盲點⑦ 以為老了就是這樣
事實真相——有效保養能提升筋骨關節力

「老了，不中用了！」我在門診經常會聽到患者類似的感嘆，或者是聽到他們一邊復健一邊說：「我本來就是這樣，關節很硬，拉不開的！」這時，我會正面鼓勵他：「千萬別這麼想，你只是欠栽培而已；等你做到了，就懂我的意思了。」

我不是說好聽話，從全世界各大醫學中心的研究報告中就知道，筋骨的改善訓練到九十歲都可以做。想要年輕，就得維持肌肉力量，有筋骨力就可以跑遍天下。現在老人賽跑早已見怪不怪了，每個大型馬拉松賽都會看到不少勇氣可嘉、精力充沛的白髮老者，更何況是正在人生道路上衝刺的年輕人呢！因此，我經常告訴患者：「體育訓練的目的不在誰跑最快，而是誰跑最遠，跑最久。」

五 保健筋骨，你一定要知道的7大黃金保養祕訣

黃金保養祕訣❶ 不只保護關節，更要保護筋

一般常說的筋，主要包括韌帶與肌腱，同時也涵蓋了包覆關節、內含關節滑液的關節囊，及附屬在它周圍的組織（請參考第五〇頁）。韌帶把骨頭與骨頭連在一起，肌腱則將肌肉牢牢附著於骨頭之上，兩者結構特質差異不少，但都是由纖維母細胞（fibroblast）與細胞外質（Extracellular matrix）共同構成。

韌帶肌腱受傷的機會，遠超過骨頭的斷裂。幾乎每個人都有扭傷的機會，也都有肌腱發炎的機會。肌腱韌帶的受傷與弱化，會成為加速關節退化的主因，所以其保養更為重要。

黃金保養祕訣❷ 不只鍛鍊肌肉，更要練背後肌肉

人體大約有六百四十塊骨骼肌，占總體重的四〇%至五〇%，幾乎都是左右對稱，因此是三百二十對肌肉，它們接受大腦的指令，完成身體的千姿百態。

由於人類視野在前方，所以主要的感知與動作也都以身體前方居多，肌肉也不例外。加上隨著工具的大量使用、活動型態的改變，如3C產品的運用、影音訊息的處理、工作時採取長時間固定姿勢，身體背後肌肉使用的頻率與強度，在近三十年內明顯大量減少。

雖然背後肌肉的動作幅度可能較小，加上我們大多時候都專注在眼前的事物上，容易被人們所忽略，但這並不代表它不重要。

要知道，背後肌肉能提供我們持續而穩定的支持力，動作不一定要大，卻需要更長的時間維持強

度，來構成我們處理身前事物的「背後支柱」。背後支柱不夠穩、不夠強、不夠有耐力，前面的力量也施展不出來，同時我們的體態將隨之崩解變形。

黃金保養祕訣❸ 不只核心肌肉強，更要核心結構有力

近年來核心肌群（Core muscles）的重要已逐漸受到大家的重視，知道腹部、背部、骨盆區及脊椎周圍的肌肉群必須強而有力，才能對身體的核心區域產生足夠的支持力與穩定度。幾乎只要是人體的整體性運動，第一個會使用到的就是核心肌群。從基本的生理活動如咳嗽、打噴嚏、排尿排便、性行為，到日常生活與工作，甚至滑雪、衝浪等體育活動，都扮演著核心角色。

過去我們認為核心肌群包含了腹部、背部及骨盆區域的肌肉，主要有脊椎背側面的多裂肌、豎脊肌、腰方肌，脊椎腹側面的髂腰肌、腹橫肌、腹內斜肌及腹外斜肌等。但根據哈佛大學醫學院的分類，骨盆區的臀大肌、臀中肌、臀小肌，以及位於背部較淺層的斜方肌與闊背肌，對核心穩定度也有相當程度的貢獻。

此外，哈佛醫學院更指出「核心結構」的重要性。因為，只有肌肉是無法獨自完成工作的，脊椎、骨盆、兩側髖關節及其他位於核心區的結構，也具有同等的重要性。因此，除了核心肌群外，我們還要特別強調「核心結構」的重要性。

「核心結構」位居整個身體的中心位置，是上半身與下半身中間的連結，更是身體力量的傳遞樞紐。「核心結構」的重要功能主要有以下幾點：

- 上半身與下半身的連結樞紐
- 力量傳遞的中心
- 力量方向轉移的核心
- 身體多方力量的整合中心
- 脊椎的支撐著、保護者
- 身體核心避震系統
- 身體核心平衡系統
- 內臟的支持保護者

韌帶與肌腱的比較

	韌帶	肌腱
	關節囊 韌帶連結骨頭與骨頭	骨骼肌 肌腱連結肌肉與骨骼
組織排列	分散而呈波浪狀	規律的縱軸排列
功能	• 將力量由骨頭傳遞到另一塊骨頭 • 維持骨骼架構 • 維持關節穩定度 • 使關節在某一限制範圍內活動 例：膝前十字韌帶防止小腿脛骨過度前移，膝內側副韌帶防止膝外翻	• 長圓柱體 • 近端連在肌肉，遠端附著在骨頭上 • 將力量由肌肉傳遞至骨頭 • 儲藏肌肉收縮產生的動能 • 維持動態平衡 • 減震吸震作用 例：足跟之阿基里斯腱是最粗的肌腱
傷病	• 扭傷，部分或全部斷裂 • 過度使用發炎 • 特殊結構受損，如膝前十字韌帶斷裂、膝後十字韌帶斷裂、膝內側副韌帶斷裂	• 扭、拉傷，部分或全部斷裂 • 非外力之自發性斷裂，易發生在類風濕關節炎或老化患者 • 移位、脫位

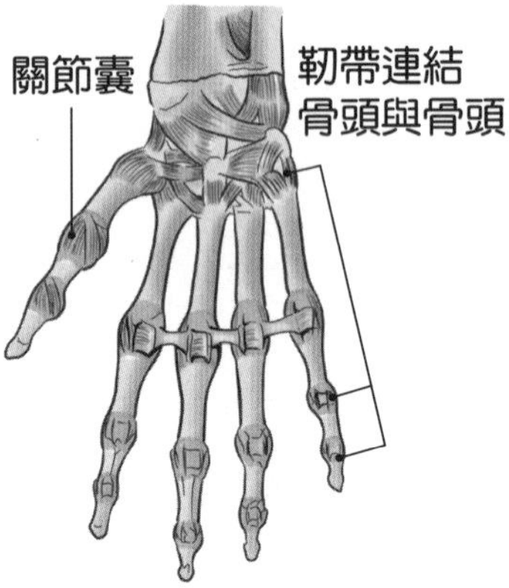

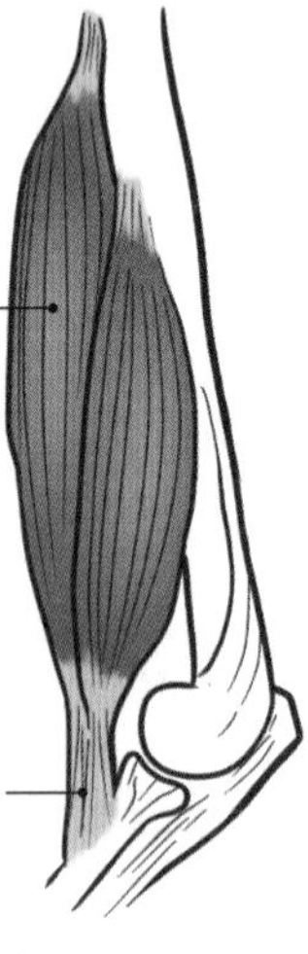

核心結構縱面圖

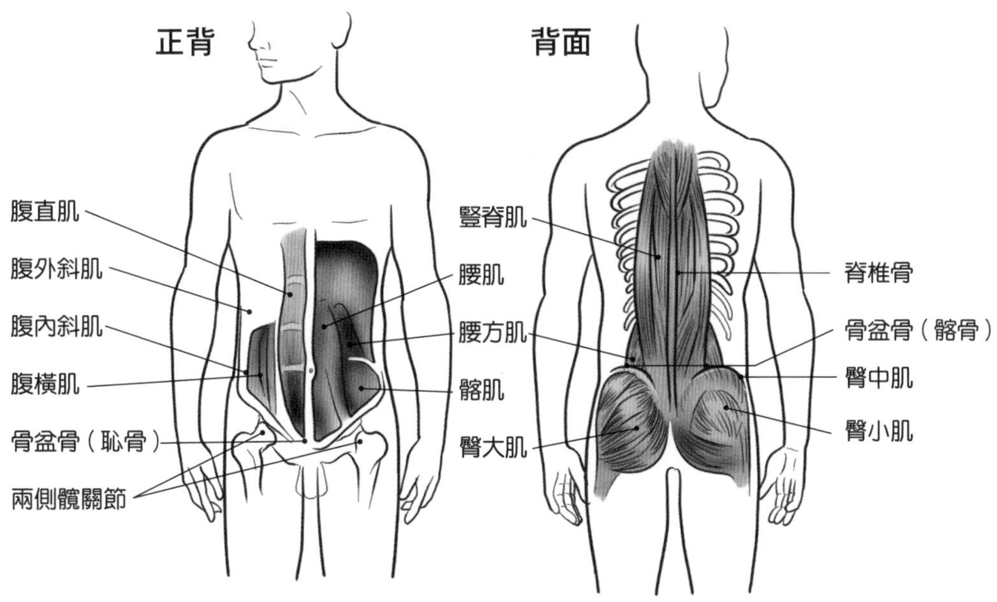

- 身體扭力的發出點
- 「氣」的核心，練氣的精髓點

我們可以從上圖的縱面圖來看，核心結構包含了許多肌肉組織。

黃金保養祕訣❹ 不可忽略「骨盆底」的強化訓練

討論核心肌群時，骨盆底是容易被忽略的一環。它位於骨盆底部，由肌肉與韌帶構成，周圍則是骨盆骨（恥骨）與骶骨，穿過其中的重要器官包括直腸、尿道及女性的陰道（請參考第五二頁）。

它支持膀胱、子宮及其他位於骨盆腔內的器官。軟弱無力的骨盆底是造成女性尿失禁、膀胱、子宮、直腸脫垂的主要原因。

同樣的問題也可能發生在男性身上，特別是有攝護腺肥大問題的男性。因此，在強化核心結構時，請記得一併強化骨盆底肌肉，使它們變得更加健康有力以避免衰退。

骨盆底的構造（女性）

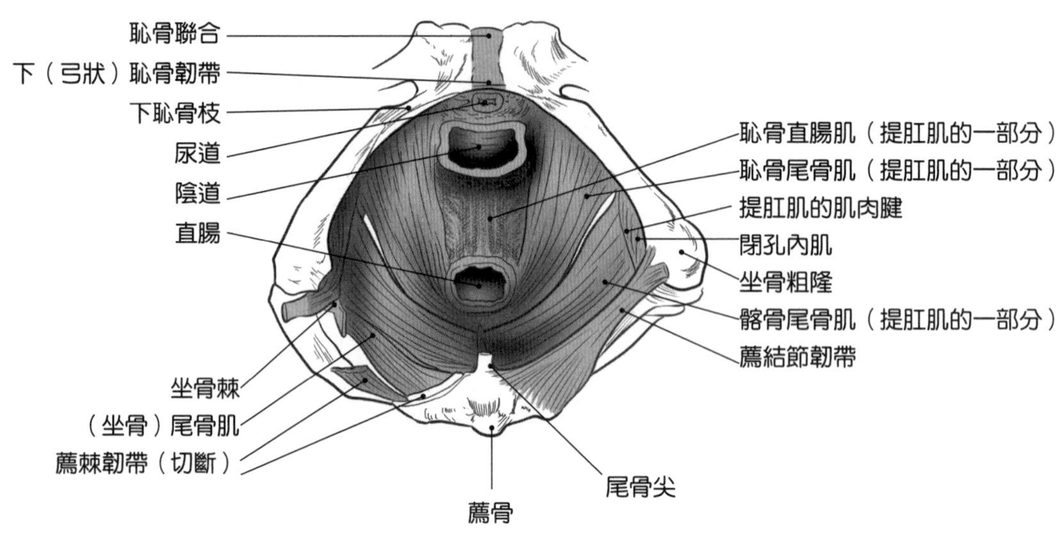

黃金保養祕訣⑤

同步訓練快縮肌與慢縮肌才能靈活自如

人體肌肉由肌肉纖維所構成，分成兩種主要型態：慢縮（慢速收縮）纖維，又稱為Type Ⅰ纖維，與快縮（快速收縮）纖維，又區分為Type Ⅱ a與Type Ⅱ b兩小類。

慢縮纖維（Slow twitch fibers）含大量的氧化酶（即大量粒腺體）及多量微血管，使得它具有高氧化代謝能力以及對疲勞的高抵抗力，收縮速度較低，但能量利用效率高。快縮纖維（Fast twitch fibers）含粒腺體較少，有氧代謝力較差，但富含醣酵解酶，能提供肌肉大量的無氧能力，收縮速度快，但能量利用率較差。

人們日常活動會以慢縮纖維為優先，如清潔打掃動作，需要提供穩定而持續的工作能力，是種「有氧」運動。如果需要爆發力的動作，例如緊急情況下的奔跑負重，這時就需要快縮纖維提供強而快速的力量，但很容易就疲勞了。為了讓日常生活靈巧

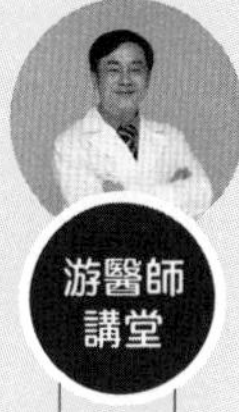

游醫師講堂

訓練骨盆底肌肉，可預防改善尿失禁

尿失禁，是一個普遍但卻令人尷尬的問題。尿失禁嚴重的程度可以從偶爾咳嗽或打噴嚏產生漏尿，到突然感受到強烈尿意卻來不及跑廁所等等。

根據統計，美國婦女尿失禁的整體罹患率在三八%左右，從年輕婦女的二〇%至三〇%，增加到老年婦女的五〇%；在養護機構的老人中，五〇%至八四%有尿失禁的問題。男性尿失禁則大部分與攝護腺肥大有關，但無論男女，其實都和骨盆底肌肉的衰弱有關。因此，如果能訓練骨盆底肌肉，就能預防改善尿失禁。

一、如何正確找到骨盆底肌肉？

Tips ❶排空尿液。

Tips ❷嘗試像忍住放屁時的動作，或嘗試小便到一半突然停住小便的方法，都可以幫你感覺到骨盆底肌肉的收縮。

Tips ❸女性可將手指放入陰道，緊縮肛門及收縮陰道，有被夾緊的感覺，那就是骨盆底肌肉的正確位置。

二、骨盆底肌肉的訓練方式

Tips ❶哈佛大學醫學院建議，每次收縮三秒放鬆三秒，每回做十到十五次，每日練習三回。依尿失禁防治協會建議，則是從每次收縮五秒，逐漸增加到十秒，緩慢放鬆休息二十秒，每回收縮十次，每日做四到五回。

Tips ❷坐著、站著、躺著皆可練習，也建議一天中每種姿勢都加以練習一次。

Tips ❸一般有尿失禁症狀者，約三至六週可見功效，最好持續三至六個月更佳。如果有症狀卻未改善者，則應就醫。

Tips ❹持之以恆練習。

Tips ❺在我所寫的《極簡養生》一書第一六六頁中，推薦大家「改良式立正訓練」，也可增加骨盆底肌肉力量，可以參考練習。

自在，人體的兩種纖維都很重要，不能偏廢。

一般運動訓練中，兩種纖維的肌力都會被強化，但中等運動量的有氧運動，對慢縮肌的強化是比較多的。因此，為了同時增加快縮肌的提升，在運動模式中，適時加入短時間爆發力的訓練，例如反覆四次三分鐘的最快速腳踏車間歇運動，可以有相當不錯的強化作用，但不適合心肺疾病患者。

黃金保養祕訣❻

不只訓練強度，更要訓練動力

傳統的肌力訓練都著重在「強度訓練（Strength training）」，又稱為「漸進式阻力訓練（Progressive resistance training）」、「阻力訓練（Resistance training）」或者「重量訓練（Weight training）」。訓練的方式主要是克服自身的體重或外來的重量（如啞鈴、槓鈴、沙袋、彈簧或其他訓練器材）。

適當的重量訓練，可在強化肌肉的同時，也使肌肉附著的骨頭得到強化，使骨頭更加強壯而能抵抗外力，也就是同步提升骨密度與骨品質（請參考第三八頁）。同時能重塑身型，並消除多餘脂肪，使行走坐臥都更加挺立優雅。

有些人會進行各種「塑身活動」，像桑拿、推脂、按摩等等，但如果沒有從肌肉本身下手，建立結實的基底架構，這類的塑身活動其實是沒什麼效果的。想要讓肌肉真的得到「有效」的訓練，你應該要更進一步認識「動力訓練（Power training）」。

動力 Power＝強度 Strength × 速度 Speed

「動力」是「強度」與「速度」的結合，足夠的動力決定你能在多快的速度下完成所需要的「動作」。

舉例來說，一個人可能有足夠的強度可以走過一條大馬路，但必須有足夠的動力才能快速走過大馬路；又或者，你可以爬四層樓，但多快可以爬上四層樓呢？足夠的動力能使我們在面臨危險時做出適切反應，也能在跌倒前迅速恢復平衡。

因此，近年來運動生理學一直強調，在進行

慢速伸展型重量訓練時，要加上適度安排的快速動作，並協調兩者的關係，同時提升快縮肌與慢縮肌，讓人體得到最大效益。

黃金保養祕訣⑦
別忽略情緒對筋骨機能的影響

壓力、睡眠等情緒因素與筋骨機能的相互關係，已在臨床上受到相當大重視。門診中的病患，除了外傷、痛風等有明確單純引發原因者外，幾乎有一半的人合併著情緒、壓力、睡眠障礙等問題。

舉例來說，筋骨疼痛是慢性憂鬱者的常見症狀；而憂鬱程度嚴重者，疼痛狀況往往也更加嚴重。它們彼此互為因果，所以必須多管道同時進行治療，並釋放壓力、改善睡眠，才能獲得良好療效。

情緒對筋骨機能的影響

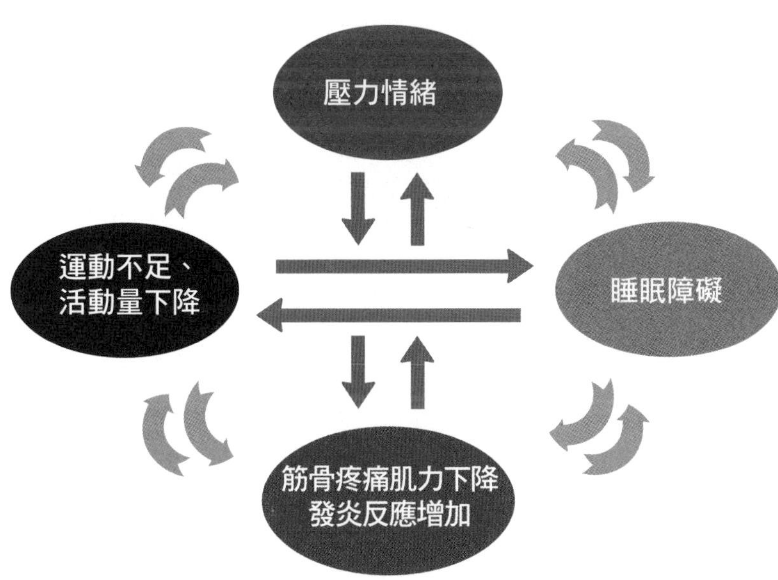

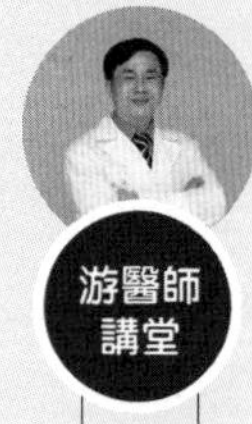

小心，全民運動變成「全民運動傷害」！

近年來，隨著運動風的興起，人們越來越重視運動，然而不知不覺中，運動傷害的比例也跟著增加。「要運動，不要傷害」，最好的方法就是事先對每種運動的特點與風險有所了解，才能防患於未然。以下，我就針對台灣目前最夯的運動項目——騎單車與跑步——分別說明。

專屬單車族的運動傷害

台灣的自行車運動正蓬勃發展中，每逢假日，經常可以看到親子、好友相約騎車。台灣的自行車道系統更受到全球旅遊聖經《寂寞星球》的高度評價，而日月潭環湖自行車道還被列為全球十大最優美自行車道之一。騎單車帶動運動風氣固然值得鼓勵和讚許，然而，我在骨科門診中看到的單車運動傷害案例，也隨之不斷攀升，不得不對讀者再三叮嚀。

常見的單車運動傷害主要來自兩大類，第一類是事故（如車禍、跌落、擦撞等）造成的外傷，及運動時所造成的脫水、虛脫、中暑等問題。隨著騎車環境的改善及行車安全受到重視，這兩年事故意外的發生比例已逐漸下降。

第二類則是與單車騎乘有關的運動傷害，其發生機會似乎還在上升之中。原因主要包括熱身不足、姿勢不良、騎乘時間太長或突然增加。至於設備部分，則包括車距太長或太短、坐墊不理想、把手問題，以及車子不符合體型等。

騎乘自行車時，我們為了產生更加有效率的下蹬力量，往往會採取身體前傾的彎腰駝背姿勢，並降低頭部高度並抬起下巴，這樣的姿勢會增加頸部後仰壓力，並且加重手腕的受力，加上臀部及鼠蹊部的壓力與磨擦，以及下肢的反覆運動，進而造成單車族獨特的運動傷害。

特別是身體原本就有疾病的人，更要防患未然。例如患有腰部肌筋膜炎、坐骨神經痛或脊椎滑脫症的患者，最好採取身體較直立的姿勢（如騎乘淑女車），溫和漸進的提升腰背下肢力量。膝關節有問題的朋友，騎車前應充分暖身、運動量需循序漸進。運動中間最好能適當休息、補充足夠水份與電解質，並選擇適合自己身高、體型及騎乘方式的自行車。防護裝備齊全，更是避免運動傷害絕對不可忽略的步驟。

專屬跑步族的運動傷害

跑步是最不受年齡、性別、環境、設備的有氧運動，只要一雙鞋、輕便的服裝，隨時都可上路，所以廣為大家接受。二〇一四年台灣就有近五百五十四場路跑賽事，參加人次突破一百五十萬，可謂方興未艾。

但由於跑步時，必須承載全身重量與地面間的衝擊力。人體的下半身，特別是腰、髖、膝、踝，都得承受相當大的壓力，自然也就成為最容易造成運動傷害的項目。

門診中，有不少患者會問我：「是不是我再也不能跑了？」其實，問題沒那麼嚴重，我通常會提醒患者：「只要重新把自己的肌力與關節做基礎鍛練，選擇合適的場地與裝備，採取有計劃地循序漸進式運動，仍舊可以享受跑步的樂趣與好處。」

另類全民運動—滑手機的傷害

二〇一三年台灣智慧型手機成長率高達五九％，居亞太之冠（Juniper Research），持有智慧型手機或平板電腦民眾高達一千三百三十萬人。

根據Google對台灣智慧型手機使用行為調查更顯示，六九％智慧型手機使用者會每天使用，而八一％使用者出門必攜帶手機，依賴度居亞太區榜首。

現代人因長時間工作，肩、頸、上肢已經相當疲憊了，但因為智慧型手機的頻繁與普及，結果連難得的休憩時間都在「滑手機」，成為駱駝背上最後一根稻草，壓垮了整個健康，也成了另類的全民運動傷害。

單車族常見的運動傷害

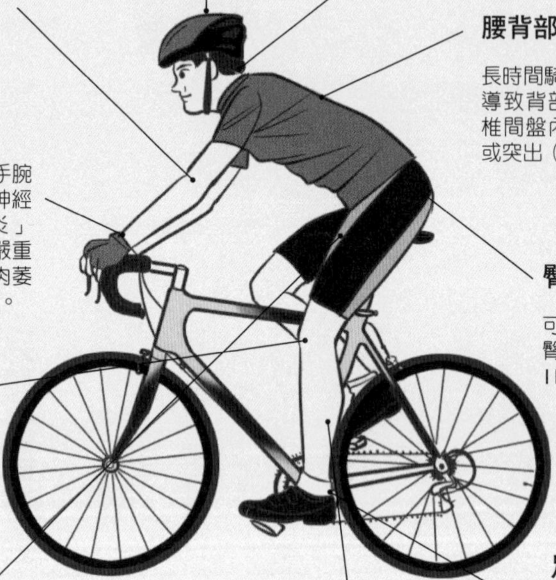

頭部

安全帽是不可或缺的基本防護。護目鏡以減少眩光、增加安全，並減少紫外線對眼部的傷害。

頸部

大多採取身體前傾彎腰姿勢，使頸部後側壓力增加，肩膀高聳，導致斜方肌與肩部棘上肌緊繃，增加頸椎旁肌肉及椎間盤壓力，可能造成肩頸肌筋膜炎及神經炎（請參考第 154 頁）。

手肘部

因施力問題或施力不當產生肱骨內上髁炎（高爾夫球肘）或肱骨外上髁炎（網球肘）（請參考第 80 頁）。

腰背部

長時間騎乘因姿勢可能一直彎腰，導致背部肌筋膜炎。壓力大時使椎間盤內的髓核後移，造成壓力或突出（請參考第 158 頁）。

手腕部

可能因車距太長，使手腕壓力增加，引起「尺神經炎」及「正中神經炎」（腕隧道症候群），嚴重時導致手指麻痺或肌肉萎縮（請參考第 94 頁）。

臀部

可能因姿勢不良或坐墊不適造成臀肌或梨狀肌肌腱炎（請參考第 117 頁）。

膝部

不當動作或過度用力可能造成髕骨軟骨炎、大腿內收肌肌腱炎、髂脛束發炎、鵝掌肌腱炎等（請參考第 125 頁）。

足踝部

足踝部的肌腱炎，足底筋膜炎，蹠骨疼痛（請參考第 141 頁）。

鼠蹊部

如果坐墊過高或過度後傾，可能導致會陰神經壓迫。墊子太硬也會壓迫男性前列腺。不當磨擦可能造成皮膚炎。

小腿部

過度運動可能導致肌肉痠痛，嚴重時出現橫紋肌溶解症。阿基里斯肌腱炎也很常見（請參考第 149 頁）。

跑步族常見的運動傷害

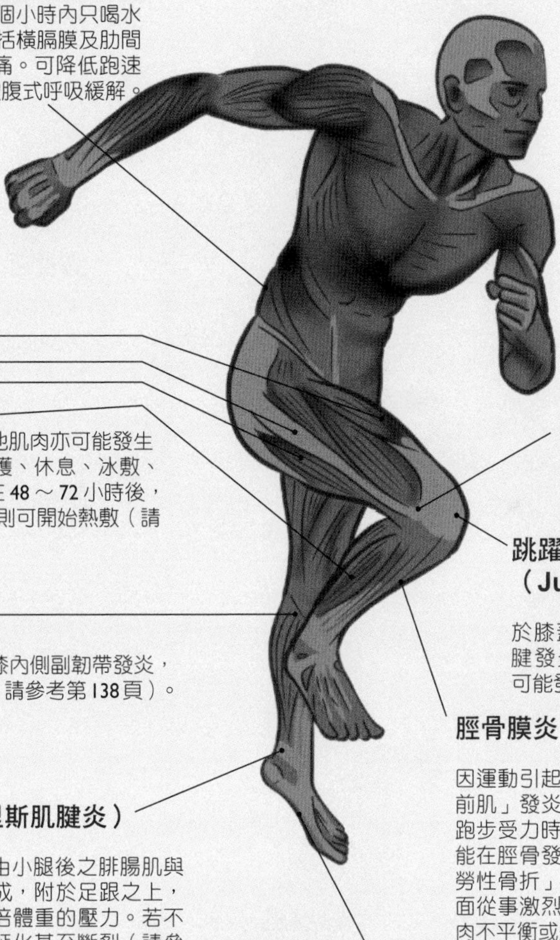

側腹痛

常發生在從事跑步的初期階段，典型在上腹部出現刺痛。確切原因不明，可能是（1）消化不良，運動不久前吃東西，劇烈運動使腹內壓增加，飲用太多碳酸飲料。可於運動前1、2個小時內只喝水就好。（2）呼吸肌、包括橫膈膜及肋間肌血流不足的缺氧性疼痛。可降低跑速或休息，身體前彎，採取腹式呼吸緩解。

腿部肌肉拉傷

- 股四頭肌
- 髂脛束
- 股二頭肌
- 小腿肌肉

是最常拉傷的部位，其他肌肉亦可能發生遵照 PRICE 程序進行保護、休息、冰敷、壓迫、抬高步驟進行。在 48 ～ 72 小時後，若患 部無進一步腫脹，則可開始熱敷（請參考第 105 頁）。

髂脛束摩擦症候群

膝外側疼痛，髂脛束是大腿外側的寬肌膜，當膝部因跑步運動時造成磨擦發炎，也叫跑者膝（Runner's knee）（請參考第 136 頁）。

跳躍者膝（Jumper's knee）

於膝蓋骨下緣及其下方的膝肌腱發炎疼痛，跑、跳、踢球皆可能發生（請參考第 138 頁）。

膝內側肌腱炎

常發生在膝內側，包括膝內側副韌帶發炎，及其下方之鵝掌肌腱炎（請參考第 138 頁）。

脛骨膜炎（Shin splint）

因運動引起小腿內側脛骨骨膜及「脛前肌」發炎，小腿內側有顯著壓痛，跑步受力時亦痛。反覆受力嚴重時可能在脛骨發生小裂痕，是謂「脛骨疲勞性骨折」。原因多是因為在堅硬路面從事激烈運動、過度訓練、下肢肌肉不平衡或柔軟度不足所致。

足跟腱炎（阿基里斯肌腱炎）

身體最粗大的肌腱，由小腿後之腓腸肌與比目魚肌共同結合而成，附於足跟之上，跑跳時可承受身體十倍體重的壓力。若不休息，反覆受傷可能鈣化甚至斷裂（請參考第 149 頁）。

足弓傷害

足底足弓的疼痛，包括足底筋膜炎、蹠趾關節囊炎等。跑道太硬、鞋子不合、訓練過度、伸展不足是主要原因（請參考第 139 頁）。

長時間滑手機的運動傷害

臉部

加重壓力性頭痛，臉部表情麻木，老得快。

視力

固定在狹小的螢幕，造成眼睛疲勞、乾澀、動眼神經疲勞，加重近視、遠視。

頸椎部分

長時間低頭、固定姿勢，造成頸椎旁肌肉僵硬，循環不良，使頸椎自然弧度消失，形成「直頸 Straight neck」，並導致頸椎退化、椎間盤突出及神經炎。

肩部

肩膀肌肉僵硬疼痛，特別是棘上肌及二頭肌，斜方肌的肌腱炎及肌筋膜炎（請參考第 64 頁）。

胸骨部分

長時間駝背及固定姿勢而造成胸肋軟骨炎（請參考第 78 頁）。

肘部

手肘彎曲，固定姿勢及不當用力，造成肌腱炎，如肱骨內、外上髁肌腱炎（網球肘、高爾夫球肘）（請參考第 80 頁）。

腕部

長時間不當用力造成腕部肌腱炎、腕隧道症候群、尺神經炎（請參考第 100 頁）。

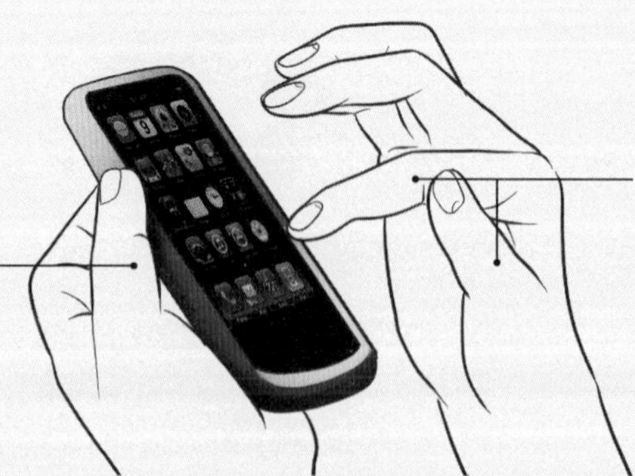

指神經炎

手機長時間壓迫手指神經，造成「指神經炎」，手指部份麻木。

手指

指頭不當反覆用力，造成肌腱炎，關節囊炎。有人也稱之為「i-phone 指」。

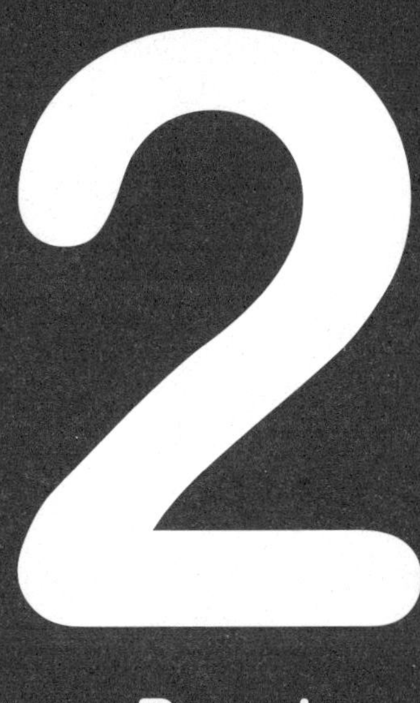

Part 2

對症篇

逆轉筋骨關節疾病，骨科專家教你這樣做！

筋骨關節是全身性問題，從骨折、脫臼、扭傷、肌肉肌腱韌帶斷裂，到退化性關節炎、脊椎側彎，甚至骨質疏鬆等等，幾乎從頭到腳、無一倖免。一旦罹患，不但行動受阻，生活品質直線滑落，更可能造成重大疾病風險。那麼要如何預防及治療呢？其實，只要善用PTT原則，就能恢復筋骨關節的彈性與活動力，讓你擺脫「卡卡」的人生！

善用PTT（預防、治療、強化）改善筋骨問題

骨科是個非常龐大的「家族」，涵蓋範圍包括大家所熟悉的骨科創傷（如骨折、脫臼、扭傷、肌肉肌腱韌帶斷裂）、關節問題（退化性關節炎、類風濕關節炎、外傷引起後遺症之繼發性關節病變）、代謝疾病關節炎（如痛風關節炎）、脊椎問題（脊椎創傷、退化相關之脊椎病變、脊椎側彎、滑脫、椎間盤突出、脊椎相關之神經病變）、小兒骨科（先天性問題與遺傳性疾病）、運動醫學、足踝疾病、骨科復健醫學、腫瘤、顯微重建、骨質疏鬆症問題以及新興的再生醫學領域，只要是骨骼系統及相關神經、肌肉、軟組織的所有問題，都是骨科的治療範圍。

然而，排除先天遺傳性疾病、小兒骨科的特殊問題、腫瘤疾病、代謝相關疾病、自體免疫性疾病等不容易預測或預防的問題外，大部分的筋骨問題都可透過自我預防、治療與功能強化而得以恢復。因此，「預防、治療、強化」，就是保養、維護筋骨關節重要的PTT原則。

想知道筋骨問題如何化解嗎？以下章節，我將分區依序說明現代人常見的筋骨關節問題，並以PTT原則告訴你，該如何預防、治療及強化，破解纏人的骨科問題，幫助你的筋骨關節重生。

骨科疾病防治 PTT 原則

P	Prevention	預防	任何人體的傷害，一旦發生就必須付出很大的代價。即使修復，也可能不盡完美。所以，預防永遠勝於治療，最好的方法就是不要讓它發生！
T	Treatment	正確治療	治療的正確性、時效性、完全性，影響著筋骨功能的恢復程度及後遺症的多寡。
T	Training	訓練強化	以有效的方法為自己打造強健的身心狀態，是維持提升筋骨機能的不二法門，也是預防疾病的最佳途徑。

手抬不起來？肩關節問題並非只有五十肩！

很多人以為自己肩關節疼痛，就是得了五十肩，事實上，造成肩膀疼痛及手抬不起來等症狀的疾病並非只有五十肩，因為「手抬不起來」往往是肩關節疾病的主要共同症狀。不過，不同疾病的治療原則與預後是差很多的，想要獲得良好的治療效果及減少後遺症的發生，臨床上要先做仔細的鑑別診斷。

雖然，判斷肩關節的疾病得仰賴專業醫師的經驗，不過讀者仍可經由一些主要症狀，來幫助自己做初步的判斷及獲得健康。

肩部常見疾病（左肩關節正面觀）

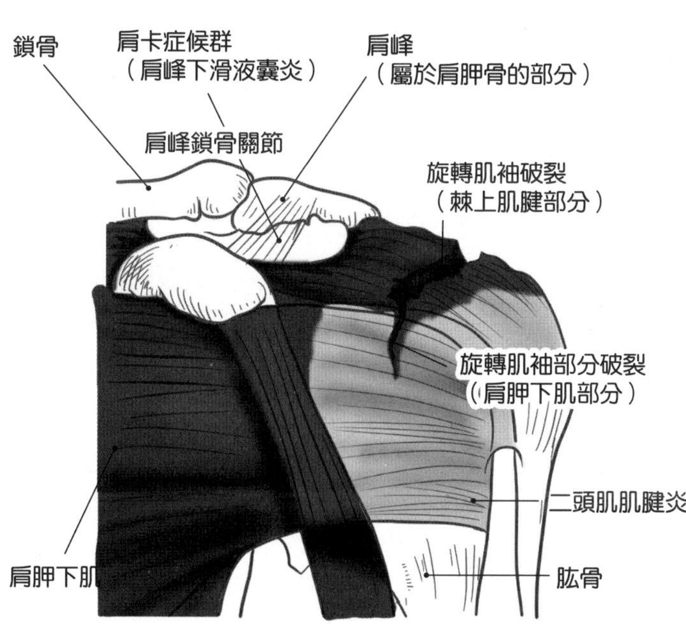

肩部常見疾病

疾病名稱	症狀差異
退化性肩關節炎／外傷後繼發性退化性關節炎	• 因老化或過度操勞使用或是外傷後遺症所致。 • 疼痛為主，無法受力。關節活動限制可能較少。
肩卡症候群	• 因肩峰骨與旋轉肌反覆摩擦發炎（滑囊炎）及相關組織纖維化所致。 • 疼痛，且上臂外展困難。肩上施以壓力時肩關節活動疼痛加劇。
旋轉肌袖破裂	• 上臂無法外展抬起，嚴重時失去了上抬的「動力」。 • 疼痛程度不一。
鈣化性肌腱炎	• 疼痛、活動範圍受限，常合併異常疼痛。 • X 光可見肌腱鈣化點。
肩峰鎖骨關節脫位	• 多數外傷所致，肩關節上方之肩鎖關節突出紅腫，顯著壓痛點。 • 上臂抬到超過水平後較會痛。
頸椎炎	• 由頸椎發炎傳導而來之肩部疼痛，關節活動一般不受限制，無局部紅腫熱痛。 • 可能合併神經麻痛感。
肱二頭肌肌腱炎	• 肩前肱二頭肌疼痛、有局部壓痛點。
三角肌肌腱炎	• 肩外上方「三角肌」附於肩峰骨之起點或上臂外側三角肌附於肱骨之終點有顯著壓痛點。
棘上肌、棘下肌肌腱炎	• 肩胛骨上方之「棘上肌」及肩胛骨下方之「棘下肌」疼痛、緊繃僵硬。也常合併提肩胛肌與斜方肌的疼痛。
肱三頭肌肌腱炎	• 肩後方之「肱三頭肌」起點疼痛。
五十肩（黏連性肩關節炎、冰凍肩、凍結肩、肩周炎）	• 肩部疼痛且多方向關節活動受限制，特別是外展及後旋動作受限，常半夜痛醒。

讓人睡不安穩的五十肩（冰凍肩、凝肩、黏連性關節囊炎、肩關節周圍炎、肩周炎）

症狀

肩關節疼痛，手剛開始可舉起，但到一個程度就感到緊繃疼痛。往往以側舉及後旋較困難，前方舉起則容易。睡覺時常常較疼痛。無顯著外傷或曾有輕微拉傷。

好發族群

六十歲左右的人，女略多於男。患者年齡有顯著下降趨勢，糖尿病、甲狀腺疾病、動過心臟血管手術者好發。

Prevention 預防

- 維持正常規律的運動，特別是肩關節活動。
- 使用電腦或手機等產品不能過久，最少每個小時一定要起來做伸展活動。
- 不突然做激烈的肩關節活動，如不當的甩手運動。

Treatment 正確治療

- 疼痛時避免不當活動，如大範圍運動、甩手運動或按摩，以免病情加劇。
- 沒有局部紅腫下熱敷（皮膚接觸面約四〇至四二度℃，每次二十分鐘，一日二至三回）。
- 藥物治療：以非類固醇消炎藥（ＮＳＡＩＤ）、肌肉鬆弛劑、止痛藥為主。必要時配合針劑或局部注射。
- 物理治療：熱療、低週波、超音波、干擾波、被動活動治療、運動治療。
- 極少數在麻醉下或關節腔注射、臂神經叢阻滯麻醉後，進行關節鬆動手術。

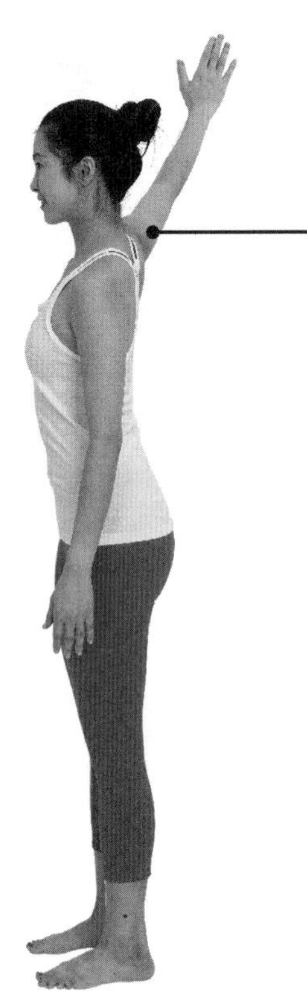

• 爬牆運動

依序伸展側關節囊

作法 手由身體側面向後方偏 25 度，由下向上沿牆壁爬起至可承受之最高處，維持壓力不動 10 秒，緩慢放下休息 10 秒為 1 次。

每回做 10 次，1 日做 4 回，早中晚睡前分開練習。無紅腫發炎情況下，熱敷後做效果較佳。

• 肩前運動

伸展前關節囊

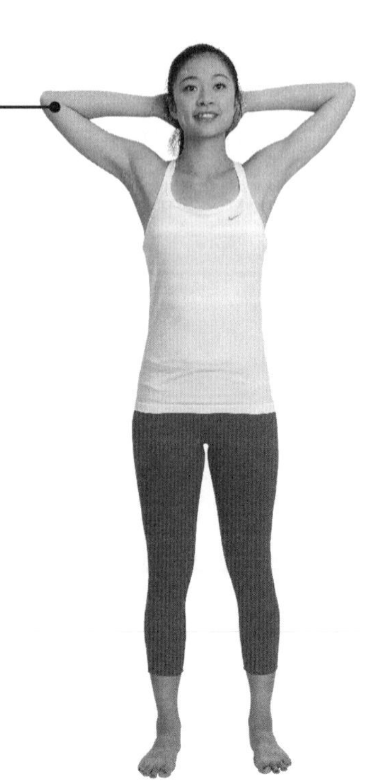

作法 兩手交叉置於後腦，兩肘向後伸展到底，維持 10 秒後放鬆 5 秒為一次。

每回做 10 次，1 日做 4 回，早中晚睡前分開練習。無紅腫發炎情況下，熱敷後做效果較佳。

• 雙掌上頂運動

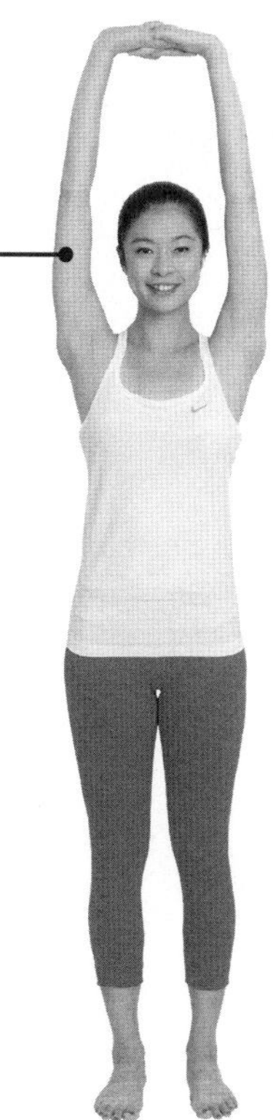

作法 兩手交叉，往上頂撐，維持 10 秒後兩手分開緩慢從兩側放下。

每回做 10 次，1 日做 4 回，早中晚睡前分開練習。

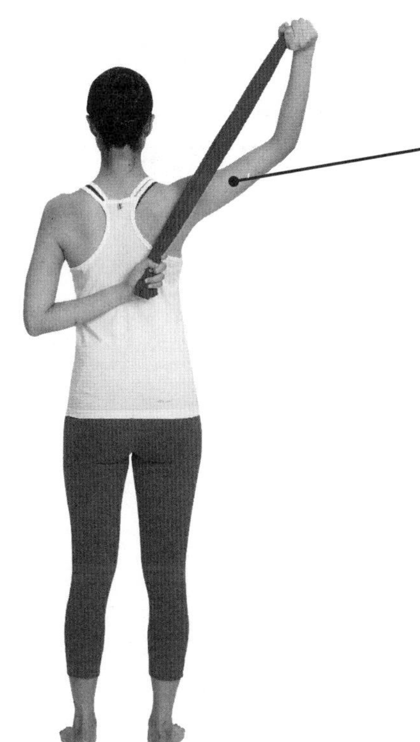

• 拉毛巾後旋運動

作法 選擇適當長度毛巾置放背後，兩手相互藉由毛巾做背後旋轉牽引運動，往上拉到可承受的最高點，維持 10 秒、再往下拉到可承受的最低點，維持 10 秒為 1 次。

每回做 10 次。1 日做 4 回，早中晚睡前分開練習。無紅腫發炎情況下，熱敷後效果較佳。

註：以上動作可參考我所著的《不運動，當然會生病！》一書，有詳細的學理說明、經絡理論及進階訓練方法。

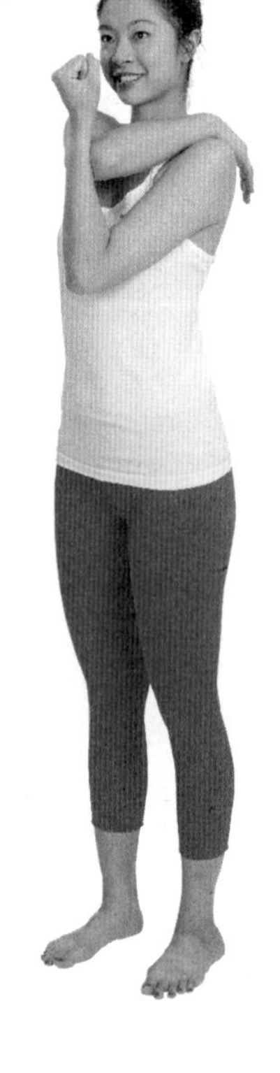

• 交叉手運動

伸展關節囊外側

作法 患側手臂從胸前交叉至身體對側，對側前臂垂直向上舉起，壓迫患側上臂儘量到底，使前臂繞骨頸部到後背，讓患側肩關節外側得到最大伸展，維持 10 秒後放鬆 5 秒為 1 次。

每回做 10 次，1 日做 4 回，早中晚睡前分開練習。無紅腫發炎情況下，熱敷後做效果較佳。

長期慢性發炎的鈣化性肌腱炎

因損傷或其他不明原因造成長時間的肌腱發炎，一般追溯歷史常在半年以上，引起鈣化物的沉澱。X光可以看到鈣化點。嚴重時，鈣化物會穿刺肌腱，甚至造成肌腱部分斷裂。

症狀

肩膀抬高時會痛，而且常在某個特定角度產生劇烈疼痛；也可能覺得肩膀卡卡的，使不上力，或卡住後，又可再繼續往上抬。

好發族群

家庭主婦、常打高爾夫球、網球者、投手，常需要抬舉肩膀者；常見於慢性發炎未治療者。

Prevention 預防

• 維持正常規律運動，運動前應先做足夠的暖身伸展運動。長時間使用肩膀者，下班後可熱敷保健，最重要是不可忽略慢性的疼痛。

Treatment 正確治療

- 避免造成發炎的動作或減少相關工作量。
- 無紅腫情況下，可早晚熱敷二十分鐘以緩解症狀。
- **利用伸展運動避免關節僵硬（請參考第六六頁，依序做爬牆運動↓肩前運動↓雙掌上頂運動↓拉毛巾後旋運動↓交叉手運動）。**
- 物理治療：以熱敷、超音波、徒手治療、激痛點治療為主。
- 必要時可採局部消炎藥劑注射。若使用類固醇以不超過兩次為原則，避免肌腱脆化。
- 經長期保守性治療無效，可考慮手術切除鈣化部分。

Training 訓練強化

• 平舉握拳

訓練三角肌、棘上肌力量

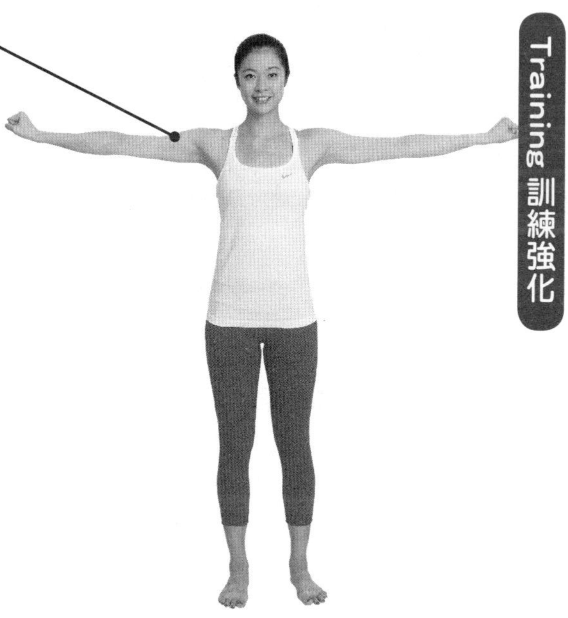

作法 兩手（或單側）平舉，握拳 20 秒、而後手指張開伸到底 20 秒，為 1 次。
每回做 10 次，每日做 3 回，早中晚分開練習。力量增大後可在手臂配掛 2 ～ 4 磅沙袋訓練，增強肌力，減少發炎。

TIP 疾病症狀改善後可依第一九九頁的「伸展一、二、三式」運動，維持關節機能。

從肩卡症候群到旋轉肌袖破裂

旋轉肌袖（Rotator cuff）是肩關節的動態穩定結構，由一群跨過肩關節的肌肉，包括棘上肌（supraspinatus）、棘下肌（infraspinatus）、小圓肌（Teres minor）、肩胛下肌（sabscapularis）等，如同短袖上衣的袖子般包覆在肩關節周圍，與三角肌（deltoid）協同作用，使我們的肩關節能做出複雜的三度空間動作。

反覆的肩關節運動或過度負荷的張力，會造成機械性的夾擠，使肌袖與周圍的骨頭、滑液囊、韌帶產生磨擦與發炎，或產生纖維化及血管增生的病理變化，形成肩卡症候群（Impingement syndrome，肩卡症候群或夾擊症候群），尤其以棘上肌受傷機會最多。嚴重時造成肌腱部分或完全斷裂而失去相關運動功能，則是旋轉肌袖破裂（Rototor cuff tear）。

症狀

手臂高舉時或旋轉時引發疼痛，部位常在肩膀上方，也常延伸到上臂且合併疼痛。嚴重時造成旋轉肌袖破裂，使手臂外展向上抬起力量減弱。突發性的旋轉肌腱斷裂可能造成手臂突然無法抬起。

好發族群

長期工作含有手臂不斷上舉動作者，如棒球投手、游泳選手、營造從業員、倉儲運輸、清潔、油漆，以及醫護人員、教師、美髮師。另外，四十歲以上、糖尿病或類風濕關節炎患者也是高危險群。

Prevention 預防

- 避免肩部過度強烈反覆性運動或工作傷害。
- 運動或工作前適當充分的伸展運動。

Treatment 正確治療

- 發作時避免旋轉運動及按摩推拿。
- 沒有紅腫下可每日熱敷三至四次，每次二十至三十分鐘。急性紅腫發熱下可先冰敷（每次

旋轉肌袖結構（外側面觀）

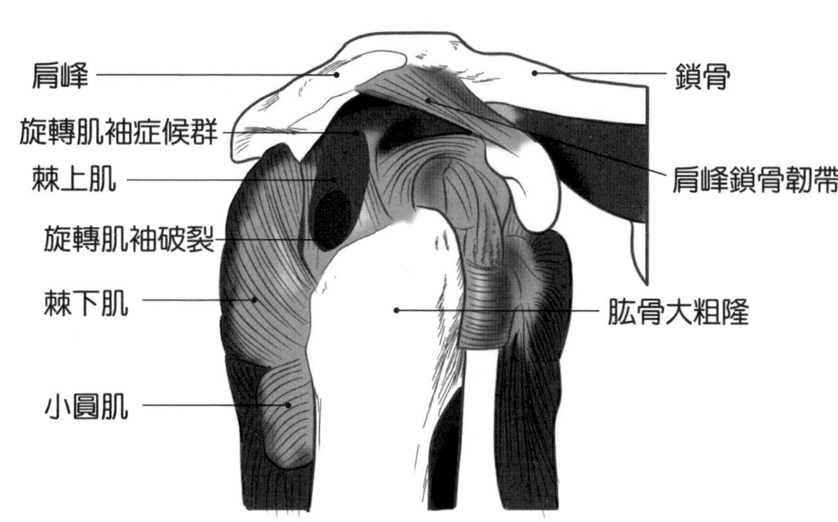

十五分鐘，每日三回）數日後再熱敷，或做冷熱交替（冷熱各五分鐘，重複二至三輪）。

• 利用伸展運動減少關節壓力。

• 物理治療：包括冷熱療、超音波、低頻、干擾波及徒手治療。

• 藥物治療：以非類固醇消炎藥、肌肉鬆弛劑、止痛藥為主。必要時可局部用非類固醇消炎藥注射治療，儘量避免類固醇注射而增加破裂機會。玻尿酸注射也有良好效果。

• 保守治療無效及嚴重破裂者，宜接受手術治療。此階段通常已合併肌肉萎縮及顯著功能障礙。

Training 訓練強化

• 維持肩關節靈活柔軟度，可透過前述爬牆運動、肩前運動、雙掌上頂運動達成（請參考第六六頁）。狀況更好時，則可練習一九九頁的「伸展一、二、三式」運動。

• 漸進性肌力訓練（請參考第六九頁的平舉握拳運動及二一〇頁的強化二式）。

年輕外傷容易造成反覆性肩關節脫臼

症狀

肩關節的反覆脫臼，往往會因輕微外力或不當姿勢就引發。最常引發的動作是手臂上舉後旋像是要投出棒球的姿勢。脫臼時，肱骨被卡在肩胛骨的前方，後方或下方不能活動，並產生劇烈疼痛。某些反覆發生患者，會學會自行復位。

好發族群

跌倒或外力受傷導致肩關節脫臼，同時造成韌帶、關節盂受到相當程度撕裂而不易恢復完全，使關節的穩定結構受到破壞甚至變形。越年輕受傷及受傷程度越嚴重者、脫臼次數越多者，越不容易以保守方法治癒。

Prevention 預防

- 萬一脫臼，務必遵照醫囑，在第一次受傷時得到較妥善、較完全的修復。要有足夠固定保護

常見的肩關節脫臼

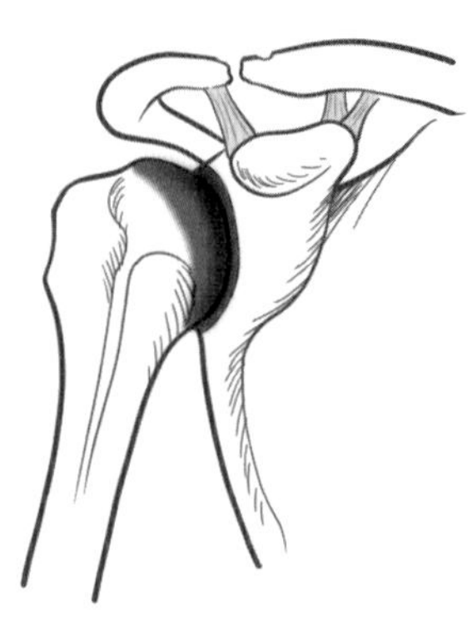
正常結構

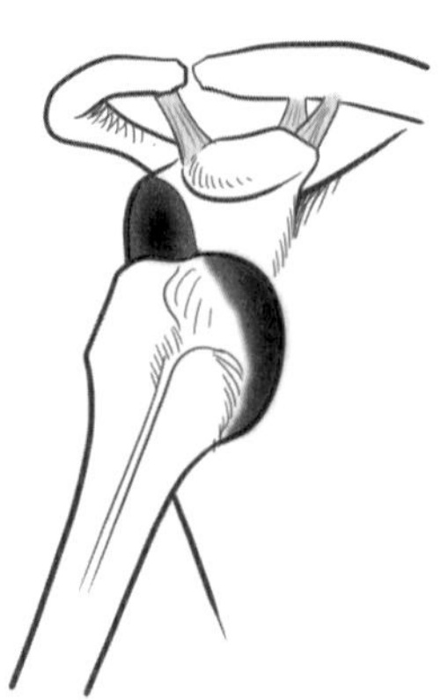
前方脫臼

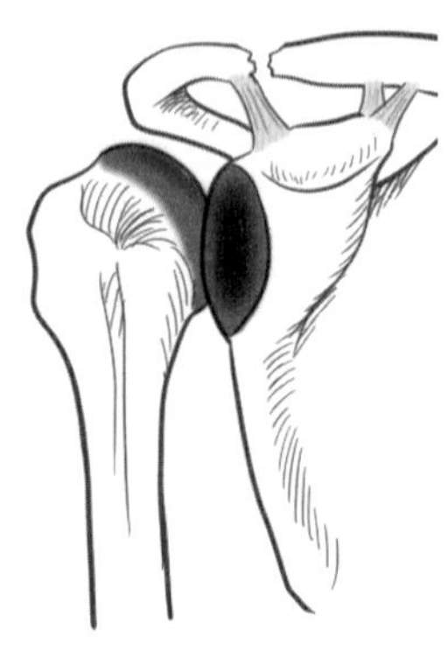
後方脫臼

時間，並採用固定措施，以避免再次受傷。

- 避免引發脫臼的動作。

Treatment 正確治療

- 急性期立刻復位，使用冰敷及藥物治療。適當固定兩個月以促進組織癒合。
- 急性期後儘速認真採取肌肉強化訓練。
- 多次重複脫臼者，建議以關節鏡手術治療。

Training 訓練強化

- 無論是否接受手術，均需依照醫囑，避免不當運動或受力方式。
- 循序漸進強化肩關節周圍肌肉，包括旋轉肌袖、三角肌、胸大肌，以增加肩關節的穩定度與負荷能力（**請由六九頁的平舉握拳運動開始，待穩定後練習第二〇九頁的強化一式、二式**）。

跌倒後肩外上方突出或凹陷的肩峰鎖骨關節脫臼

症狀

外傷後，肩外上方的肩峰鎖骨關節腫脹、疼痛變形。輕度扭傷時，局部產生腫痛並有壓痛點，無法施力。韌帶撕裂的二級扭傷時腫痛增加，可能摸到關節處凹陷或鎖骨外側端微突出。

韌帶嚴重斷裂的三級以上傷害（包括三至六級），則可看到肩峰與鎖骨分離，鎖骨外側端顯著突出，關節明顯變形。

好發族群

任何年齡、族群都可能發生，多來自於肩部撞擊（側撞最多），常發生在單車族、機車族、溜冰跌倒、年長者跌倒。

Prevention 預防

- 避免外傷是不二法門。騎車要注意路況及車況。
- 平時宜多鍛鍊肌力及平衡力，尤其年長者特別重要。

Treatment 正確治療

- 急性期遵循PRICE治療原則（請參考第一〇五頁）。
- 第一、二級受傷以保守性療法為主，急性期局部冰敷三日後改用熱敷，可使用三角巾或吊手帶來減少韌帶進一步受傷或關節移位，且不可負重。同時可配合藥物治療以緩解症狀。
- 第三級以上（含三至六級）由醫師判斷是否需手術治療，特別是運動選手及高重量負荷的人。
- 第三週後進行肌肉強化訓練或物理治療。

Training 訓練強化

- 受傷後可能造成肩關節囊攣縮而導致活動障礙，宜進行伸展訓練（請參考第六六頁），依**恢復狀況依序做爬牆運動、肩前運動、雙掌上頂運動及交叉手運動。**
- 可能因受傷或保護期間肌力使用減少，而導致肌肉萎縮或功能障礙，應透過肌力訓練重建完整功能（**請參考六九頁的平舉握拳運動，與第二一〇頁的強化二式**）。

肩峰鎖骨關節脫臼

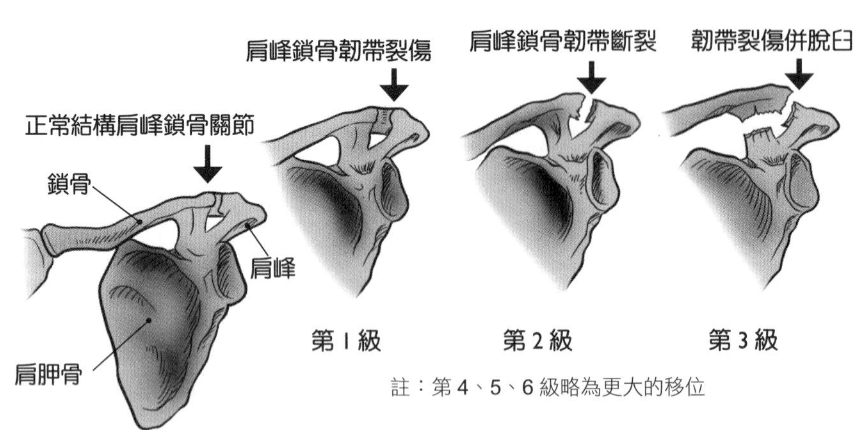

註：第4、5、6級略為更大的移位

難敵歲月痕跡的退化性肩關節炎

症狀

肩關節疼痛與活動障礙是肩關節退化的主要原因，對非專業人員而言，與五十肩、類風濕關節炎的症狀相似。要判別症狀差異，X光是不可或缺的檢查。透過X光片可以發現肩關節的軟骨間隙因破壞而變窄、不平均，甚至消失，同時合併骨刺、關節面骨硬化甚至變形。

好發族群

五十歲以上，特別是高齡者，多數有外傷史或長時間肩部重負者（如以肩扛物）、激烈的肩部運動者（如棒球投手、舉重選手）。若發生在年輕人，多半是顯著外傷的後遺症。

Prevention 預防

- 避免肩部受傷及過度負重。運動前的伸展暖身運動必須充足適宜。任何肩部外傷必須妥善治療。適當補充鈣質葡萄糖胺等保健食品（請參考第一八二頁的吃對食物及營養品），以減緩老化速度。

Treatment 正確治療

- 保守性治療包括藥物（非類固醇消炎藥、肌肉鬆弛劑、止痛藥）。必要時可施予局部藥物注射（消炎藥、玻尿酸等）。
- 嚴重者宜接受手術治療。人工肩關節置換手術技術已經相當成熟。

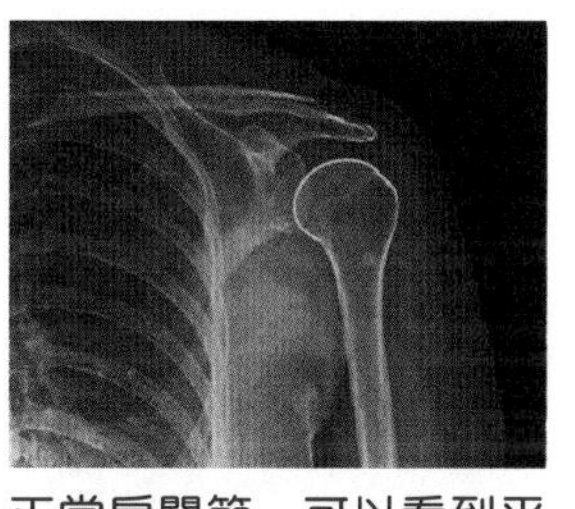

正常肩關節，可以看到平整的關節間隙，圓滑的肱骨頭。

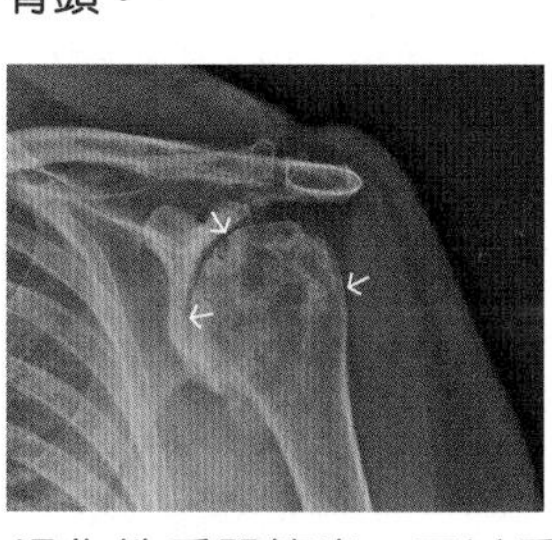

退化性肩關節炎，可以看到關節間隙變窄小且不規則，肱骨頭變形。

Training 訓練強化

- 無論是否接受手術及術前術後，均應循序進行肩關節柔軟度伸展訓練，當關節柔軟度與伸展範圍提升後，關節壓力則可減少。**（依個人狀況做第六六頁的爬牆運動、肩前運動、雙掌上頂運動、拉毛巾後旋運動、交叉手運動）。**
- **持續有效的肩部肌力鍛鍊（包括六九頁的平舉握拳運動，與第二一〇頁的強化二式，年輕者可增加第二〇九頁的強化一式）**，是維持機能、防止再度或快速惡化的最重要方法。

辨識疼痛點，揪出不同肩部肌腱炎

症狀

疼痛、壓痛，嚴重時腫脹，甚至局部發熱、發紅，是肌腱發炎的共同特徵。由於肩關節是由肱骨頭連接在肩胛骨的肩盂（glenoid）上，周圍覆蓋著不同的肌肉，來共同完成肩部複雜的動作。

當不同的肌肉因使用不當、維持某個不適宜的姿勢過久、過度疲勞、負荷太大、受傷拉扯，甚至當事者無法自我察覺的原因，都可能引發一或多個肌肉的肌腱炎。除了專業的診斷外，讀者也可透過解剖位置上的疼痛點來做初步區別。

像是肩前疼痛，最可能是肱二頭肌肌腱炎；肩後上臂痛，可能是肱三頭肌腱炎；捉不到對側肩，有可能是圓肌肌腱炎；健身房常客，舉重舉到胸部肌肉疼痛，大小胸肌肌腱炎最有可能；如果肩膀上方硬痛像木頭，棘上肌或斜方肌、提肩胛肌肌腱炎最有可能；肩胛骨外下方肌肉疼痛，則可能是棘下肌肌腱炎；推了東西胸側面痛，那就是肋間肌、前鋸肌肌腱炎；膏肓穴疼痛不是病入膏肓，而是大小菱形肌肌腱炎（請參考第七九頁圖）。但正確的診斷，仍得依靠專業醫師的判斷才是。

由於肩部肌腱炎的部位相當多，左頁表羅列了常見的幾種症狀及預防保健方法，提供讀者參考。

肩部肌腱炎種類及防治方法

發炎肌腱	疼痛部位及特徵	好發族群	Prevention 預防	Trainging 訓練強化
肱二頭肌 Bicesps brachil m.	肩膀正前方上臂肱二頭肌處通常壓迫時劇痛	上肢重工作者，前臂負重，手肘彎曲用力者，重量訓練者	• 不過度使用，適當休息 • 不做超過體能的工作 • 運動訓練的量務必循序漸進，特別是重訓愛好者 • 運動前的伸展暖身運動，事後的緩和運動，可有效減少發生肌腱炎的機會 • 發現不適，要立刻減少負荷量或訓練量 • 有肌腱炎現象務必治療完全，以免成為慢性疾病，導致鈣化性肌腱炎，甚至某些肌腱斷裂（如棘上肌、二頭肌） • 避免推拿、按摩，尤其急性期更是不宜	• 肱二頭肌訓練，肩前運動（請參考第六六頁），穩定時可做強化二式（請參考第二一〇頁）
肱三頭肌 Triceps brachil m.	肩後上臂肱三頭肌肌腱處	手肘反覆伸直，上臂後伸動作者，重量訓練者		• 肱三頭肌訓練雙掌上頂運動（請參考第六七頁），穩定時可做強化二式（請參考第二一〇頁）
大圓肌、小圓肌 Teres major m., Teres minor m.	肩胛骨後外側疼痛，手捉往對側肩膀時有困難	肩部反覆向後旋轉、伸展者（如棒球投球），手臂突然快速向上伸直者（如投籃球）		• 交叉手運動（請參考第六八頁），穩定時可做強化一式、二式（請參考第二〇九頁）
大胸肌、小胸肌 Pectoris major m., Pectoris minor m.	胸前大肌肉疼痛，特別容易在胸部外上方有顯著壓痛點	重負荷工作或激烈運動，舉重、突然做大量伏地挺身者		• 胸肌訓練，循序漸進適量的伏地挺身或重量訓練。 • 佐以強化一式、二式（請參考第二〇九頁）增進鄰近肌肉的力量，增加整體強度
棘上肌 Supraspinatus m.	肩膀上方的肌肉僵硬疼痛。以棘上肌的疼痛最常見，也常合併提肩胛肌、斜方肌的肌腱發炎。（接近中醫肩井穴附近）	負重，長時間操作機台，長時間使用電腦者（多數的上班族，IT 設計、電腦繪圖、負重工作者），低頭族（愛好滑手機者），單車族	**Treatment 正確治療** • 急性期若有外傷則遵循 PRICE 原則 P：Protection 保護 R：Rest 休息 I：Ice 冰敷 C：Compression 壓迫 E：Elevation 抬高 • 急性期無外傷宜冷敷休息 • 紅腫發炎消除後可以熱敷約 40 ～ 42℃接觸面溫度，每次20～30分鐘，每日2～4次 • 藥物治療：非類固醇消炎藥、肌肉鬆弛劑、止痛藥 • 物理治療：冷、熱療、紅外線、超音波、短波、干擾波等電療、激痛點治療、徒手治療、貼紮治療等 • 針灸治療 • 少數嚴重者可施予局部消炎藥物注射，除非必要，儘量不用類固醇注射，以免肌腱纖維化或脆化	• 隨時提醒自已肩膀放鬆，使用 3C 產品每小時必須休息 10 分鐘。進行肩前運動、爬牆運動、雙掌上頂運動，以及伸展一式、二式、三式（請參考第一九九頁）避免低頭過久
棘下肌 Infraspinatus m.	肩後肩胛骨下方肌肉痛，常有顯著壓痛點，（接近中醫天宗穴位置）	負重，長時間固定姿勢工作，長時間使用電腦或 3C 產品，低頭族、背小孩的人		• 避免長時間使用3C產品，避免斜躺在沙發或軟椅子上，避免坐在床上看書 • 交叉手運動（請參考第六八頁）
前鋸肌及肋間肌 Serratus ant. m., Intercostal m.	前鋸肌是一群像羽毛狀散佈在胸廓前外下方的肌肉；肋間肌則位於肋骨之間	向前推東西或推車、搬抬重物者（如清潔工作、搬家、搬家具），激烈運動者，一段較長時間嚴重咳嗽也會引發		• 胸肌、肋間肌、前鋸肌訓練。較大負重或前推時請著「護腰」保護（請參考第一六一頁）
大、小菱形肌 （膏肓痛） Rhomboid majorm., Rhomboid minor m. 淺層為斜方肌 Trapezius m.	背後肩胛骨內側疼痛，一般多約在第四胸椎高度。（與中醫膏肓穴位置相近）	肩膀負重、長期久坐，使用電腦等 3C 產品。提重物、抱小孩、背小孩。外傷後遺症		• 避免長期久坐、低頭或固定姿勢。可多做伸展二式、三式（請參考第二〇〇頁）

胸悶不見得是心臟問題，胸肋軟骨炎很常見

症狀

許多人在感覺到自己胸悶、胸痛時，最先想到的往往是「心臟是不是有問題？」，如果經過心臟科或胸腔科醫師反覆檢查無異狀後，就可能來到骨科門診。通常，這類患者的胸悶都與肩頸及胸部肌肉過度緊張、發炎、僵硬有關，其中最常見的，就是靠近骨兩側的「胸肋軟骨炎」。

好發族群

壓力大、容易緊張、久坐不運動、長時間電腦工作者。搬負重物、大量使用上肢肌肉者，如建築工人、倉儲管理員。老師、醫護人員也很常見。還有完全不動整天看電視的人、失眠者，以及做胸部肌肉重量訓練者。

Prevention 預防

- 上述好發族群，特別是長時間久坐工作者，每個小時（至少兩個小時）一定要起來活動，並且做做肩前運動、雙掌上頂運動（請參考第六六至六七頁）。

Treatment 正確治療

- 調整工作模式，一定要有間歇休息。
- 局部熱敷有良好效果。
- 藥物治療：非類固醇消炎藥、肌肉鬆弛劑。
- 物理治療：以熱療、超音波治療為主。因靠近心臟區域，較少施行電刺激治療。

Training 訓練強化

- **緩和、漸進式的肩頸胸部肌肉訓練，如伸展一式（請參考第一九九頁），及強化一式、二式（請參考第二〇九頁），都可以減少胸肋軟骨發生。**臨床上也發現，此區域「很少動」與「過度活動」，都是造成疼痛的主因。
- 深呼吸運動、有氧運動、開懷大笑，都可以使胸廓完全擴張，減少軟骨發炎，並且強化呼吸系統機能。

上半身肌肉及常見疼痛處

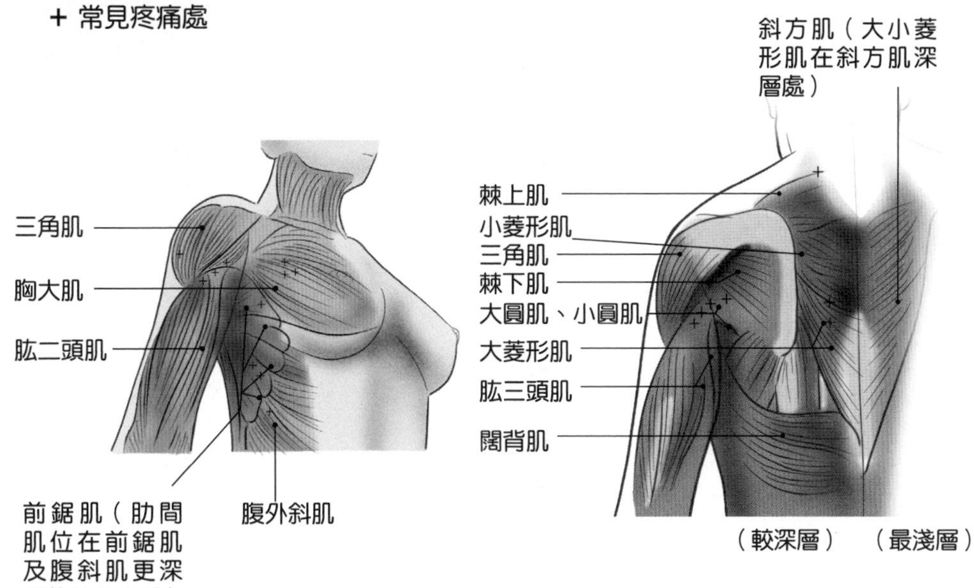

胸悶胸痛的來源

常見的胸悶胸痛來源，除了來自心臟的問題外，更多是來自肌肉、軟骨，乃至神經痛、帶狀疱疹，較少見的則來自於其他臟器的問題。

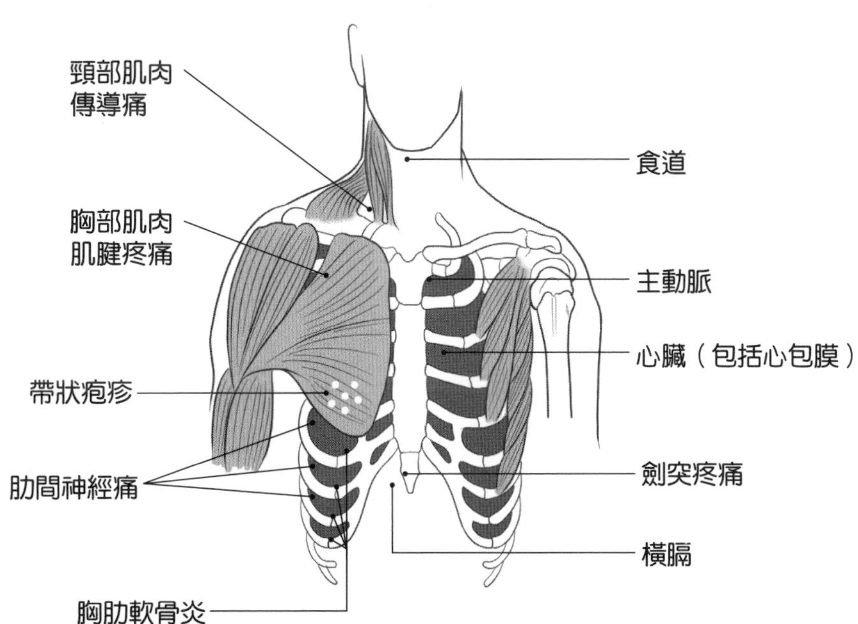

筋骨關節常見問題②

前臂手肘篇

手肘疼痛，是網球肘？還是高爾夫球肘？

手肘連接著前臂與上臂，勾狀的結構使它成為有力的支撐架構，順利地將力量傳遞到前臂，進而支持手腕部完成精細巧妙的活動。但也因為它的結構強硬，最容易因為長期受力而產生慢性傷害，如手肘部的肌腱炎、尺神經傷害等，因此為維持長久活動能力，千萬別輕忽對手肘與前臂的照顧。

叫電腦肘比網球肘更貼切的手肘肱骨外上髁炎

手肘外側的疼痛，是骨科門診最常見的疾病之一。「醫師說這是網球肘，但我沒打網球啊！」、「我是打高爾夫，怎麼變成網球肘？」、「這不是打球引起的，這是上次搬東西受傷造成的……」其實，這些說法都對。

傳統上，我們把手肘外側伸側肌腱附著點的「肱骨外上髁炎」稱之為「網球肘」，這是因為手腕伸側肌群不斷受力造成的慢性發炎，特別容易發生在網球選手反手拍時的重複性傷害。但是，日常生活中任何類似的原因，均可能導致此處發炎。

有趣的是，近十餘年來因打網球受傷的人非常少，最直接的原因反倒是長時間使用電腦、滑鼠所致，所以叫它電腦肘（Computer elbow）或滑鼠肘（Mouse elbow），可能更貼切些。類似的問題如

與網球肘同時併存的肌腱炎及疼痛點

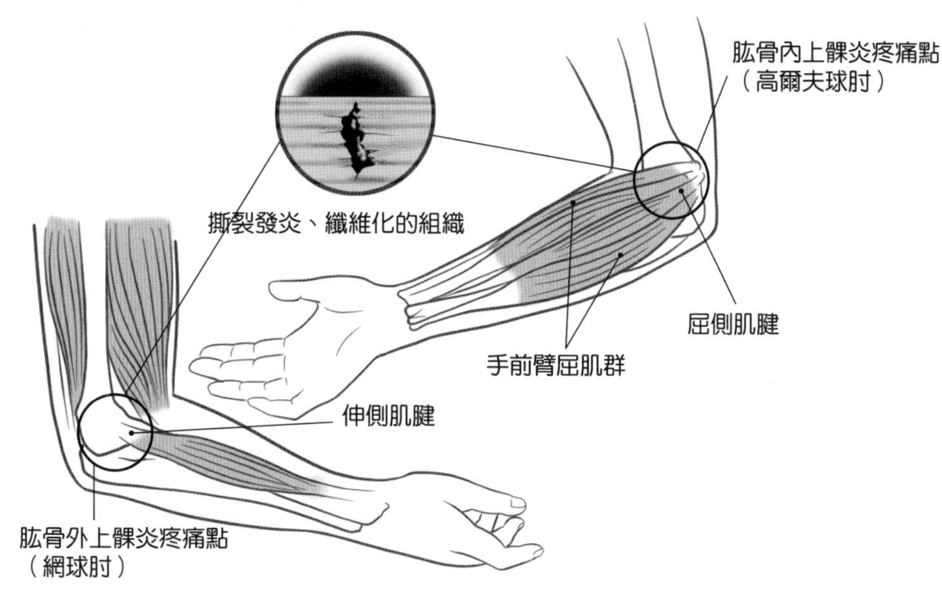

果發生在手肘內側，則稱為高爾夫球肘，也就是「肱骨內上髁炎」。

不易痊癒且會與其他上肢疼痛併存

網球肘不容易痊癒，而且常反覆發作。因為在日常生活中，我們很難不用到此處肌肉，加上現代人肌肉強度不足，所以很容易就受傷。

此外，它有隱伏性，在我們不知不覺中，慢慢加深症狀。不信請按壓手肘外側骨頭突隆處下方約兩三公分處，如果你會感覺到僵硬的肌腱（如上圖）及疼痛感，這可能就是輕微的網球肘，但你可能完全沒有自覺或忽略它。

網球肘還有一個特色，那就是會與其他上肢肌腱炎併存，如媽媽手、扳機指、高爾夫球肘、上臂的肌腱炎等等，甚至是惡化這些問題的幫凶。因此，在治療上肢肌腱炎時，不應該只是分開處理，而應該當作一群互相影響的症狀一起治療，才能得到最好的效果。

Prevention 預防

上述好發族群，特別是長時間久坐工作者，每個小時（至少兩個小時）一定要起來活動，並且做做伸握雙掌運動（請參考第八四頁）及肩前運動（請參考第六六頁）。

Treatment 正確治療

- 適當的休息。不要一次工作太久，超過體能負擔。
- 熱敷。早晚用熱水袋或電毯進行二十分鐘熱敷，記得熱敷範圍必須涵蓋到手肘及整個手前臂肌肉才有效果。
- 藥物治療：非類固醇消炎藥、肌肉鬆弛劑，必要時給予止痛藥物。
- 物理治療：包括熱療、超音波、電療。
- 必要時可局部消炎藥、類固醇注射。體外震波療法、增生療法，必要時高濃度血小板血漿PRP對反覆發作者或運動員有不錯的效果（請參考第二一七頁的骨科最新療法）。

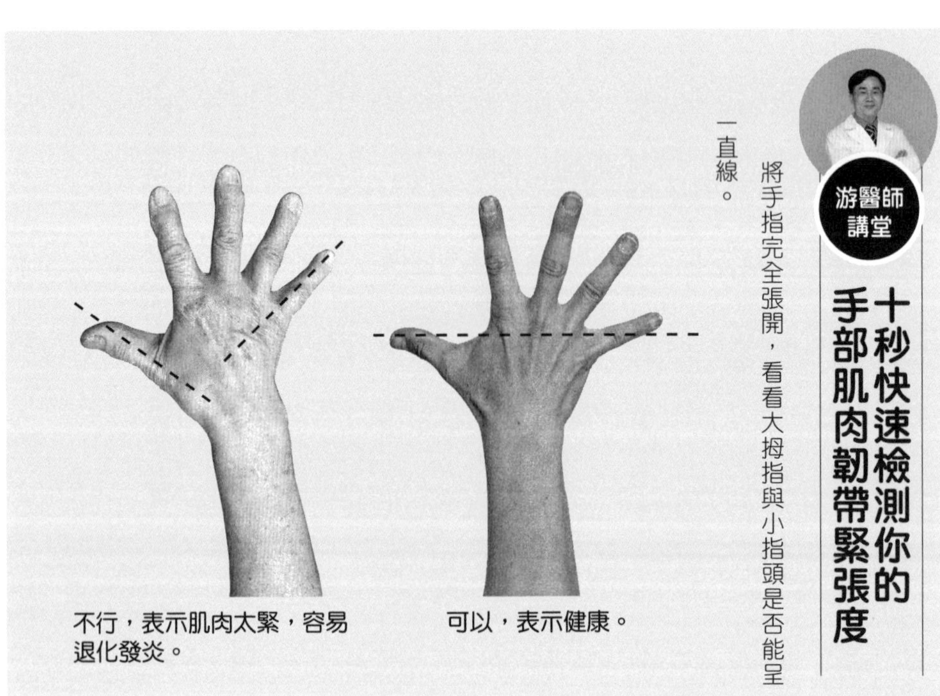

游醫師講堂
十秒快速檢測你的手部肌肉韌帶緊張度
將手指完全張開，看看大拇指與小指頭是否能呈一直線。

可以，表示健康。

不行，表示肌肉太緊，容易退化發炎。

手肘部位常用的護具

網球肘、高爾夫球肘護套（網球肘帶）	長筒型肘護套
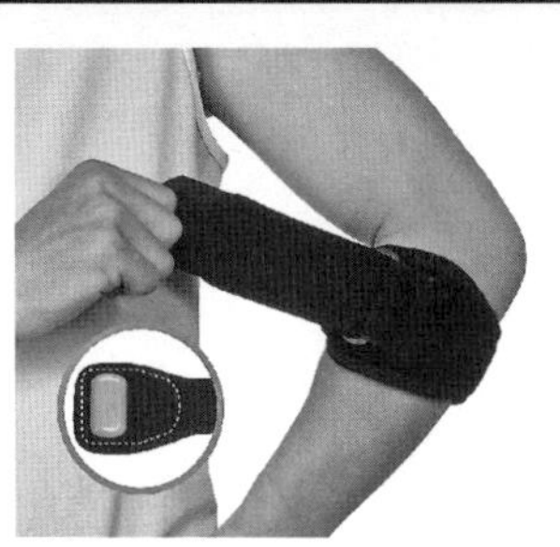	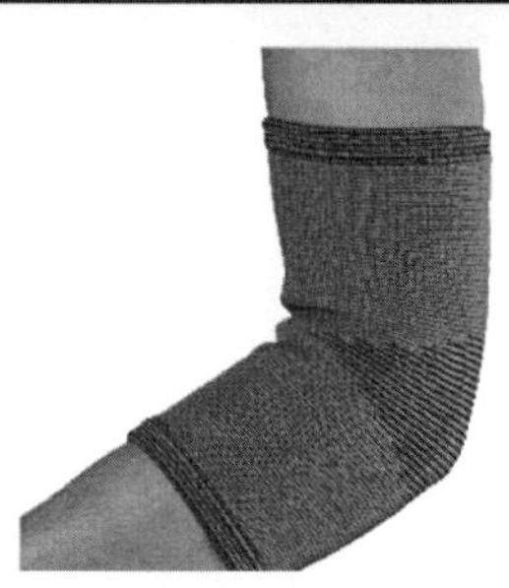
• 護套一般較狹窄，有軟墊以協助固定伸側或屈側肌腱 • 不可壓在疼痛點，會越壓越痛，固定位置在肘內、外側疼痛點下方約兩指幅處 • 使用鬆緊程度要適宜，以順利伸入一兩隻手指頭的緊度為宜	• 不適用於網球肘、高爾夫球肘患者，會越壓越痛 • 適合用來保護手肘內外側韌帶受傷者 • 選擇具有支持作用的護具。有些非專業產品的設計，不具支持效果，只有保暖功能，所以效果可能不佳

• 選擇正確的護具（網球肘帶）並且正確使用。很多人會在工作時穿戴，而且一戴就是好幾個小時，或將護套直接壓迫疼痛點，可能反而得到反效果。由於我們只要醒著活動，幾乎都會動到手肘部位，因此急性期時建議一起床就戴上，但每兩個小時要休息十五分鐘，以免影響循環或造成肌肉緊繃。可以戴著做伸握雙掌運動，特別是嚴重疼痛者，在護具保護下，比較容易做運動訓練。睡覺時則不要戴。

Training 訓練強化

• 過去人們常笑書生「手無縛雞之力」，但現代人手無力卻很常見，因此平時就應該訓練上肢肌肉。很多人只採用跑步或是走路作為運動，但別忘了，單做下半身訓練，是無法提升上肢力的。要提升上肢力，最簡單的方式是準備小型握力器，每天早晚握個二十下，是維持前臂握力不衰退的好方法。但這種練習，並無法訓練「伸」的力量，**所以每天做做「伸握雙掌運動」是必要的。**

• 伸握雙掌運動

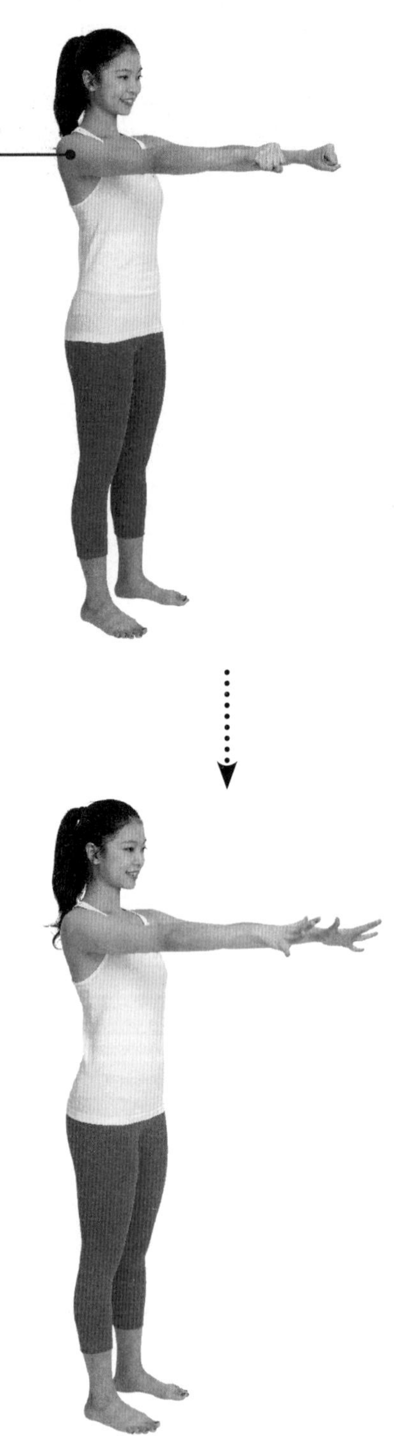

作法 兩手握拳到底，儘量用到八、九分力，維持 20 秒；然後伸展到最大（大拇指與小指呈一直線），維持 20 秒。

重複 10 次為 1 回。試試看！手蠻痠的。肌腱炎患者每日做 4 回，早中晚睡前分開練習，健康的人早晚鍛鍊，保持體力。

TIP 當疾病已大致痊癒時，就可以做強化二式的出爪亮翅運動（請參考第二一〇頁），使前臂力量提升，才能真正減少復發機會。否則，這是一個很容易再來找麻煩的疾病喔！

註：以上動作可參考我所著的《不運動，當然會生病！》一書，有詳細的學理、經絡鍛鍊理論及進階訓練法。

搬重物比打高爾夫更容易發生的高爾夫球肘（手肘肱骨內上髁炎）

上肢疼痛中，跟網球肘齊名的就是高爾夫球肘了，這是泛指手肘內側的疼痛腫脹，往往因手腕屈肌及旋前肌使用不當，造成肌腱附著於肱骨內上髁處的發炎。雖然叫做高爾夫球肘，但臨床上搬負重物是更常見的原因。

此外投球、殺球、家務、搬公文等，只要用到手肘手腕內屈的動作都有可能。初期疼痛感不會很明顯，但隨著病情加重可能變得嚴重而且手痠脹無力，甚至完全無法搬重的東西，造成長久而揮之不去的夢魘。

找出工作模式缺點，才有可能痊癒

門診中，有名圖書館管理員媽媽就深受高爾夫球肘的困擾，甚至影響工作。仔細分析其工作模式，無論是整理書、搬書、抱小孩、用手洗衣服及假日打羽毛球等，都剛好需要手肘內側反覆施力。當我告訴她，必須調整工作方式才能痊癒時，她一開始是不能接受的。

但手部疼痛持續影響生活後，她終於同意每天勤戴護肘（請參考第八三頁），善用推車協助整理圖書，減少懸空抱起小孩（儘量放在大腿上），同時在打球前做滿十五分鐘的暖身與伸展運動。當她的工作及生活模式改變後，手肘的疼痛也就悄悄消失了。

有關高爾夫球肘的預防、治療及訓練方法與網球肘類似，請參考第八二頁。門診中，約五分之一的患者是同時罹患網球肘與高爾夫球肘的，因此手肘兩側同時進行治療有其必要性。

手肘後的疼痛腫塊是學生肘

「這孩子是不是長瘤了？」媽媽指著高中孩子手肘後隆起的腫塊焦急的問著。這腫塊有時候大、有時候又變小，有時紅腫痛得厲害，但吃些消炎藥又消了，但可以確定的是，越來越大。

其實，這不是腫瘤，而是因手肘關節後方鷹嘴突滑液囊反覆發炎所致。最常出現在學生身上，所以又叫做「學生肘」。特別是學生以肘頂住書桌，導致反覆發炎而積水、纖維化。如果有外傷或細菌侵入，則會造成感染，嚴重時擴大為蜂窩組織炎。

如果是因長期刺激所引發，囊內將會產生疤痕組織，並形成無法消失的硬塊，這硬塊小如豆子，大如乒乓球都有可能，一旦太大，就會影響肘關節的活動。

好發族群

文書工作者、學生、匍匐前進的軍人、手肘常碰撞的運動選手（如柔道摔角、足球守門員）等。

Prevention 預防

- 儘量減少手肘部位的磨擦，喜歡將手肘頂在書桌上的人，必須改變習慣。要特別注意的是，不可推拿按摩。

Treatment 正確治療

- 急性紅腫或有灼熱感時，可先施予冰敷。
- 在不產生疼痛的範圍內，進行關節伸展活動。
- 藥物治療：以非類固醇消炎藥為主。合併細菌感染者，宜施予抗生素。
- 物理治療：熱療、超音波、電療。
- 積液抽取：如果積液過多時，可用空針抽取。必要時積液需化驗，以排除痛風、感染等現象。
- 局部注射：必要時配合積液抽取，施予藥物局部注射。
- 手術治療：反覆發作且纖維化嚴重或積液不消時可採用。但甚少有此需要。

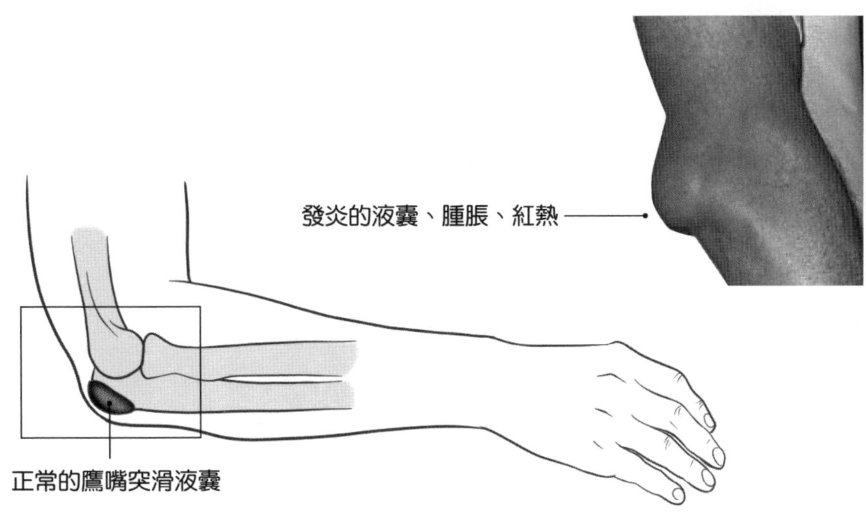

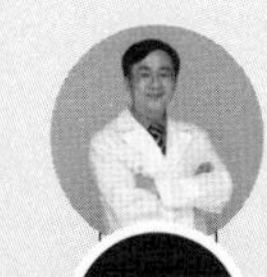

游醫師講堂

關節處巧妙的潤滑結構——滑液囊

人體許多關節附近都有滑液囊（Synovial bursa）的構造，是內含少量透明滑液的囊狀物，可有效緩衝、減少肌肉、肌腱、骨骼與皮膚間的磨擦，使皮膚能在關節處順利滑動，特別是活動範圍較大的關節，如肘、膝關節，是個非常巧妙的設計。

滑液囊可能因為過度使用、過度磨擦、外傷、壓力、細菌感染、痛風及類風濕關節炎等引起發炎，則稱為滑液囊炎（bursitis）或簡稱滑囊炎。

肌肉
滑液囊腔
滑液囊
關節囊
滑液膜
肌腱
骨頭
關節軟骨
韌帶

跌倒手下撐、容易被忽略的肘內側副韌帶裂傷

「一個月前跌倒時，手在地上撐了一下，到現在手還無法施力。」這疾病在外表上似乎沒什麼大傷害，但如果仔細瞧，就會發現容易忽略的手肘內側烏青了一小塊，而且有顯著的壓痛點。

如果施予壓力測試，請患者把手伸直，施予外張的力量，就會發現手肘內側鬆弛不穩定，這就是手肘內側副韌帶斷裂（Medial or ulnar collateral ligament injury）。如果不治療，會影響將來前臂負重用力，需要妥善保護，使其順利痊癒。

慢性的反覆受傷常也發生在棒球投手投球時及軍中手榴彈投擲時，雖然不一定嚴重斷裂，卻很可能發生反覆性的傷害而影響到運動的表現。

Treatment 正確治療

- 手肘若因跌倒或其他意外事故，造成內側持續疼痛或前臂無法施力，需留心肘內側韌帶是否有裂傷鬆弛，以免留下後遺症。
- 急性期予以冰敷，恢復期予以熱敷。
- 如果肘關節顯著不穩定，則表示韌帶受傷程度嚴重，必要時應施予石膏副木保護四至六週，以協助韌帶妥善癒合。而後可改用長筒型的肘部護套再保護四週（請參考第八三頁）。
- 若是慢性反覆拉傷或運動傷害，則宜調整運動模式或訓練量，以避免再度受傷。
- 藥物治療：包括非類固醇消炎藥、肌肉鬆弛劑，或必要的止痛藥，以減少疼痛及不適。
- 極少數需要手術縫合韌帶。

Training 訓練強化

- 急性期後，進行前臂肌肉訓練。先採用「中性位置的伸握雙掌運動」三週，而後改用「前臂外旋之下的伸握雙掌運動」，以強化內肘內側的肌力與韌帶張力（請參考八九頁，其作法同第八四頁伸握雙掌運動）。

肩胸部篇 前臂手肘篇 手與手腕篇 髖及大腿篇 膝及小腿篇 踝足篇 頸背腰篇 全身篇

肘內側副韌帶裂傷圖

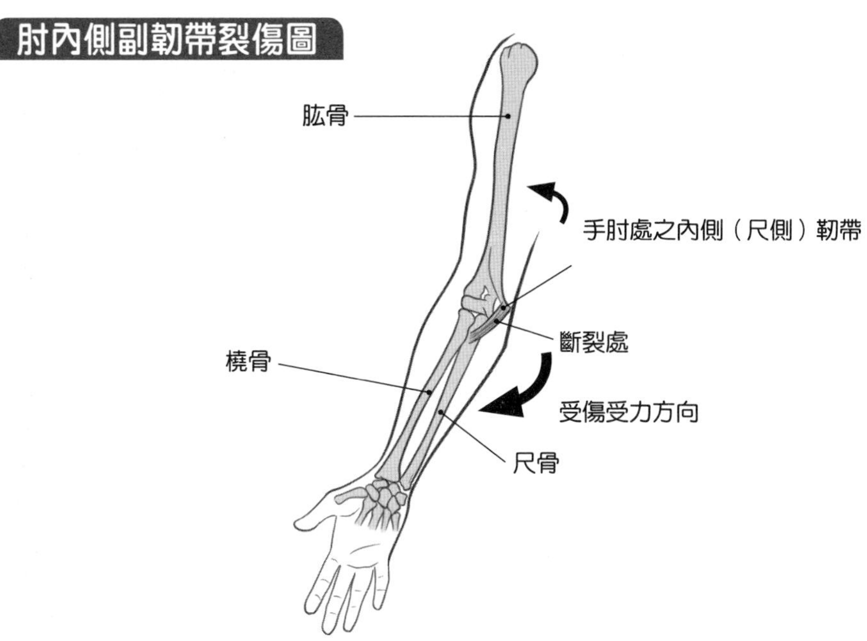

· 中性位置的伸握雙掌運動

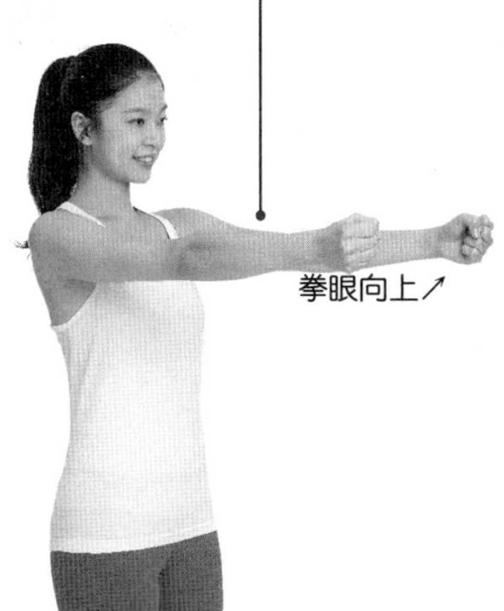

· 前臂外旋之下的伸握雙掌運動

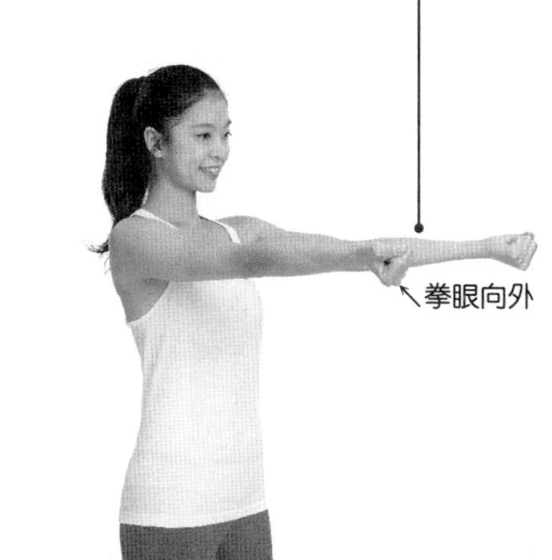

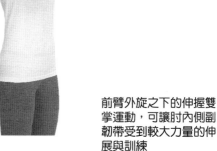

前臂外旋之下的伸握雙掌運動，可讓肘內側副韌帶受到較大力量的伸展與訓練

長期彎曲手肘導致手麻的肘隧道症候群

「最近常感覺小指、無名指痠麻，有時還會刺痛或像被電到一樣，甚至整個手臂都麻了起來。我是不是要中風了？還是脖子長骨刺？」

這是上肢尺神經在手肘部位被壓迫發炎所致，又稱為肘隧道症候群（Cubital tunnel syndrome）。尺神經位於手肘及手前臂內側，掌管前臂尺側（小指的那一側）及第四、五指的知覺。許多人都有感受過手肘內側不小心撞到時，一陣像電到的麻感，即是撞到尺神經的緣故。

症狀

尺神經被壓迫的初期，小指與無名指會感到發麻刺痛，逐漸延伸到前臂的內側，甚至感覺向上放射到上臂內側及肩部。

如果沒有妥善處理，症狀可能惡化而造成手掌肌力減弱、肌肉萎縮，影響到日常生活，無力擰毛巾或手指間夾不住紙。

好發族群

長時間手肘彎曲工作者，如電腦工程師、大量使用3C產品者、不斷接電話的客服人員、職業投手、手肘不斷用力的人。

Prevention 預防

- 避免長時期手肘彎曲工作，中間必須有適當休息，也要減少手肘大量重複運動。
- 平時多做手肘伸展運動（請參考第九一頁）。

Treatment 正確治療

- 避免不當的手肘使用，如講電話時手肘靠著桌子，兩手撐著下顎太久、開車時將手肘靠在車窗上。需長期接聽電話者，應選用耳掛式的耳機麥克風，少用手持式話筒。
- 藥物治療：如非類固醇消炎藥、肌肉鬆弛劑，必要時給予止痛藥改善症狀。維生素B的補充有利神經修復。嚴重時或許暫時用到抑制神經傳導的藥物。

- 物理治療：如電療、熱療、超音波治療、徒手治療。急性期則先做冰敷。
- 必要時可採用矯正護具，避免手肘彎曲，減少患部壓力。
- 經保守治療無效或有顯著神經症狀、肌肉萎縮時，可考慮手術治療。

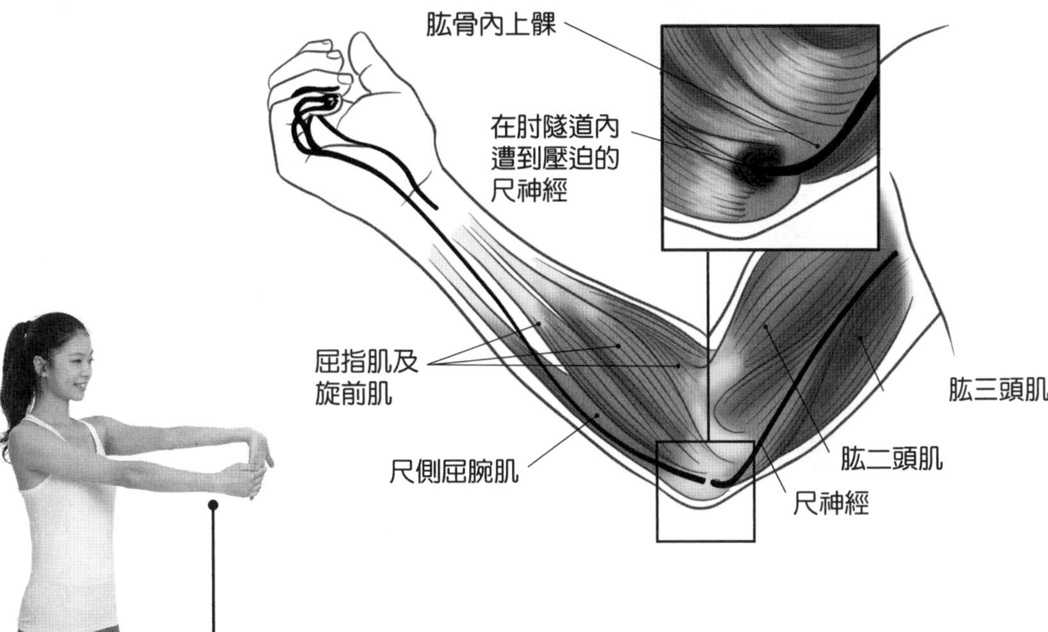

• 手肘伸展運動

作法 手肘打直，掌心向上，以另一隻手握住手掌，向手背側伸展，維持10～20秒，交換練習，各做5～10次為1回。

長時間電腦使用者，應每天至少做2回伸展運動。若已有症狀者，則每天做4回為宜，早中晚睡前分開練習。

因舉重訓練不當造成的肘關節攣縮

門診中，來了個二十幾歲的年輕人，穿著合身的運動T恤，顯露出看來練得不錯的肌肉。他伸出雙手，說：「我的手越來越伸不直了，可是我沒有受傷。」原來，他是健身房的常客，利用高磅數的啞鈴，練就了結實的二頭肌（請參考第七九頁）。但由於使用的重量過大，他在放下啞鈴時不敢將手肘完全伸直，始終保留約十度的彎曲就再開始上舉。漸漸地，他發現手肘伸直時會有撕拉性的疼痛，於是放下啞鈴時保留了更大的角度。結果看診時，他兩側手肘已達到二十度的攣縮了。

經過反覆說明，他同意先減少鍛鍊的磅數，並接受藥物及物理治療，消除長時間累積的肌腱炎及關節攣縮，並透過熱敷及伸展運動復健。兩個月後，他的肘關節活動角度終於回復正常。

治療過程中，我發現他全身每一塊肌肉都相當僵硬，而且觸壓後都有一定程度的疼痛感。其實，這是把運動當作勞動了。有訓練目標固然好，但肌肉不只要結實有力，還需要有足夠的柔軟度與延展性，才能產生足夠的速度與動力（請參考第五四頁，黃金保養祕訣六）。

隨著運動風氣漸盛，這類的患者越來越常見。因此，選擇合適的運動量，循序漸進，並且留心身體的變化與反應，兼重肌力、柔軟度、平衡力與爆發力、耐久力，才是獲得運動最大好處的不二法門。

小心！搬舉重物導致二頭肌斷裂

一名清瘦的老先生扶著他的右手走進診間，他的上臂靠近手肘處有一小片烏青，手肘用力彎曲時，上臂會鼓出一團肌肉。「我昨天搬花盆，結果手肘上方刺痛一下，啪一聲，手就不大能彎了。」

經過仔細檢查，確定這是二頭肌肌腱斷裂。由於他年紀並不算太大，也希望能繼續施力運動，所以我建議他做縫合手術治療。

類似的案例多發生在平時不常運動，或肌肉相對不夠強壯的長者身上，發生的力量也通常不大。倒是患者原本就常感覺上臂肌腱肌肉痠痛，容易在某一個突然用力的情況下，導致肌腱斷裂。除了肱二頭肌外，手部的屈側或伸側肌腱等，也可能發生斷裂。

好發族群

肌肉較瘦弱的年長者、類風濕關節炎患者、嚴重的手部退化性關節炎患者、長期上肢用力負重者，以及肌腱接受過多次類固醇注射者、長期服用類固醇藥物者。

Prevention 預防

- 平時應維持規律、持續、合適強度的肌力訓練，特別是伸展訓練。避免不當或不必要的類固醇注射。

Treatment 正確治療

- 大部分需要接受手術治療。
- 如果因年齡或疾病不堪接受手術者，則宜進行相關肌力訓練，用其他肌肉代償以維持身體機能。

Training 訓練強化

- 無論是否接受手術，後續的復健治療或肌力訓練都是很重要的一環。

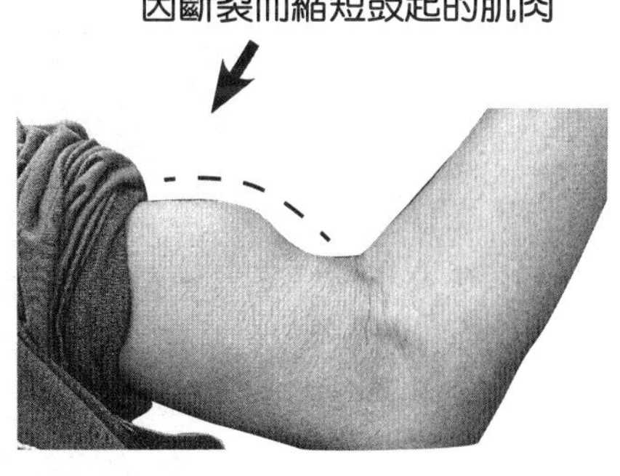

▲ 肱二頭肌斷裂後，就像卡通大力水手「卜派」的二頭肌，所以又稱為「Popeye 徵候」。

筋骨關節常見問題③

手與手腕篇

手痛、手麻、軟弱無力，我到底怎麼了!?

手腕及手是人類遠優於其他動物的巧妙結構，也是創造人類文明的「根本結構」。要完成複雜困難的動作，需要許多精細的操作，一不小心，這些動作就會導致腕部與手部獨特的問題及傷害，像扳機指、槌狀指、三角纖維軟骨複合體損傷等，因此我們得格外用心照顧才行。

爺爺奶奶也會有的媽媽手

記得那一年，我父親抱了第一個孫子很開心，但是不多久，他的手就痛起來了。我告訴他，這是因為抱小孩引起的肌腱炎，叫「媽媽手」。他不服氣地說：「小嬰兒又沒多重，怎麼會就痛起來？」我回答：「是啊！這應該也叫阿公手。不是因為沒出什麼力，而是姿勢的關係。你為了要保護小嬰兒的頭，大拇指過度外張用力，才會發炎。」

媽媽手是骨科門診的常客，幾乎每診都要看好幾名患者。由於媽媽手大部分與工作或生活習慣相關，只要不改變習慣，就不容易好；而且就算醫好了，也很容易再復發。

症狀

大拇指下方外側靠近手腕部出現腫脹疼痛，大拇指用力時（像是翹起大拇指比讚）或向外伸展時引發疼痛。疼痛常延伸到前臂，也常與網球肘合併發生。如果沒有妥善處理，握力與指力將下降，反覆發作有可能造成局部纖維化，讓問題更加不易解決。

好發族群

新手爸媽、阿公阿媽、長時間使用電腦者、美髮師、鋼琴演奏者、勤寫板書的老師。

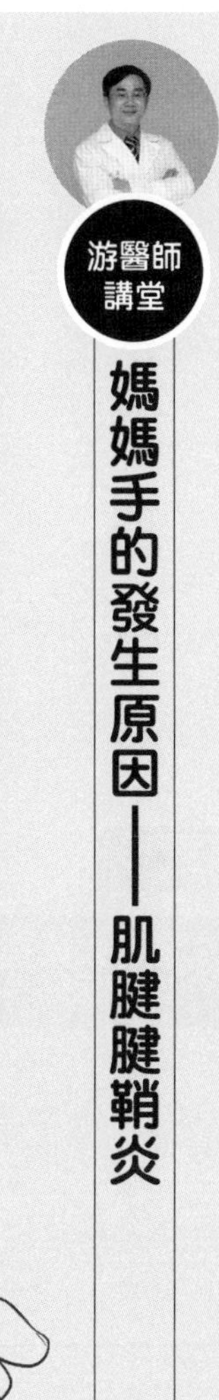

游醫師講堂

媽媽手的發生原因——肌腱腱鞘炎

手腕部的肌腱多呈細長狀，被「腱鞘」巧妙的包覆起來。腱鞘中有滑液，可幫助肌腱順暢滑動，完成手部複雜且精細的動作。當我們因為使用過度、反覆磨擦等原因，造成腱鞘發炎時，就會出現局部腫痛。如果嚴重發展到腱鞘纖維化變硬，磨擦發炎的現象會更難治療。

媽媽手通常就是此處的「伸拇指短肌」及「外展拇指長肌」的肌腱腱鞘炎，又叫德氏肌腱腱鞘炎（De Quervain's tenosynovitis）。

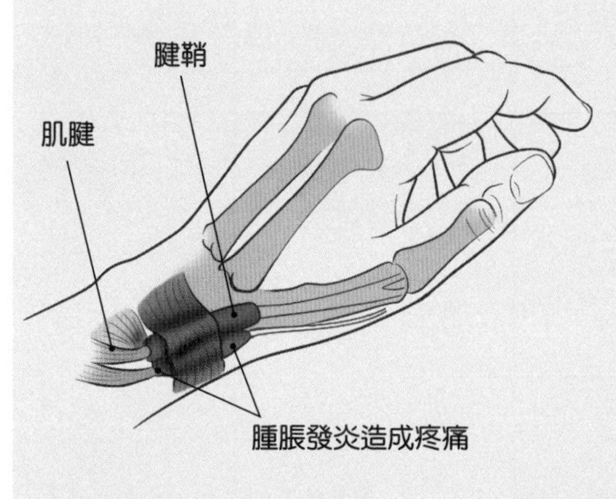

Prevention 預防

- 避免大拇指過度外張用力。
- 維持手部關節肌肉的柔軟度、延展性與力量，可規律練習「伸握雙掌運動」（請參考第八四頁）。

Treatment 正確治療

- 使用副木或可以保護大拇指的護具，減少手腕側彎及大拇指外張的動作。
- 藥物治療：包括非類固醇消炎藥及肌肉鬆弛劑。
- 物理治療：如熱療、蠟療、電療、超音波等。
- 必要時可局部施予腱鞘內消炎藥或類固醇注射。增生療法也是可以考慮的選擇。
- 極少數的患者經保守治療無效且發生局部腱鞘纖維化者，必須以手術舒解腱鞘壓力以消除磨擦發炎。

手腕部位常用的護具

護具分類	大拇指護套	套過大拇指的護腕	不套過手腕的護腕	手托板型護腕
護具特色	• 保護範圍包括大拇指，可減少大拇指的活動並保護它 • 有的設計含大拇指側的彈簧片，支持度更佳	• 護具套過大拇指，跨過手腕，可減少手腕部的活動並對手腕產生支持力	• 護具不跨過手腕，只增加遠端橈尺骨關節的穩定度 • 部分用類似毛巾材質製造的，則不具支持作用	• 護腕配置有副木結構，有足夠硬的支撐，有效固定手腕
適用疾病	• 大拇指扭傷、韌帶傷害 • 媽媽手 • 大拇指扳機指	• 手腕扭傷 • 腕部肌腱炎 • 腕部關節炎 • 腕部三角纖維軟骨傷害	• 具保護作用者，可穩定遠端橈尺骨關節，增加手腕穩定度、減少傷害 • 不具保護作用的毛巾材質，只能增加美觀及擦汗之用	• 手及腕部骨折之後期保護 • 腕隧道症候群 • 肌腱手術後之固定

手指會咔咔響的扳機指

症狀

當你一早起床，發現手指頭彎曲無法伸直，勉強用力伸直時得忍住疼痛，還會出現「咔」一聲，這就是扳機指最早的症狀。隨著症狀越來越嚴重，手指一彎一伸，就會咔咔作響，好似扣扳機一樣，所以被稱作「扳機指」。一旦情況惡化，將無法自行伸直或彎曲手指，必須靠外力幫忙。如果更嚴重，手指會完全卡住，不但拉不開，還會相當疼痛。

扳機指五指皆可能發生，但以大拇指及無名指最常見，中指其次。

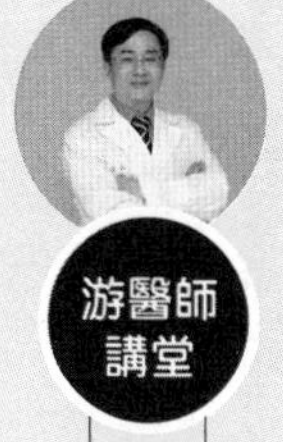

游醫師講堂

扳機指的成因——腫脹的手指肌腱卡住了！

手指由伸側與屈側的肌腱，巧妙地貼附在指骨上，藉其伸縮而帶動手指頭完成屈伸動作。屈指肌腱之所以能穩定活動，是因為有數個被稱為滑車（pulley）的環狀帶或十字型構造套在肌腱外側的關係。當我們過度使用、磨擦或外傷引起發炎，會造成手指根部「指掌關節」處的肌腱腫脹或環狀帶狹窄增生，讓腫脹的肌腱在伸直時卡住，必須「咔」一聲才能通過環狀帶，所以扳機指才會咔咔作響。

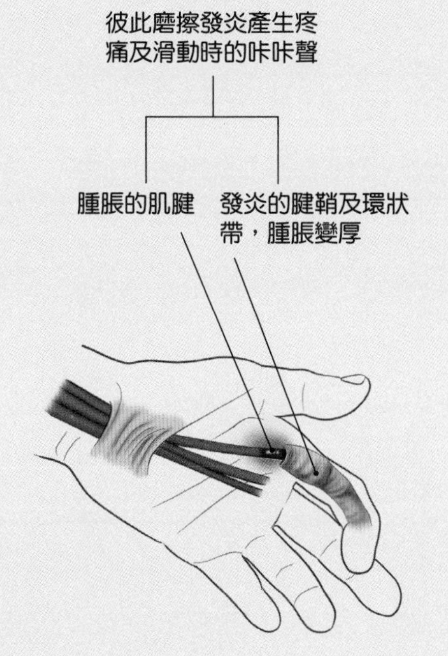

同樣的「咔」聲也可能在手指彎曲時產生。

如果想要局部注射類固醇舒解疼痛時，須精準的將藥劑注射於環狀帶與肌腱間，以撐開環狀帶，這有賴於施打醫師的經驗與技術。如果沒打準，往往效果不佳甚至更加疼痛。如果情況更嚴重的話，就得接受手術治療，將部分環狀帶切開鬆解，讓肌腱不再被卡住。

好發族群

長時間使用電腦者、新手爸媽或爺爺奶奶、電玩族、滑手機族、長期反覆伸屈手指者，如做手工、織毛線、玩拼布、生產線上大量使用手指者。

Prevention 預防

- 平常多做伸握雙掌運動（請參考第八四頁）。
- 避免過度使用手指反覆屈伸，前面提到的好發族群，宜減少電腦、手機等使用時間。

Treatment 正確治療

- 使用手腕護套，減少手腕手指屈伸壓力。若是發生在大拇指，則可選擇大拇指護套（請參考第九六頁）。
- 切忌按摩推拿，只會惡化病況。
- 有紅腫熱痛宜先冷敷，無紅腫熱痛可熱敷。
- 藥物治療：以非類固醇消炎藥及肌肉鬆弛劑為主。
- 物理治療：包括熱療、蠟療、電療、超音波之使用。
- 必要時可施予類固醇局部腱鞘內注射。精準的注射可鬆解狹窄環狀帶的壓力。
- 嚴重且經保守治療無效或反覆發作、顯著有局部纖維化者，可利用手術治療，鬆開環狀帶並減少復發機會。

Training 訓練強化

- 平時可用小型握力器鍛鍊指力，但有疼痛時不宜。
- 除了練習握力外，還要記得做手指伸展動作，「伸握雙掌運動」是個合適的選擇（請參考第八四頁）。

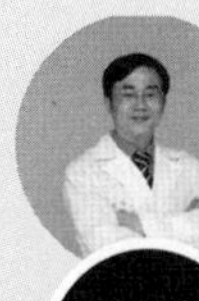

游醫師講堂

局部注射都是打類固醇嗎？

局部注射可直接將藥劑送到患處，是個積極有效的方法，但施作時一方面有賴於醫師的經驗與技術，一方面則是要正確選擇注射劑。一般常見的注射藥劑包括：

❶類固醇：最便宜、有效，使用的劑量通常非常小，不會引發全身性的副作用如月亮臉、水牛肩等，因此到目前為止，仍是標準的局部注射選擇，安全有效。要注意的是，過於多次使用於肌腱注射時，有脆化肌腱的可能。目前有許多效果良好或更好的針劑可使用，所以在我的門診中，類固醇只限於扳機指或媽媽手的腱鞘注射（因為此處適合發揮它體積小而有效的特點）或對其他藥物過敏者。

❷非類固醇消炎藥物：效果良好，但體積稍大，適合用於肌腱周圍及肌肉、肌筋膜上激痛點（**Trigger point**）的注射（有關激痛點，請參考第一五五頁說明）。但應注意患者是否對藥物過敏。

❸維生素製劑局部注射：以B群成分為主，協助修復肌肉及激痛點。

❹局部高濃度葡萄液注射：屬增生療法的一種，刺激組織再生修復（請參考第二一九頁有關增生療法的介紹）。

❺富含血小板之血漿注射（**Platelet Rich Plasma, PRP**）：藉由其中激發的多種生長因子，促進組織的修復，但宜慎選適應症（請參考第二一八頁有關PRP的介紹）。

手麻到連碗都拿不住的腕隧道症候群

「我的手睡到天快亮就麻醒，這是不是壓迫到血管了？」、「機車騎一段路，手就麻得厲害，我都不敢騎車了。」、「手麻到沒力，碗都快掉下來了。」、「真的要開刀嗎？我被嚇到晚上睡不著，結果更麻！」

這些都是腕隧道症候群患者常有的敘述，也是手指麻木最常遇到的原因。

症狀

手指麻木情況從初期的偶爾發生，逐漸惡化到整天都麻，特別是一段時間不動之後（如睡到半夜之後麻醒），或受到手腕背屈的壓力（如騎乘機車或單車握住車把時），症狀更加明顯。如果不加處理，有可能導致大拇指基部的肌肉萎縮，造成伸展與握力減弱，嚴重影響日常生活。

好發族群

長時間使用電腦者（所以又叫「滑鼠手」）、繪圖人員、家庭主婦、機械維修員、喜愛手工編織者。懷孕時與更年期前後婦女、類風濕關節炎患者、糖尿病及洗腎患者，也容易罹患此疾。

Prevention 預防

- 從事手腕吃力重的工作者，宜維持適當休息，並進行手部運動，以減輕手腕壓力及增加手腕部軟組織的延展性與柔軟度。

Treatment 正確治療

- 找出造成壓力的主要原因並加以改善。讓手腕多處於自然放鬆狀態，避免手腕長久處於彎屈位置。
- 使用手腕固定副木（可由職能治療師以熱塑性塑膠量身特製），或市售的副木型護腕（請參考第九六頁）加以保護，減輕患部壓力。
- 藥物治療：非類固醇消炎藥（NSAID）、肌肉鬆弛劑、維生素B1、B2、B6、B12製劑，協助神經修復。

- 物理治療：熱療、蠟療、超音波、電療。
- 必要時可由有經驗的醫師精確地在橫腕韌帶下局部注射，以減少腫脹壓迫。
- 經保守性治療無效或有顯著肌肉萎縮者，則建議手術治療。包括傳統手術法或內視鏡微創手術，效果相當好。

游醫師講堂

認識腕隧道——掌控手部的重要神經就在其中！

正中神經（Median nerve）支配大拇指、食指、中指及一部分無名指的感覺和大拇指對掌肌，是管控手部功能的重要神經。當它經過手腕時，會穿過由「腕骨」與「橫腕韌帶」圍繞構成的「腕隧道」。

此構造可能因為體質改變（如懷孕或停經前後的婦女）、外傷、反覆受壓受力（如揉麵糰、做家事、手洗衣服）、長時間捉握物品等等，造成軟組織腫脹、滑液囊發炎，以及良性腫瘤（如腱鞘囊腫），使隧道變得狹窄，進一步擠壓到正中神經，而導致「腕隧道症候群」。

除了臨床症狀與評估外，神經傳導檢查可提供更確切資訊，讓我們確定神經壓迫部位及了解病情的嚴重程度（請參考第一〇三頁）。

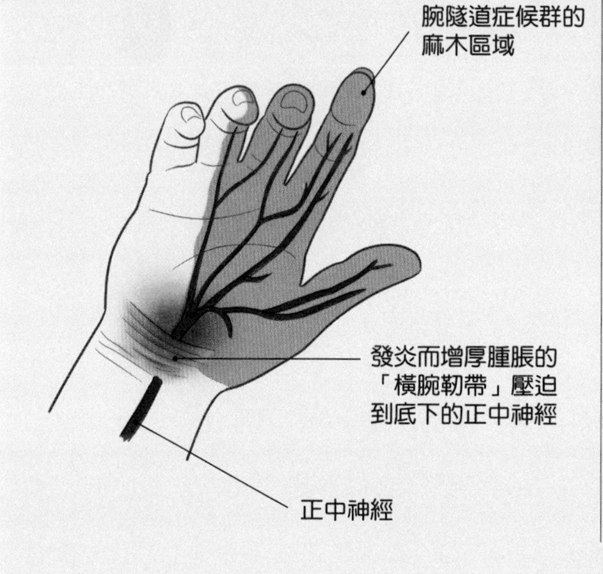

手麻，也可能是壓迫到手腕三條神經了

手麻，看似一個毛病，造成的原因卻有非常多種。中風？頸椎神經壓迫？末梢循環不良？糖尿病造成周圍神經病變？還是前面提過的肘隧道症候群？腕隧道症候群？想要正確判斷，就得從神經解剖的概念、臨床症狀，加上必要的檢驗如影像醫學（X光、電腦斷層、磁振攝影、肌電圖、神經傳導速率檢查等等），詳細分析後才能得到結論。

在此，我先針對通過手腕的三條主要神經（正中神經、尺神經、橈神經）受壓迫而引起的手部麻木做說明。

通過手腕的三條神經，均源自頸椎。從頸椎一路走到手指這整個路徑中，只要被壓迫或受傷，就可能引起麻木。由於手腕活動量大，壓力自然就容易集中在此處。想要了解到底是哪條神經受壓迫，可以經由了解它們在手掌上的支配區域，來推測病變所在。

症狀

不論哪條神經受壓迫，麻木感是共同的症狀，隨著壓迫的增加或處理不當，不舒服的程度也會跟著提高。如果神經支配到肌肉，當病情惡化時，就會出現肌肉萎縮無力的症狀。

在推測的壓迫點扣擊輕敲時，若出現顯著的麻木感，稱為Tinel's徵象，可幫助我們正確診斷受壓迫的神經是哪條。

正中神經、尺神經、橈神經的壓迫，若發生在手腕處，其好發族群與治療方式有雷同處，治療則首在避免過度使用與壓力。避免按摩推拿，可能使病情加重。

值得一提的是橈神經位於手腕橈側的淺層，輕輕觸敲就可能感覺到一陣麻，特別不能去按壓，否則橈神經有機會直接被壓傷。我們就看過不少因不當按摩引起的傷害，不可不慎。

手腕部常見的神經壓迫問題

	尺隧道症候群 尺神經病變	腕隧道症候群 正中神經病變	橈骨神經病變
神經支配的部位	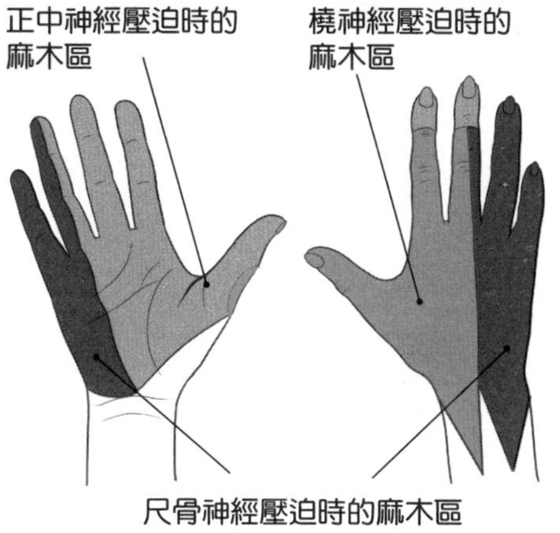 正中神經壓迫時的麻木區 尺骨神經壓迫時的麻木區 **不同神經壓迫，產生不同的麻木區域**	橈神經壓迫時的麻木區	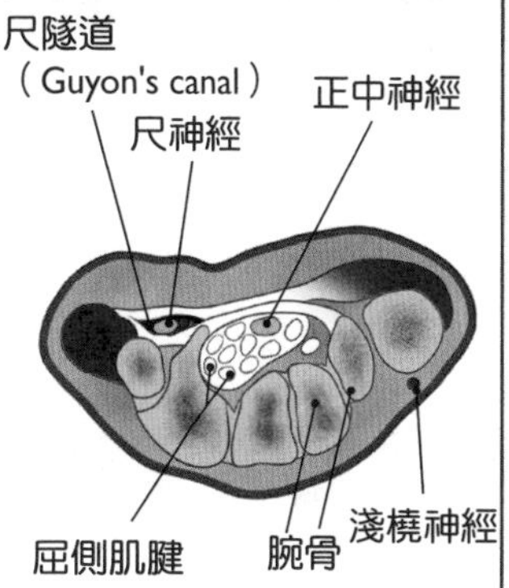 尺隧道（Guyon's canal） 尺神經 正中神經 屈側肌腱 腕骨 淺橈神經 **手腕橫斷面結構**
神經通過的結構	• 尺隧道（Ulnar tunnel, Ulnar canal）位於手腕尺側（靠小指的那一側）。由腕骨、掌腕韌帶（Palmar carpal ligament）及周圍的肌肉構成	• 腕隧道（Carpal tunnel, Carpal canal）位於手腕正中央，主要由腕骨與橫腕韌帶（Transverse carpal ligament）構成	• 橈神經沒有穿過隧道組織，所以位於組織的較淺層，其分枝淺橈神經更只在皮膚以下位置，所以容易受到外力撞擊而受傷
好發族群	• 手腕活動量大的，特別是用手拿槌子敲擊者，如木工、鐵工、家庭主婦	• 手腕活動量大的，特別是手腕背屈活動多者，如電腦繪圖員、騎機車或腳踏車者	• 手腕橈側（大拇指側）活動多者，如反覆大拇指用力者、腕部橈側受挫傷撞擊者
治療原則	• 減少腕部過度活動或壓力 • 藥物治療　• 物理治療　• 副木保護　• 肌力訓練　• 局部注射		
	• 必要時手術治療	• 必要時手術治療	• 幾乎不採手術治療

吃蘿蔔乾（手指扭挫傷）可能造成指關節側韌帶永久鬆弛

幾乎所有人都有手指頭扭傷或挫傷的經驗，很多都是打球引起，俗稱「吃蘿蔔乾」。

一旦手指扭挫傷，代表指關節周圍組織受到超過負荷的外力，造成韌帶、關節囊或肌腱的傷害。程度可從輕微的裂傷、不影響關節穩定度，到完全斷裂、造成結構的鬆弛。嚴重者會合併指骨的骨折，或肌腱韌帶附著點的撕裂性骨折。

如果不好好處理，有可能導致指關節永久性不穩定，嚴重的話會加速變形以及指關節退化。不只影響外觀，還可能影響工作能力，特別是大量使用手指工作者，如電腦或打字等。

韌帶傷害分級——以指關節側韌帶為例

	第一級 正常	第二級	第三級	合併撕裂性骨折
臨床症狀	• 輕中腫痛，可能合併瘀青 • 施力檢測發現無顯著不穩定	• 嚴重的腫脹疼痛，合併血腫 • 施力檢測有顯著不穩定	• 嚴重的腫脹疼痛，合併血腫 • 關節鬆弛不穩	• 視移位程度而有不同程度的腫脹疼痛
治療	• 避免再受力 • 用兩指互貼固定法 • PRICE 原則 • 藥物治療 • 很少需要物理治療	• 使用手指鋁板或副木固定約 6 週，避免受傷處再度被拉扯移位 • PRICE 原則 • 藥物治療 • 宜追蹤確定功能恢復良好		• 專業精確的鋁板或副木固定，以協助撕裂骨頭黏回癒合或韌帶肌腱穩定長好 • 復健及功能恢復重要
訓練強化	• 所有指韌帶受傷或骨折者，均應於恢後自行強化手指關節的力量，以確定獲得關節良好的穩定度與活動度，避免關節變形、僵硬、活動不良、無法支撐力量，及將來關節提早老化的風險。伸握雙掌是簡單而有效的自我訓練（請參考第八四頁）			

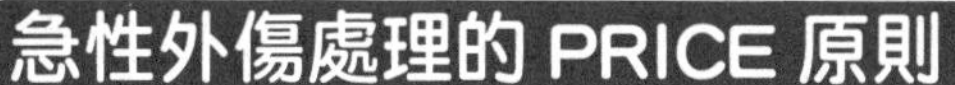

急性外傷處理的 PRICE 原則

適用於絕大部分的急性運動傷害、扭傷、挫傷，乃至骨折、出血。

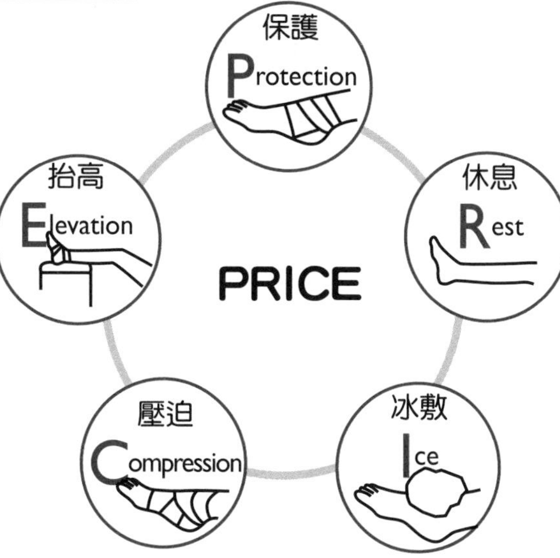

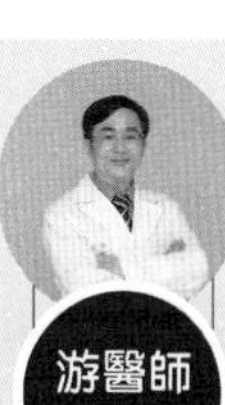

游醫師講堂

簡單巧妙的兩指互貼固定法（Buddy taping）

這是骨科醫師用來保護輕中度受傷指頭的好方法。讓相臨的指頭像難兄難弟般互相扶持，於是受傷的手指頭可以正確的伸直彎曲，並避免受到左右不正常的拉力（側面拉力是大多數扭傷的主因）。

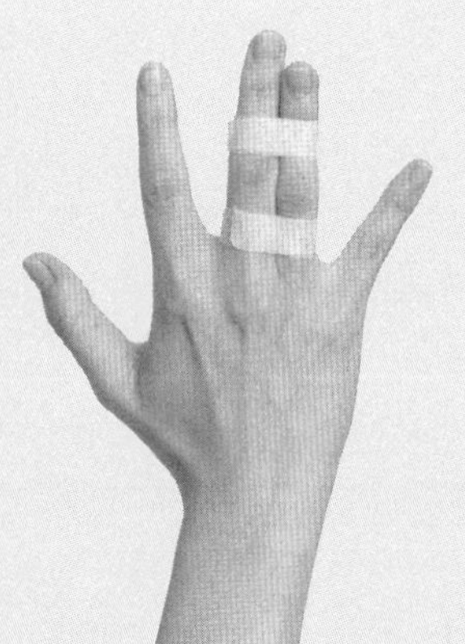

方法

將受傷指與傷側的臨近指（如第三指的外側受傷，則固定第三、四指），以 1 公分寬透氣紙膠兩條平行而且不加壓力的平貼固定在一起。

膠帶髒了或碰水污染，可自行更換。

24 小時固定，依病情所需，保護 2～6 週。

不可施壓或過緊，以免妨礙血液循環。

有感染者不適用。

伸側肌腱斷裂導致槌狀指

「我只是提行李時，中指碰了牆壁一下，就伸不直了，怎麼會這樣？」來者是個熱愛旅遊與運動的先生。只看到他中指末節向下彎曲而無法伸直，遠端指關節只有輕微疼痛腫脹，X光檢查確認骨頭無斷裂。這是個槌狀指的典型案例，是中指伸側肌腱斷裂引起。通常受傷力道不必很大，是因瞬間肌腱拉斷導致。由於末端指節下垂伸不直，使手指看似槌狀，臨床上就稱為「槌狀指」（Mallet finger）。可能只是單純的肌腱斷裂，也可能合併遠端指骨基部的撕裂性骨折，但治療原則相似。

Treatment 正確治療

- 槌狀指的治療有時效性，不可拖延。
- 受傷兩週內較有機會以保守性療法修復。以鋁板或石膏將下垂的末端指節向上撐起，且要撐得比正常伸直時再多些，使肌腱或撕裂的碎骨黏貼回去。經過六至八週妥善的保護及固定，斷裂處有機會癒合。
- 治療期間配合藥物，以緩解疼痛腫脹等不適。固定期間宜注意指端之末梢循環。
- 若延遲治療，往往必須手術治療才能解決問題。
- 槌狀指如果沒有妥善治療，不但該指末端無法伸直，可能造成工作上的妨礙之外，因肌腱施力方向受到改變，可能會使近端指關節變成過度背屈，進一步變形成為鵝頸指。此時手術會變得更加複雜，治療效果也較難預料。

槌狀指成因與病情發展

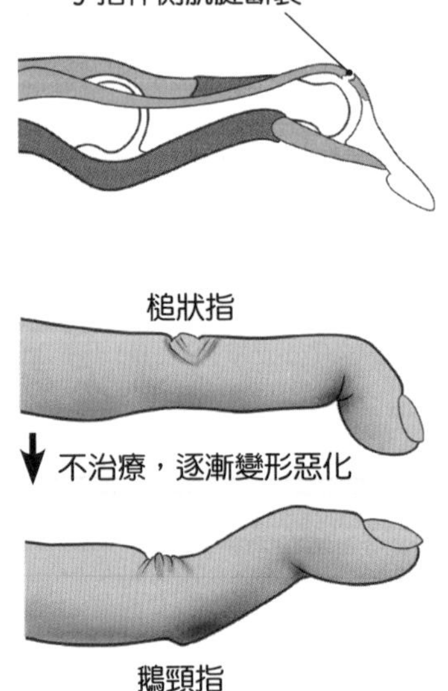

虎口拉傷的守門員拇指

這是另一種常見的手部挫傷，因接球或跌倒時，大拇指受到過大向後、向外拗的力量所致。這時，大拇指基部會顯著疼痛腫脹。如果將大拇指向外拉張，除了更痛外，還會發現大拇指掌關節不穩定。由於此種傷害常出現在足球守門員撲接高速飛球時發生，威脅到選手的表現甚至職業生涯，臨床上也稱為守門員拇指（Game keeper's thumb）。

受傷的結構主要在大拇指的尺側副韌帶（Ulnar collateral ligament），它對大拇指的穩定具備關鍵性腳色，使虎口得以順利、穩定、有效地張開並承受力量。要注意的是，受傷可能局限在韌帶本身，也可能合併撕裂性骨折或相關肌肉（內收拇肌）的斷裂。

Treatment 正確治療

- 如果是尺側副韌帶及內收拇肌部分斷裂，可以用石膏、副木或大拇指護套（請參考第九六頁）妥善固定六至八週，多數可以獲得良好的效果。如果完全斷裂，則優先考慮手術治療。
- 無論保守性治療或手術，往往需要加上後續的物理治療及肌力訓練，方能將受傷的後遺症（如僵硬、無力、疼痛）降到最低。

守門員拇指

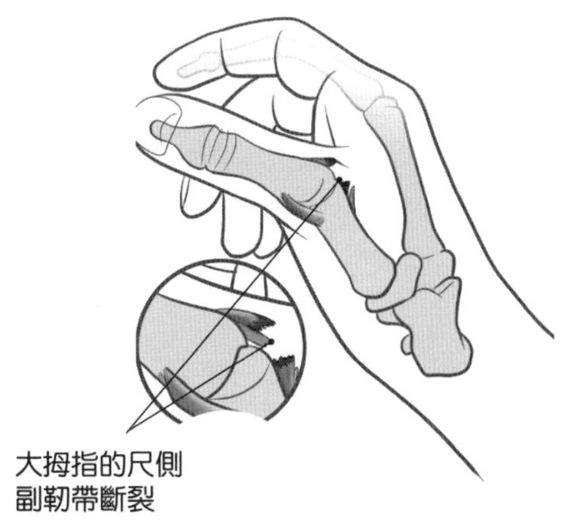

擰毛巾無力是因為三角纖維軟骨複合體受損

一個熱愛攀岩運動的年輕人，在一次跌落扭傷後，手腕力量就一直沒恢復。持續性的疼痛不只限制了他的運動量，嚴重時連擰毛巾、轉門把都有困難。漸漸的，他的腕關節越來越僵硬不靈活，痠痛遲重感甚至延伸到手臂及手指……。

檢查時，發現手腕往小指側彎曲、手腕背曲外旋時，在手腕小指側（尺側）有明顯疼痛，最重要的是，無法施力而且關節活動範圍受限。這是三角纖維軟骨複合體（Triangular Fibrocartilage Complex, TFCC）受損的典型個案，須積極且有計劃的治療。

好發族群

- 創傷型傷害：如跌倒後以手腕撐地或手腕受到猛力的扭轉所致，造成該複合體內的軟骨或韌帶破裂，甚至合併遠端橈尺關節脫位。常見於體操選手、啦啦隊員、街舞舞者、網球選手。
- 退化型傷害：長時間腕部反覆旋轉負荷，使三角纖維軟骨受到磨損與破裂所致。使用鐵鎚、鑽孔電鑽及打石機的人特別容易發生。

檢查

一般X光檢查通常無特別異狀，需要仔細的理學檢查來加以鑑別診斷。腕關節造影術或磁振攝影是必要的進一步檢查，腕關節鏡則可提供確切診斷。

Prevention 預防

- 應立刻停止可能造成傷害的運動，這樣的耐心是絕對必要的，否則反覆受傷極可能隨之而來。
- 必要時，以短臂石膏將腕部固定在妥善位置四至六週，而後依需要改成副木或使用腕護具。輕微者可使用副木或護具即可。

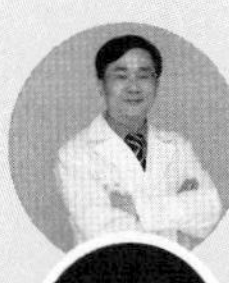

游醫師講堂

三角纖維軟骨複合體

位於手腕關節尺側，由一群軟骨與韌帶組構而成的複合體，主要具有兩個功能：①當前臂與手腕做旋轉活動時，負責維持遠端橈尺關節的穩定度；②承受及傳遞來自手部的力量並減少手腕的壓力。

手部的握力、扭力都得靠它。如果受傷了，手部進行支撐、翻轉時不但無力且疼痛，嚴重時擰毛巾、轉鑰匙、開門把都會發生困難。

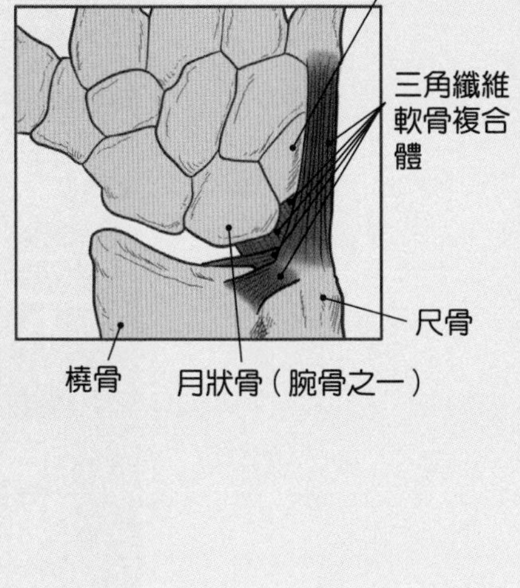

- 藥物治療：非類固醇消炎藥（NSAID）、肌肉鬆弛劑，必要時加上止痛藥。
- 物理治療：除熱療、電療、超音波治療外，還需要適當的肌力與關節穩定訓練。
- 經磁振攝影等檢查確定嚴重破裂或保守性治療無效，腕功能顯著衰退者，宜考慮手術治療，包括腕關節鏡手術。

Treatment 正確治療

- 三角纖維軟骨複合體（TFCC）受損者，對腕部的訓練比其他疾病來得更加重要。一方面是此處的活動量甚大，再次受傷的機會不少；一方面則是可能發生持續性的退化。
- 訓練方式包括合宜的復健治療。**前述的伸握雙掌運動**（請參考第八四頁），**可作為早期的訓練，待大量有進步且穩定度不錯後，則可進行強化二式**（請參考第二一〇頁）的鍛練。

喀擦！不小心滑一下，髖關節就骨折了！

髖關節位於大腿上方與骨盆相連，是人體最大關節，也是下肢與軀幹力量調和轉換的中心，屬於人體「核心結構」的一部分。由於它的承載力大，加上現代人靜態活動多，很多問題往往被忽略而造成潛在危機，不得不慎。

突然的外力或反覆活動，造成髖關節扭傷或肌腱炎

突然從高處跳下、反覆地跳躍動作、超乎日常生活習慣的髖部伸展，都容易造成髖關節扭傷，而反覆性的過度活動，則容易引起髖關節肌腱發炎。常跳有氧舞蹈者、瑜伽練習者、啦啦隊隊員、跑步者、喜愛登山健行的人，都是好發族群。

比較麻煩的是，輕度扭傷會因為再次運動而加劇，輕度肌腱炎也可能因持續活動而惡化成為嚴重肌腱炎，使得治療變得複雜而困難。

Prevention 預防

- 循序漸進是避免類似傷害的第一要務。運動或工作中如果發現任何不適，應立即減少工作量或調整運動方式。
- 運動前暖身不可少，結束後的回復運動不可省。
- 平時多做下肢髖部之伸展強化運動，貯備運動資本。

Treatment 正確治療

- 首先必須避免造成傷害的主因。若找不到，宜暫時限制運動量，使患處得到休息與保護。
- 急性扭傷或發炎具紅腫熱者，宜先冰敷兩日，待急性症狀緩解後改成熱敷（請參考第一七二頁）。
- 藥物治療：主要包括非類固醇消炎藥及肌肉鬆弛劑。
- 物理治療：熱療、超音波、電療、徒手治療。
- 治療過程中只要患者能勝任，應儘早加入肌力與伸展訓練，提高其關節及肌肉肌腱的耐受度，能有效縮短療程時間。

Training 訓練強化

- 髖關節的柔軟度與強度，是維持身體核心穩定度不可或缺的一環。可藉由規律且循序漸進的伸展訓練與強化訓練達成。想要健康長壽的朋友，這個工夫千萬不可少。具體的作法請參考第二〇四頁的伸展六式、七式與八式；而後練習第二一一頁的強化三式、六式與七式。這樣的努力，必定在您的人生獲得意想不到的好處，不只筋骨有力，更使內臟、泌尿生殖及內分泌系統得到良好的機能提升。

髖關節及骨盆結構

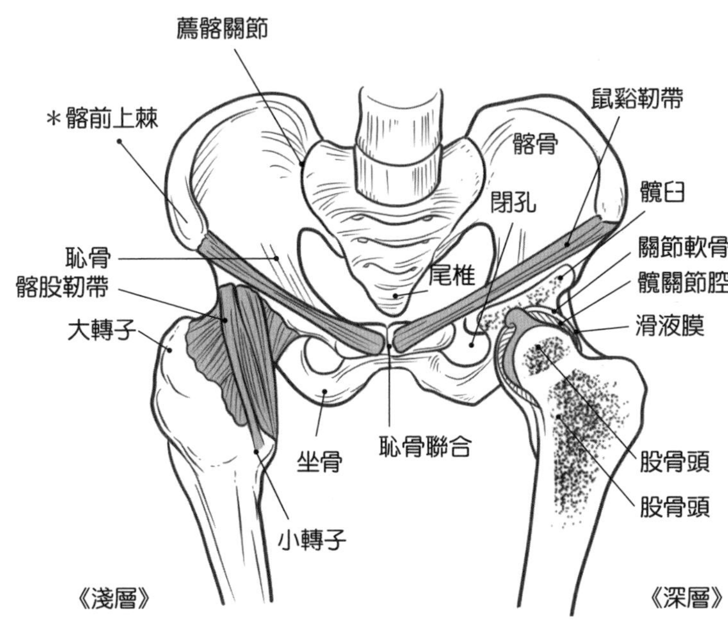

▼單車族常見的滑液囊發炎

滑液囊發炎多數是因為長期或短期運動過量或外傷所引起。不同於前述的扭傷或肌腱炎，滑液囊炎可察覺到髖關節囊本身腫起有積液，或臨近髖關節的一些獨立滑液囊腫大。

隨著過度使用、不當使用或外力傷害，會使滑液囊發炎，增加滑液分泌，造成關節囊或滑液囊的腫脹疼痛，影響關節正常活動。罕見情況下，滑液囊也會受到細菌感染，引起發燒、細菌性關節炎或敗血症。

髖關節囊除了因運動或扭傷引起發炎外，類風濕關節炎等自體免疫疾病、退化性關節炎，也是常見主因。

其他的獨立滑液囊發炎，則往往與特定的運動模式有關，尤其是單車運動，會因臀髖部的反覆運動與磨擦，引發髂腰肌滑液囊炎、坐骨滑液囊炎、轉子滑液囊炎等等。

髖部大腿常見滑液囊炎

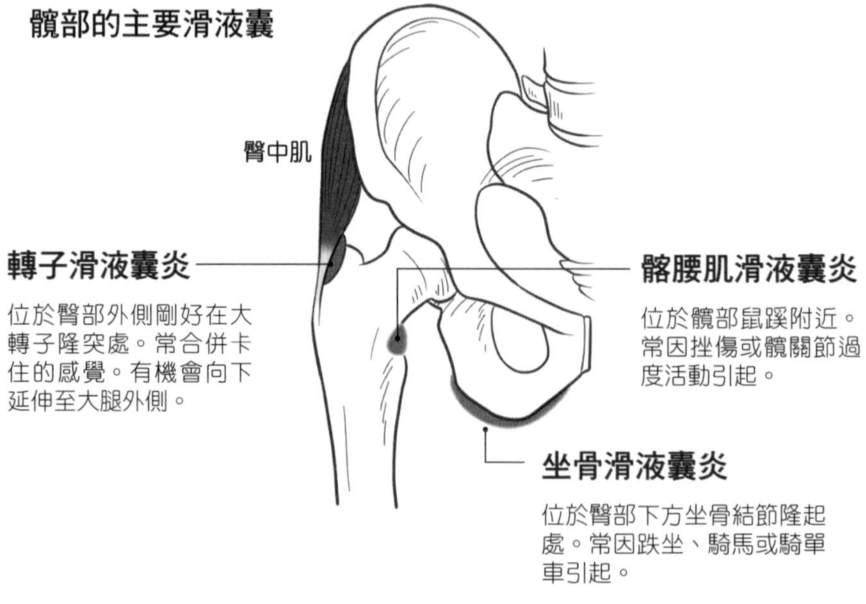

髖部的主要滑液囊

臀中肌

轉子滑液囊炎

位於臀部外側剛好在大轉子隆突處。常合併卡住的感覺。有機會向下延伸至大腿外側。

髂腰肌滑液囊炎

位於髖部鼠蹊附近。常因挫傷或髖關節過度活動引起。

坐骨滑液囊炎

位於臀部下方坐骨結節隆起處。常因跌坐、騎馬或騎單車引起。

Prevention 預防

- 循序漸進的運動量，加上充分的暖身伸展運動、合適的緩和運動，都是預防的首要工作。
- 單車族選擇適合自己體型與騎車環境的單車、良好的周邊裝備，是減少運動傷害不可忽略的步驟（有關單車族常見的問題，請參考第五八頁）。

Treatment 正確治療

- 避免再度刺激關節囊或滑液囊，宜休息。
- 使用適當的保護墊、彈性繃帶加壓固定，協助消腫及避免腫脹擴大。
- 藥物治療：以非類固醇消炎藥為主。
- 囊液抽吸，除可快速改善症狀外，將囊液送檢，也可排除細菌感染或痛風關節炎的可能。若有細菌感染，則應儘快給予合適的抗生素治療。
- 必要時可施予類固醇或局部消炎藥物注射，減少囊液分泌及持續性發炎。
- 反覆發作者，必要時可以內視鏡手術治療。

死亡率大於癌症的老人殺手——髖部骨折

一名七十八歲的老先生坐著輪椅被推進來，他前兩天因跌倒引起右髖部疼痛，剛開始還能站起來，沒想到過了兩天已完全無法移動。從X光片中，可以看出股骨頸骨折而且移位，須趕緊手術治療。家人疑惑的是，老先生只是在浴室滑了一下，輕輕坐倒而已，而且第一天尚且能站，怎麼就斷了呢？

髖關節骨折經常在不經意的情況下「突襲」老人家，由於骨質疏鬆與平衡力不佳，看似輕微的外傷，其實已超過骨骼能承受的範圍。這類的骨折有可能剛開始很輕微，但隨著活動增加會慢慢移位。老人家髖部骨折幾乎都要開刀，即使年紀甚大有較高麻醉風險時，不開刀的風險還是比開刀更大。而且手術後一年的死亡率約一四%至三六%，第二年死亡率約一三%，前三年總死亡率約五〇%，超過一般癌症的死亡率，說它是「老人殺手」，一點也不為過。

對骨科醫師而言，髖部骨折是最基本的手術，算不上困難，其致命的原因在於：

❶跌倒後，因臥床而導致呼吸道感染、泌尿道感染、褥瘡，加上患者本身的抵抗力減弱，併發肺炎及敗血症的機率增加。

❷受傷後，身體活動量突然大量下降，身體機能會快速退化，攝食營養及消化道機能也下降，導致患者快速衰弱與衰竭。

好發族群

年長者，年紀越大風險越高。骨質疏鬆者、平衡力不佳者，合併其他關節炎者、洗腎患者。

Prevention 預防

- 預防遠勝治療，「保密防跌」最重要，維持骨密度與骨品質、預防跌倒，都有賴於平時一點一滴儲存骨本，維持良好的肌力與平衡力。

常見髖部骨折的 2 個類型

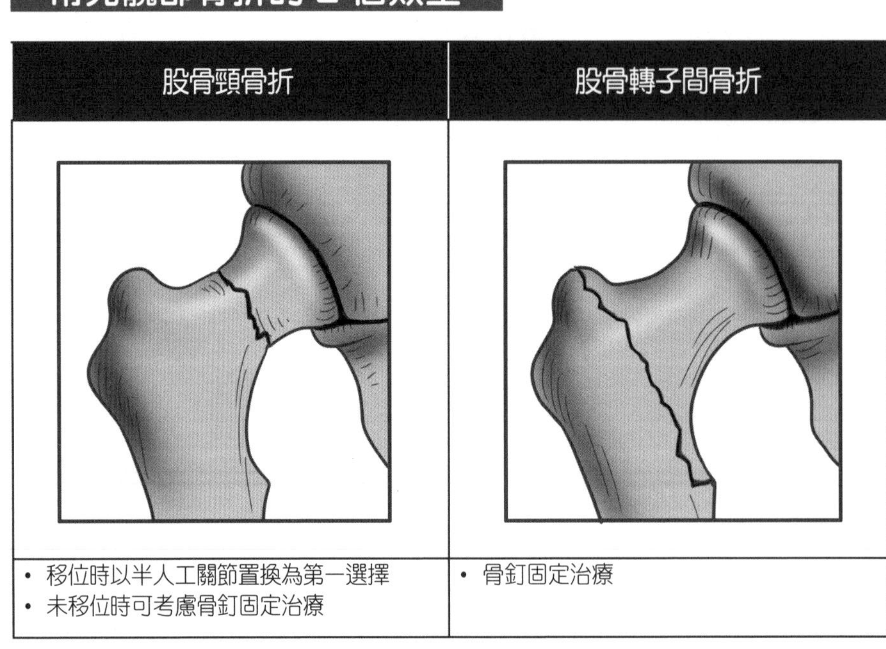

股骨頸骨折	股骨轉子間骨折
• 移位時以半人工關節置換為第一選擇 • 未移位時可考慮骨釘固定治療	• 骨釘固定治療

Treatment 正確治療

- 只要有移位或移位風險的髖部骨折，手術治療都是第一選擇。
- 術後的復健越早進行越好，使患者得以翻身、坐起、拍痰，並儘快得以下床行動。
- 注意營養與安全。

Training 訓練強化

- 雖然髖部骨折致死率高，但如果能躲過這一關，重新鍛鍊好肌力與平衡力，並積極治療骨質疏鬆，反而是個重新建立健康基礎的機會。

年輕人也需要換人工關節——髖關節股骨頭缺血性壞死

年輕人怎麼會需要更換人工關節？是的，股骨頭缺血性壞死經常發生在年輕人身上；由於太年輕就進行人工關節置換，將來接受第二次、乃至第三次手術的機會，通常相當高。

造成髖關節股骨頭壞死的原因有兩大類：

❶髖關節受到重大創傷，例如車禍，造成近端股骨骨折（特別是股骨頸骨折），導致輸送營養的血管同時斷裂，即使經過手術，過些年後仍產生股骨頭的缺血性壞死。

❶飲用大量酒精或為了治病不得不長時間使用類固醇的人（如自體免疫疾病的患者，像是類風濕性關節炎、紅斑性狼瘡、腎炎患者）。原則上酒精喝越多，使用類固醇劑量越久者，發生的機會也隨之增加。

症狀

早期髖關節會出現悶痛感，特別是長距離走路或負重後，但休息之後就會好，因此常讓人疏於防範。隨著病況進展，關節越來越僵硬，走路及蹲下漸不方便，疼痛加劇時甚至影響睡眠。疼痛也可能往大腿擴大，甚至影響到膝部或向上放射擴大到腰背部，讓人誤以為是膝關節或腰部問題，直到照了X光，才知道是股骨頭缺血性壞死。

Prevention 預防

- 儘量避開上述的危險因子，過量的酒精有百害而無一利。至於免疫相關疾病，則相對顯得無奈。
- 若髖關節不適應儘早就醫。因股骨頭缺血性壞死，在早期仍有許多方法可改善或延緩人工關節置換時間。

Treatment 正確治療

- 儘量減少引發因子。若是酗酒者務必戒酒，我們甚至會嚴肅告訴患者「要命就不要喝」！
- 藥物治療：用非類固醇消炎藥及肌肉鬆弛劑改善症狀。幫助血液循環的藥可能有幫助。
- 物理治療：特別是熱敷，可一定程度改善血液循環及緩解疼痛與僵硬，可在家裡每天自己做，切勿放棄。
- 短期使用拐杖或助行器，可減少股骨頭壓力。
- 進行肌肉與髖關節活動訓練，以維持肌力、減少僵硬。
- 手術治療：包括股骨頭減壓手術、帶血管骨移植手術及人工股骨頭置換手術（半髖關節置換）。如果髖關節連髖臼那邊也壞掉了，只好接受全人工關節置換術。
- 手術後仍需維持適量的肌力訓練。
- 酒精攝取太多的人術後應戒酒，一方面保護可能尚未置換的另一側，另一方面不再傷害其他身體機能。

游醫師講堂

其他骨頭也可能會產生缺血性壞死

人體有些骨頭在先天的血液供應系統上不盡完善，造成部分地方容易造成缺血性壞死。原因多數來自於外傷後遺症或過度負重使用，但仍有不少患者是找不到確切原因的。

最常發生的部位是股骨頭，此外腕部的舟狀骨、月狀骨，以及踝部的距骨，也是較容易發生缺血性壞死的地方。

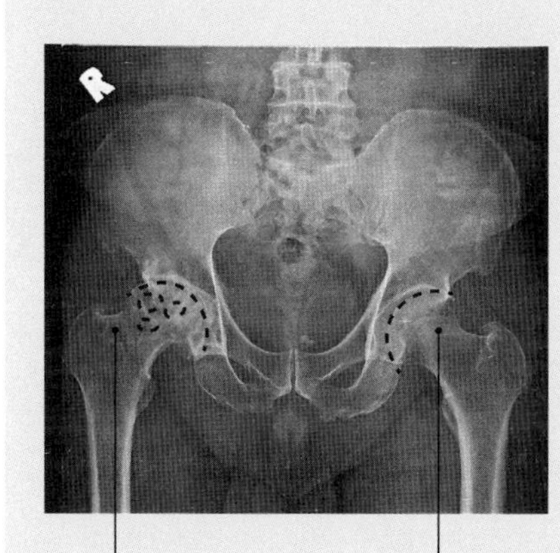

股骨頭缺血性壞死，頭部不平整且變形及溶骨狀蛀洞（osteolytic lesion）。

正常股骨頭，圓而平滑。

坐骨神經痛？可能是梨狀肌症候群！

講到坐骨神經痛，不少人第一個想法是「會不會長了骨刺？」由於坐骨神經是第四、五腰椎與第一、二、三薦椎神經匯聚而成，所以發生在脊椎的椎間盤突出、骨刺、脊椎滑脫、脊椎管狹窄等，都可能造成坐骨神經痛的症狀。

坐骨神經是人體最粗最長的神經，大約有小手指頭那麼寬，離開脊椎後由人體臀部沿大腿後側往下走，在膝關節後側分為總腓神經與脛神經。大凡在臀部以上、坐骨神經走過的地方受到壓迫，都可能發生坐骨神經痛的症狀，梨狀肌症候群（Piriformis syndrome）就是如此。

梨狀肌位於臀部呈角椎狀，起端在第二、三、

梨狀肌位置圖

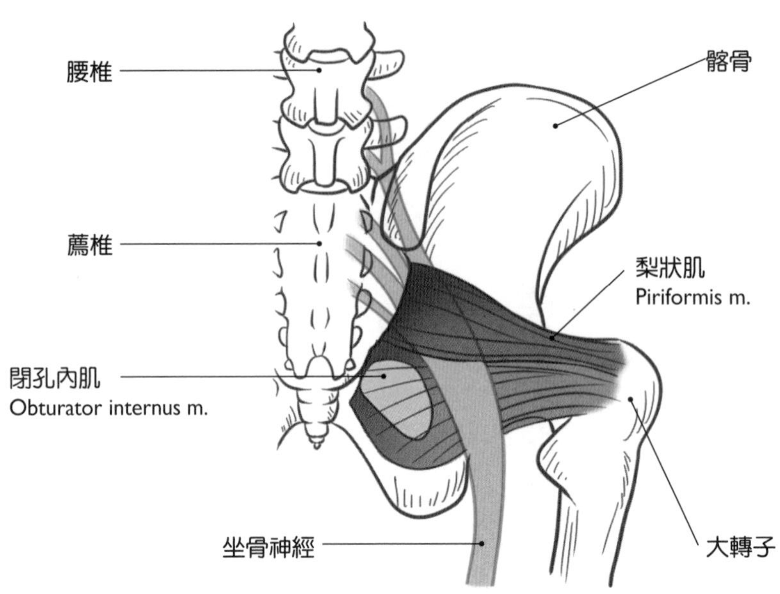

四薦椎前，終止於股骨大轉子後側，收縮時，能使大腿做出外轉的動作，而坐骨神經就從梨狀肌穿越或底下通過。如果肌肉發炎、腫脹、緊繃或被拉傷時，就有機會磨擦、拉扯或壓迫到坐骨神經，產生沿著大腿往下傳導的麻木、灼熱或刺痛感。而且可以一路向下到小腿、腳底，呈現出典型坐骨神經痛症狀。

梨狀肌症候群常被誤認為椎間盤突出，如果貿然進行脊椎手術，往往不能改善症狀，可以說是浪費時間又多受罪的事。當然，椎間盤突出或骨刺，也可能與梨狀肌症候群同時發生。

原因

肌肉受外力衝擊所致，如跌坐在地、騎乘單車被坐墊撞擊、運動時突然的停轉導致大腿或骨盆扭傷、長時間久坐（特別是坐矮凳子）造成臀肌擠壓，都是形成梨狀肌症候群的原因。

症狀

藉由一些症狀特徵，可以幫助我們區分哪些是梨狀肌受到壓迫刺激所導致的坐骨神經痛症狀：

- 臀部肌肉疼痛或壓痛，壓痛並往下延伸到大腿後方。
- 蹲著、坐著、起立或提舉物品時，症狀會加重。
- 腰背疼痛，但腰椎活動正常。
- 解便、腹部用力或性行為時會疼痛。
- 透過肌電圖檢查，可區分腰椎神經根病變與梨狀肌症候群的不同。

好發族群

經常需要蹲著做事的人，如磁磚工人、機器維修師、種菜及蹲著洗衣服的人，都屬好發族群。由於女性坐的時間常比男性久，運動量較少，所以罹患的比例較男性來得高些。

Prevention 預防

- 避免出現前述易引發的動作，如果不得不做也得適時休息。平時維持髖關節的靈活度，並經常做臀肌、背肌的伸展運動（請參考第二〇二頁的伸展四、六、七式）。

Treatment 正確治療

- 藥物治療：包括非類固醇消炎藥及肌肉鬆弛劑。
- 物理治療：熱療、電療、超音波，特別是深層肌肉按摩，對梨狀肌症候群具有獨特療效。
- 局部注射以放鬆梨狀肌、減輕其痙攣及發炎反應，同時減少坐骨神經的疼痛。
- 積極鍛鍊梨狀肌伸展運動（請參考第二〇四頁的伸展六、七式）。
- 必要時可進行梨狀肌鬆解手術。

Training 訓練強化

- 維持梨狀肌的健康，同時也能強化臨近的臀中肌與臀小肌，對於避免坐骨神經痛、避免彎腰駝背維持體態，具有關鍵性的作用，值得大家常常勤加練習。**第二〇五頁的伸展七式，是針對梨狀肌症候群的有效訓練方式；第二一四頁的強化六式，則可增加後臀部的力量。**

大腿外側麻麻的？——感覺異常性股痛

「就像有螞蟻在爬，而且刺刺的、麻麻的，很不舒服。有的醫生說是坐骨神經痛，但總是醫不好……。有時候嚴重，有時又比較好。」

一名四十來歲肥胖男子，因大腿外側持續性的燒灼感及刺痛感而苦惱不已。的確，這不是坐骨神經痛，而是一條叫股外側皮神經（Latetal femoral cutaneous nerve）被壓迫發炎，所引起的「股外側皮神經炎」，又叫做感覺異常性股痛（Meralgia Paresthetica）。

檢查後發現，他的皮帶的確壓迫到凸出的肚子，剛好在骨盆前外側形成了壓力點。建議他調整皮帶位置，好好熱敷，再吃些消炎藥及維生素B群。一週後問題改善了，一個月後已不再有異樣的感覺。不過最後我還是建議他最好減重。

好發族群

中年肥胖、肚子凸出者，男性多於女性，常要久坐久蹲、喜歡配戴寬大皮帶或壓迫骨盆的衣物者。

診斷

大腿外側皮膚麻木、知覺降低或喪失。經由肌電圖及神經傳導速率等神經學檢查，可協助區分。

Treatment 正確治療

- 在衣著及姿勢上減少可能對股外側皮神經的壓迫。
- 藥物治療：包括非類固醇消炎藥及維生素B群製劑。
- 物理治療：如熱療、電療。
- 必要時，可在腹股溝韌帶壓迫股外側皮神經處，採用局部注射。

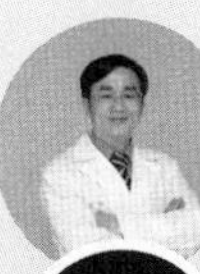

游醫師講堂

什麼是股外側皮神經？如何引起發炎？

股外側皮神經是由第一、第二腰椎發出，沿著骨盆通過腹股溝韌帶下方，在「髂前上棘」（請參考第一一一頁髖關節及骨盆結構圖的＊處）下方約十公分處穿出闊筋膜，至大腿外側皮膚。神經行經過程中，如果因外傷、壓迫而形成發炎，會造成其支配區域異常的感覺，如麻、刺痛、燒灼、螞蟻在爬、沉重等，常在增加勞力活動後症狀加劇，並在休息後緩解。

股外側皮神經支配區域被壓迫時，會產生麻痛或異常感覺。

髖關節外側嗒嗒響的髖關節彈響症候群

一名喜愛登山的女嚮導，每走一步，髖關節外側就「嗒」一聲，並合併中度的疼痛，平時疼痛情形還算輕微，但山路走越多，症狀就越嚴重。檢查後發現，她髖關節大轉子上的髂脛束（Iliotibial band）相當肥厚且纖維化。經施以局部非類固醇消炎藥注射及伸展鍛鍊後，症狀及發生頻率顯著改善，三個月後已不再復發。

Treatment 正確治療

- 暫時減少造成發炎及引發聲響的活動。
- 藥物治療：非類固醇消炎藥、肌肉鬆弛劑。
- 物理治療：熱療、電療、肌肉按摩、徒手操作。

- 必要時給髂脛束下、大轉子滑液囊，或髂腰肌滑液囊施予局部注射。
- 極少數情況下，需要手術鬆解臨近大轉子的髂脛束，使其不再顯著磨擦。

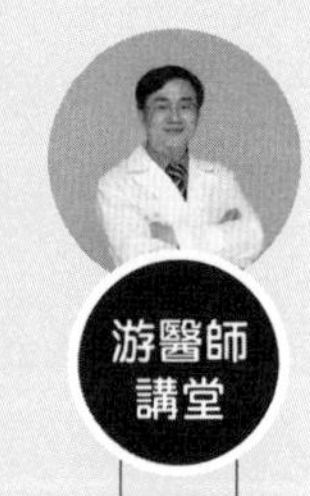

游醫師講堂

「彈響腿」的3個類型

有髖關節作響問題者，通稱為彈響腿症候群（Snapping hip syndrome），主要原因可分成三個類型：

❶外在型彈響腿（External type）：

「髂脛束」為大腿外側闊筋膜張肌（Tensor fascia lata）上的強韌結締組織帶，正常情況下，走路或爬樓梯、爬山時髂脛束會隨著髖關節的彎曲與伸直，來回通過股骨外側突出的大轉子，因其間有滑液囊作潤滑，所以不會發出聲響與疼痛。但如果因過度使用或發炎，導致髂脛束增生變厚及失去彈性，就會讓其下的滑液囊也增生變厚，當髂脛束磨過大轉子時，就會產生聲響及疼痛。

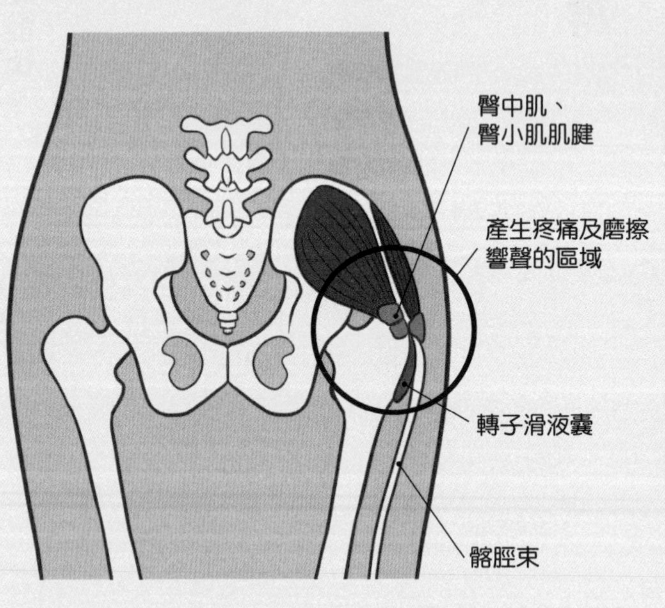

❷內在型彈響腿（Internal type）

位於髖關節前方的髂腰肌肌腱（Iliopsoas muscle）與髖關節囊磨擦，及位於其間的髂腰滑液囊增生變厚，所產生的聲音（請參考第一一二頁，髖部大腿常見滑液囊炎的圖）。

❸關節內型彈響腿（Intra-articular type）

源自於髖關節內的病變，如關節內的滑液膜皺摺、關節內游離的組織或碎塊、或不明原因的髖關節半脫臼所引起。

大腿外側持續痠痛的髂脛束發炎

除了上述的情況外，還有許多運動都會造成髂脛束緊繃、發炎、纖維化，特別是像跑步、騎腳踏車、爬山等；但更多人是因為太少運動，長時間久坐，使得闊筋膜張肌及髂脛束變得緊縮但無力，具體的表現是大腿外側持續痠痛。

你可以觸壓大腿正外側的「風市穴」，這是中醫膽經上的重要穴道，位置在你立正站好，兩手貼著大腿外側時，中指尖所在的位置。此處若有顯著壓痛感，代表大腿外側的肌肉已經過度疲勞緊張了。身體對此處的疼痛似乎特別會忽略，但卻是跑者最不容易突破的關卡之一。門診上看過不少熱愛慢跑、長跑的朋友，就因髂脛束持續發炎而不得不暫停最愛。

症狀

大腿外側中線顯著痠痛並有壓痛感，造成跑步等運動時，大腿及膝部易疲勞，影響運動成績表現。

Prevention 預防

進行跑步、登山、騎單車等下肢負荷多的運動前，要做好充足的伸展與暖身運動。

Treatment 正確治療

- 除了藥物外，物理治療在此處可充分發揮效果。
- 持續症狀及顯著痛點是施予局部注射的主要適應症，不只可改善症狀，還能提高運動表現。
- 絕大多數保守治療就可獲得不錯的成果。

Training 訓練強化

- 單腳平衡運動可協助下肢取得各肌肉間的協調（請參考第一七八頁），避免不必要的肌肉緊張與壓力。練習時可先找個可以扶持的地方，如站在穩定安全的椅背之後，以備不時之需（如快跌倒時扶住）。抬起一腳，膝部彎曲到最大，同時使大腿儘量靠近身體，維持此動作十至三十秒，而後換腳練習（也可參考我所著的《不運動，當然會生病！》第二三九頁下肢統合平衡運動）。
- 下肢的伸展與強化運動不可少（請參考第二〇六頁的伸展八式及二一六頁的強化八式）。

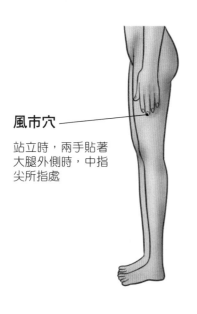

風市穴與髂脛束位置圖

風市穴

站立時，兩手貼著大腿外側時，中指尖所指處

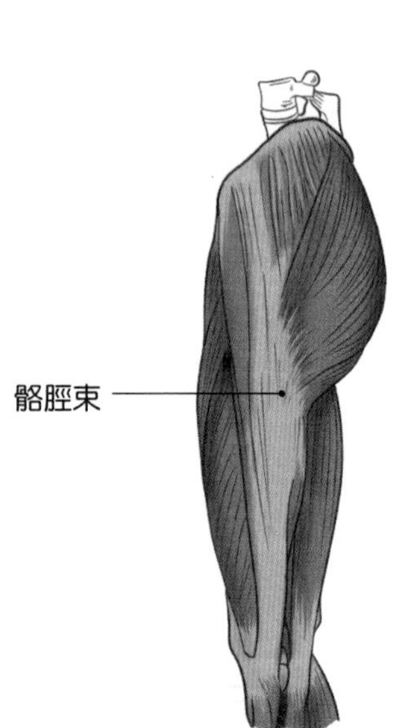

筋骨關節常見問題⑤

膝及小腿篇

膝關節喀拉喀拉作響？別以為只是小毛病！

膝關節是人體最複雜的關節，除了一般關節結構外，有獨特的前、後十字韌帶，內、外半月軟骨，以及覆蓋在膝蓋前的髕骨等構造。

它是下肢的樞紐，控制並協調下肢的加速、煞車、急轉彎，並成為人體跳躍的支點，是人體不可缺少的重要部位，但也因為它的功能多，因而比其他關節更容易受傷及退化，更需要我們的關注及呵護。

久坐一站就痛的髕骨軟骨炎

門診裡，一位年輕的資訊工程師告訴我，他在坐著工作一段時間後，只要一站起來，膝蓋就會相當疼痛；但走一走後，疼痛情形又會慢慢緩減。麻煩的是，可以坐的時間越來越短，疼痛卻越來越厲害，膝蓋彎曲時，還會發出喀喀的聲音。雖然吃藥後能改善症狀，卻無法徹底解決問題。

檢查後發現，這名患者膝關節已有些腫脹，手掌壓在他的膝蓋骨上磨擦時，會感覺明顯的沙沙聲及疼痛。觸壓髕骨的內側面則會更加疼痛；同時膝關節內側的肌腱也有壓痛感。這就是典型的「髕骨軟骨炎」。

為了改善症狀，除了建議他使用左右有支撐而髕骨處有空洞的護膝一段時間外，同時配合藥物及熱敷，並勤練大腿四頭肌運動。他的疼痛，很快就消除了，但是喀喀的聲音只有減少卻未完全消失。

我建議他，只要他還是做著「久坐的工作」，大腿伸展訓練的運動就不能停。

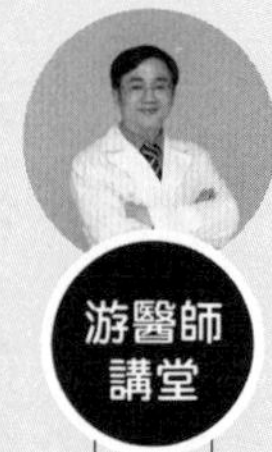

游醫師講堂

久坐、盤腿、膝關節過度運動，都會造成發炎

膝蓋骨又名「髕骨」，上接四頭肌，下接髕骨韌帶，具有避震及減輕膝關節壓力的作用。任何膝關節的運動都會造成髕骨內側軟骨與股骨磨擦，換句話說，髕骨每天都在股骨的凹槽上不斷滑動。

特別是上下樓梯時，承受高達體重三到五倍的壓力。過多的膝關節運動，如爬山、騎單車、負重蹲踞等動作，固然會增加髕骨的壓力而導致發炎；但如果長時間彎著膝，例如久坐的工作者或長時間盤腿坐著，即使沒有跑跑跳跳，髕骨內側面的軟骨也會產生「髕骨軟骨炎」，嚴重時，在關節鏡下可發現軟骨軟化現象，所以有時也稱之為「軟骨軟化症」，這表示，長時間膝關節保持在彎曲位置，就是一個無形的壓力來源。

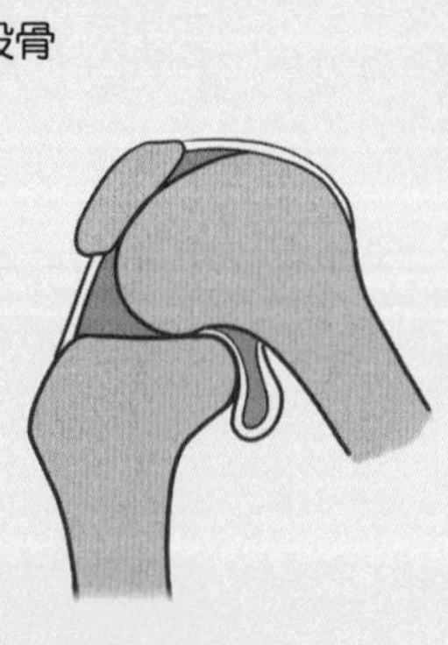

膝關節伸直時，前側之關節囊較鬆弛，骨頭間壓力較小。

膝關節彎曲時，骨頭之間的壓力隨著彎曲角度增加而增加。尤其是臏骨與股骨間壓力最大。

症狀

初期，常在長時間久坐或盤腿而坐後，會出現偶發性疼痛，但是動動就好些。隨著病情進展，疼痛與頻率會加重，上下樓梯、半蹲或蹲下時也會痛，甚至連坐著伸彎膝蓋也會痛，並且會發出「沙沙」或「喀喀」的聲音。嚴重時，關節會出現腫脹、積水，甚至紅腫。

好發族群

膝關節長時間呈彎曲狀態工作者，經常爬山、爬樓梯、路跑（尤其是中長距離跑者）、激烈有氧運動、蹲著做園藝工作者。

Prevention 預防

- 平時避免讓膝關節太長時間彎著或蹲著，一定要定時休息，並做膝部伸展運動（請參考第二一一頁的強化三式伸腿伸踝運動）。
- 鍛鍊大腿四頭肌的力量，有助於髕骨穩定地在股骨上滑動。而準確穩定的滑動，是避免軟骨發炎最重要的因素。

Treatment 正確治療

- 避免增加軟骨發炎的因素，包括久坐久蹲、爬山、爬樓梯、跳躍、跑步等。
- 藥物治療：非類固醇消炎藥（ＮＳＡＩＤ）、肌肉鬆弛劑為主，必要時可給予止痛藥物。
- 急性期冰敷，緩和期熱敷。物理治療包括熱療、電療、干擾波、超音波都有效果。
- 選擇合適的護膝，以穩定髕骨、支持內外側膝韌帶、降低軟骨磨擦。
- 必要時抽取關節積液，同時施予關節內消炎藥注射。玻尿酸注射，效果更好。
- 認真進行四頭肌強化及後關節囊伸展運動。
- 非常少數情況下，必須手術治療。

Training 訓練強化

- 膝關節除了傳遞下肢運動的力量外，更是負責控制加速、煞車、急轉彎、彈跳、減壓的核心樞軸。因此，**在訓練上必須兼重肌力、柔軟度與彈性、平衡力，以及爆發力的訓練（請參考第二〇六頁的伸展八式及二一一頁的強化三式）**。

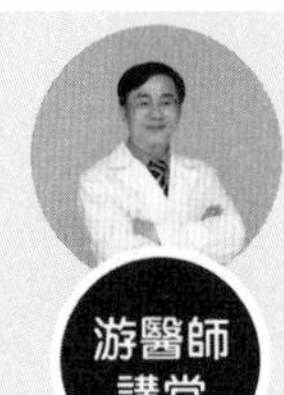

游醫師講堂

如何找到適合自己的護膝？

市面上的膝關節護具非常多，有些透過特有設計具有支持保護功能；但有些產品只是由人造纖維或保暖材質做的簡單護套，只有保暖防風的功能，支持力較薄弱，並無法減輕膝關節負擔。

選擇護具時，一定要認真考慮自己的需要，必要時諮詢專業人員，才能獲得良好效果。

兩側有鐵條或彈簧加強，可增加內、外側副韌帶的支持，具左右穩定效果		兩側無鐵條加強，材質一致者	堅硬高密度塑化材料製造
膝前有開洞，增加髕骨穩定度，減輕髕骨壓力	膝前無開洞，但左右支撐良好	柔軟無支持力，可能膝前有開洞或無開洞	多數可調節活動範圍角度，可循序調整伸展彎曲之活動範圍角度
適用對象 • 左右側副韌帶扭傷發炎合併髕骨軟骨炎 • 膝肌腱炎、鵝掌肌腱炎者 • 退化性關節炎者	**適用對象** • 單純、中度以下之膝側副韌帶受傷者 • 膝肌腱炎、鵝掌肌腱炎者 • 髕骨軟骨炎與退化性關節炎也可用	適用於保暖防寒，支持力較薄弱	**適用對象** • 嚴重之側副韌帶斷裂經手術縫合後之保護 • 前後十字韌帶受傷斷裂 • 前後十字韌帶重建手術後

人人都可能發生的膝關節扭傷（例如內側副韌帶損傷）

由於膝關節結構複雜、功能重要，周圍韌帶、肌肉、肌腱、關節囊很容易因為過度疲勞或猛烈拉扯而受傷，一般通稱為「膝關節扭傷」。

輕度的扭傷會造成上述軟組織的過度伸展，雖有傷害卻還不致斷裂，疼痛微腫是主要症狀；中度扭傷則會造成組織分離裂傷，常合併較顯著的腫痛與血腫瘀青，也無法有效支撐；嚴重扭傷則會造成組織鬆弛甚至完全斷離，不但嚴重瘀血腫痛，也破壞了膝關節的穩定度與功能，常常完全無法支撐體重與走路。

不同的運動模式、不同的傷害機轉，會造成膝關節不同類型的傷害，其中膝內側副韌帶損傷，是相當常見的一種。

好發族群

膝關節常受到強大外側壓力及扭轉者，如滑冰或直排輪選手、籃球員、足球員，車禍（特別是機車或單車）受傷、腳向外滑出跌倒時。

Treatment 正確治療

- 依循PRICE原則（請參考第一〇五頁）。急性期冰敷要徹底執行。切忌按摩推拿，會惡化病情。
- 判斷受傷程度。輕度扭傷不影響穩定度時，以彈性繃帶固定，待消腫後，以左右有支撐條的護膝保護六至八週。
- 中度以上扭傷，並影響穩定度者，宜併用副木保護，使韌帶修復時不致鬆弛無力，並避免負重，必要時使用柺杖，避免傷處受力。
- 若嚴重到韌帶完全斷裂則須手術縫合。此情況多數合併十字韌帶、半月軟骨及其他組織傷害，必須積極處理，否則很容易影響未來的功能。
- 慢性患者局部消炎藥注射。增生療法治療，乃至高濃度血小板血漿治療（PRP）則是另一種可行的選項（請參考第二一八頁）。

Training 訓練強化

- 臨床上可以見到不少內側副韌帶受傷而留下後遺症的患者。有的是因為保護不完全以致韌帶變得鬆弛，造成關節不穩定並提早老化；有的則是肌力或本體感覺系統未完全恢復，導致肌肉萎縮或無力，容易再度受傷，也使關節退化提早到來。因此，對膝內側副韌帶受傷者來說，訓練強化的功課絕對不可以輕忽，請參考第三章，包括伸展四式、伸展八式、強化三式、強化七式，都值得參考訓練。

游醫師講堂

膝關節內側的穩定主力膝——內側副韌帶

膝內側副韌帶位於膝內側，連結股骨（大腿骨）和脛骨，與外側副韌帶共同控制膝關節橫向安定，並且固定半月軟骨。當膝關節緊急轉向時（如籃球運動員快速抄球、轉身跳投）時，會承受最大壓力，跌倒時也首當其衝，相當容易因意外而斷裂，並影響到關節的穩定性。

內側副韌帶慢性發炎也常與膝關節退化、股內收肌肌腱炎、鵝掌肌腱炎同時存在。

膝關節的結構

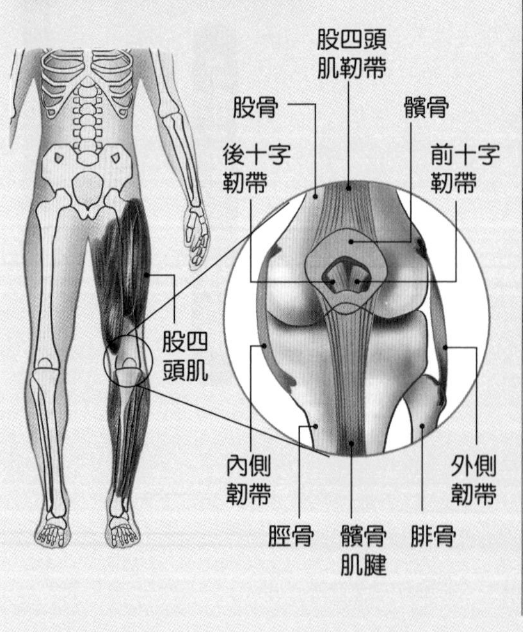

激烈外傷的後遺症——十字韌帶斷裂

十字韌帶是膝關節特有構造，分前、後兩條，互相交叉呈十字型，穩定膝關節裡股骨與脛骨的相對位置。十字韌帶一旦斷裂，將導致關節不穩，很難從事激烈運動（特別是突然加速、停止或旋轉），不過多數日常生活中緩和的活動還是可以做。由於不穩定，膝關節的退化將提早到來，並且常合併半月軟骨及其他韌帶損傷。

發生與症狀

❶前十字韌帶斷裂：常見於運動傷害，如籃球、滑板、直排輪、美式足球、滑雪。急性受傷時，常合併嚴重關節血腫疼痛。

❷後十字韌帶斷裂：常見於由前向後直接撞擊脛骨近端的車禍。急性症狀較不明顯，反而容易被忽略。

兩種斷裂皆可能合併脛骨平台的撕裂性骨折。

檢查項目包括詳細的理學檢查、X光檢查、磁振攝影（可同時檢查半月軟骨等相關結構）、關節鏡檢查等。

Treatment 正確治療

- 急性期以改善血腫發炎疼痛為目標，依照PRICE原則（請參考第一〇五頁），避免二次傷害。
- 藥物治療：非類固醇消炎藥（NSAID）、肌肉鬆弛劑、止痛劑、消腫藥物。
- 物理治療與伸展強化運動，可防止肌肉萎縮及關節僵硬，維持生理機能。
- 選用兩側有金屬條支持的適當護具（請參考第一二八頁）。
- 大部分前十字韌帶與多數後十字韌帶斷裂，可透過重建手術恢復大部分運動功能。但年長者、關節已有嚴重退化、肌肉機能不良或原本已有其他骨骼神經系統疾病（如脊椎或神經損傷者）者，則優先採用保守性治療。

Training 訓練強化

- 十字韌帶斷裂者會有一段時間不敢充分運動或受力，常造成某種程度的肌肉萎縮。不論是否手術治療，都應著重肌力、平衡力，本體感覺的強化與提升，這有賴積極的物理治療與自我強化訓練（請參考第二一一頁強化三式）。

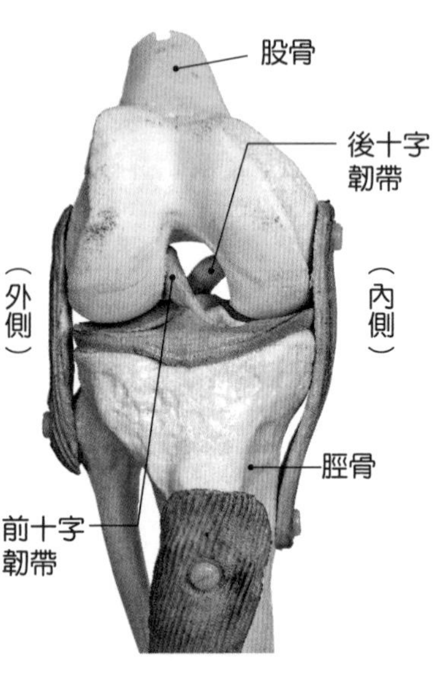

▲ 前後十字韌帶成就膝關節的獨特功能。

走路時，突然膝關節卡住或軟腳——半月軟骨破裂

半月軟骨分內外兩片，呈半月形，墊在股骨與脛骨間，是膝關節專有而且巧妙的構造，有效的發揮穩定、吸震、緩衝的作用。但它沒有良好的血液循環機能，一旦受傷，便難以自我修復。不平或破損的半月軟骨，在行走或運動時有可能突然卡住關節，或造成突然無法施力的「軟腳」現象。一般來說，只要活動活動關節後，就能恢復行動力。

急性外傷呈現腫脹瘀血現象，慢性磨損或急性期後，則可能卡卡有聲或有慢性疼痛等退化徵兆。

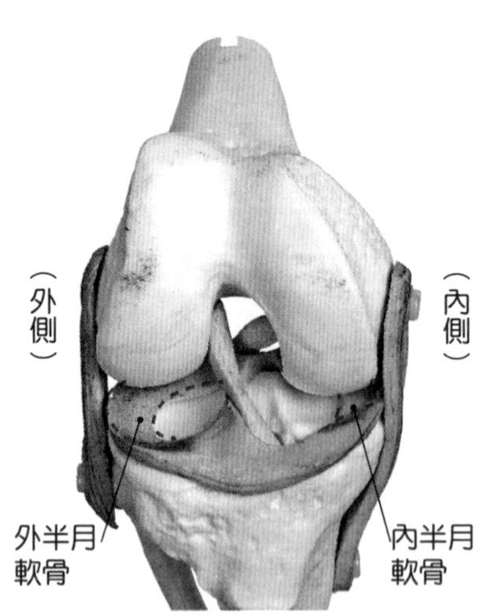

▲ 半月軟骨是膝關節中的神奇墊片。

好發族群

半月軟骨受損有三大類型：

❶**從事激烈運動者**，膝部受到瞬間爆發性的不正常壓力，如籃球選手的跳躍、擲鉛球鐵餅的旋轉、美式足球的激烈跑跳等。

❷**發生意外事故**，包括車禍、高處跳落、滑雪、單車、直排輪造成的膝部傷害，並且與內側副韌帶或前後十字韌帶撕裂合併發生。

❸**慢性疲勞損傷**，如馬拉松選手、登山愛好者及部分退化性膝關節炎患者，這類的損傷多是經年累月慢慢產生的。

診斷

詳細的理學檢查、超音波、磁振攝影、關節鏡檢查等。

Treatment 正確治療

- 急性傷害應遵從 PRICE 原則（請參考第一〇五頁），必要時利用彈性繃帶或護具加以保護。
- 藥物治療：以非類固醇消炎藥（NSAID）、肌肉鬆弛劑、止痛藥、消腫藥為主。
- 嚴重關節血腫或水腫時，可用關節抽吸加上關節內藥物注射。
- 物理治療：包括冷熱療、電療、干擾波、超音波等，維護及加強膝關節機能。
- 輕微破裂磨損時可採用保守性治療，只要症狀不嚴重，可能自行修復（例如軟骨磨得比較平滑而不妨礙運動）。
- 嚴重破損或有顯著碎塊時，則宜接受關節鏡手術治療。

Training 訓練強化

- 由於半月軟骨再生能力不良，受損後可能加速膝關節退化，所以藉由訓練方式維持肌力、關節靈活度、減少其他軟骨磨損、增加關節穩定度，都是必要的課程。

膝前腫了一個大包——滑液囊發炎

家庭主婦過年大掃除後發現膝蓋前微微腫痛，沒想到三天後，竟腫脹成一大包腫塊，腫塊軟軟的，雖然不痛，但裡面似乎有水。經某院所診斷為髕骨前滑液囊炎且接受兩次滑液抽取，但兩三天後，水瘤又再出現。原來，她抽水後並沒有特別保護，所以隨著膝部的活動，滑液很快又重新出現。

我幫她將積液抽出後，用打散的紗布均衡加壓，再用彈性繃帶在外層纏繞，藉以阻止滑液再生，並再三強調均勻加壓的必要性。除了建議她規律服用消炎藥以降低滑液膜的發炎及分泌外，並請她減少膝關節活動。一週後，她的滑液囊又腫了一點點，於是進行第二次抽液加壓。等到第三週時，已不再有新的積液。最後，我建議她改用具兩側支持力的護具兩週，該問題便不再復發了。

好發族群

膝關節周圍具有多個滑液囊，各有不同作用，倘若發炎，也都來自不同的機轉，但主要可歸納為兩大類：

❶**直接的撞擊或壓力**，例如跌倒挫傷所致，或是跪著擦地板或跪在地上做事。因此「髕骨前滑液囊炎」又被稱作「女傭膝」，原因就在這裡。

❷**來自反覆運動所造成的磨擦**，引發滑液囊發炎積水，例如慢跑者或反覆上下樓梯者，容易引起膝內側的「鵝掌肌滑液囊炎」。

Treatment 正確治療

- 排除造成發炎的外在因子，如蹲跪及過度活動等。切忌推拿按摩，以免病情惡化或導致細菌感染。
- 以彈性繃帶或合適的護具直接加壓固定，同時減少磨擦及減緩滑液的生成。
- 藥物治療：以非類固醇消炎藥（NSAID）、

肌肉鬆弛劑、止痛藥為主。

- 必要時抽吸囊液，可加上局部消炎藥物注射。囊液可送檢驗，以排除合併細菌感染的機會，或少數合併痛風發作。
- 極少數反覆發作或難以控制的感染情況時，才需要手術切除治療。

游醫師講堂

膝關節周圍滑液囊多，是最巧妙的潤滑機制

滑液囊位居關節囊與肌腱、皮膚之間，可減少它們彼此之間的磨擦力，以利關節反覆活動，「髕骨前滑液囊」即是一例。

類似的結構還包括「髕骨上滑液囊」、「淺層髕骨下滑液囊」、「深層髕骨下滑液囊」、「鵝掌肌滑液囊」，它們為功能複雜的膝關節提供相當足夠的防護，這是其他關節所沒有的。

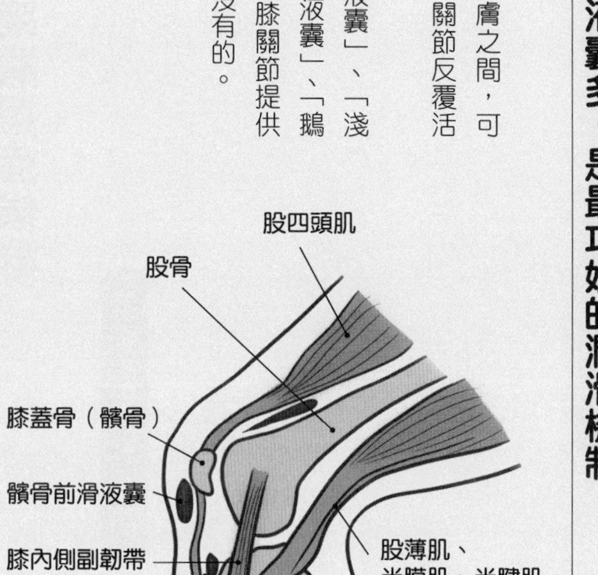

俗稱「跑者膝」的髂脛束磨擦症候群

路跑已成為台灣運動盛事，因此路跑引發的運動傷害也就增加起來，尤其是那些積極投入半馬、全馬的長距離跑者，若未能妥善處理受傷的地方，可能就此折煞了他們的運動熱情。

跑者膝（Runner's knee），也就是為人所知的髂脛束磨擦症候群（Iliotibial band friction syndrome），是造成膝關節外側疼痛最常見的原因之一。

好發族群

在跑步的人口中，有膝內翻（Genu varum，呈現O型腿）、扁平足者，或穿著不當或磨損的跑鞋，以及跑山路（特別是下坡路段）者，較容易罹患此症。長距離騎乘單車、訓練中的軍人，也是好發族群。

Prevention 預防

- 對跑步及單車愛好者而言，預防遠勝於治療。因為一旦症狀發生，勢必影響到練習計畫，容易令人感到困惑與沮喪，甚至得放棄自己的最愛。
- 運動前充分伸展與暖身、循序漸進量力而為的訓練計畫、適當的練習場地（如具吸震力的跑道）及裝備（如一雙好的跑鞋，必要時，加選具有良好支持力且合乎自己腳型的鞋墊，請參考第一四五頁），必要時佩戴合宜的護膝，都能有效降低運動傷害的機會。

Treatment 正確治療

- 修改或暫停原有的跑步、單車或其他體操訓練計畫。
- 適當的護具，選擇兩側有支撐條的護膝。

- 藥物治療，如非類固醇消炎藥及肌肉鬆弛劑。
- 必要時施予局部注射，如類固醇或非類固醇針劑、增生療法針劑等。
- 極少數合併滑液囊炎並有顯著積液者，可加以抽吸。

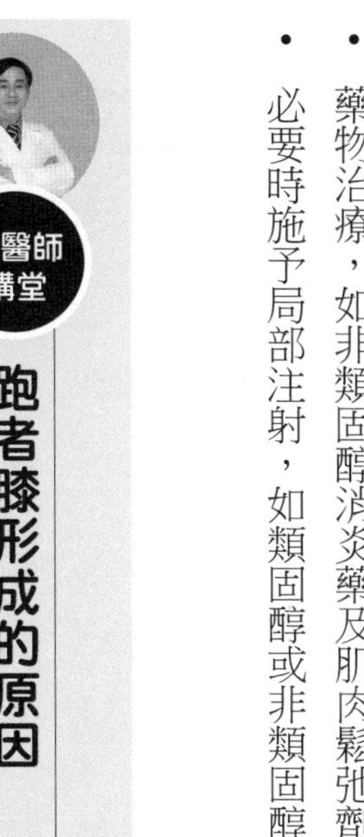

游醫師講堂

跑者膝形成的原因

髂脛束是大腿外側「張擴筋膜肌」（Temsor fascia lata）上強化的筋膜束，其末端延伸並附著於脛骨上端外側，其深層與遠端股骨（大腿骨）之間有「髂脛束滑液囊」潤滑，以減少與股骨外上髁間的磨擦。跑步時這樣的磨擦不斷在發生，如果超過身體負擔將造成發炎而引起腫痛；慢性發炎則可能導致鈣化，讓症狀更加惡化且更不容易解決。

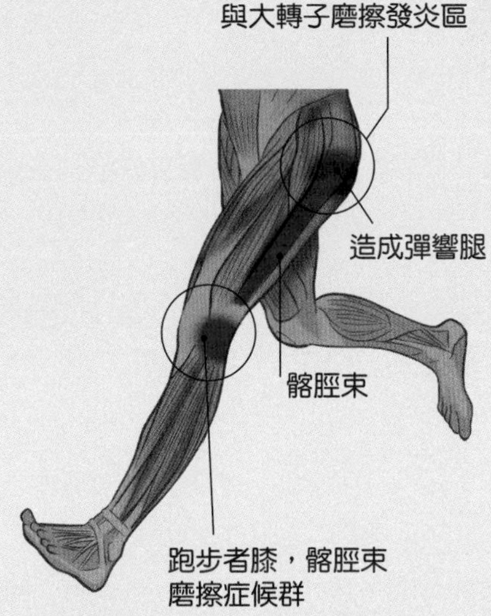

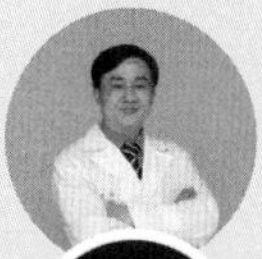

游醫師講堂

圖解：膝關節軟組織發炎引起的各種疾病

膝關節周遭的軟組織會隨不同運動或活動型態，而產生各式各樣特有的發炎，也被冠上了跑者膝、跳躍膝（Jumper's knee）、女傭膝、內側副韌帶症候群、鵝掌肌肌腱炎、管家膝等各式各樣名詞，令人眼花瞭亂。在此，我就為大家做一個簡單的圖解整理。

膝關節軟組織發炎的常見疾病

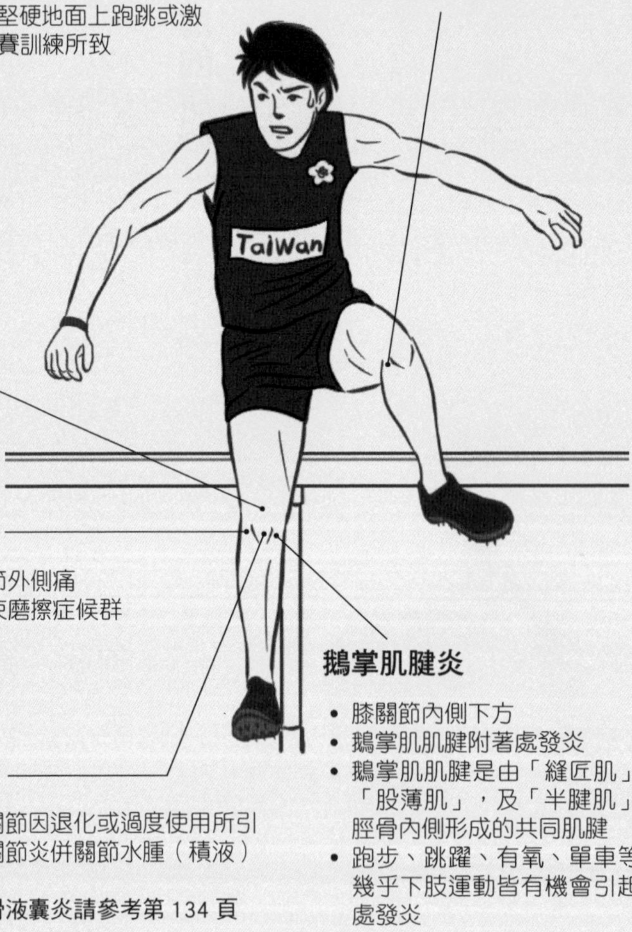

跳躍者膝

- 膝蓋骨上下的疼痛
- 估計跳躍型運動員 20% 有此症
- 發生在膝蓋骨上方為「股四頭肌肌腱炎」，膝蓋骨下方為「髕骨肌腱炎」
- 常因在堅硬地面上跑跳或激烈的比賽訓練所致

內側副韌帶症候群

- 內側副韌帶發炎，可因為外傷或反覆受力所引起的韌帶炎（急性外傷受力則產生內側副韌帶斷裂，請參考第 129 頁）

TaiWan

跑者膝

- 膝關節外側痛
- 髂脛束磨擦症候群

鵝掌肌腱炎

- 膝關節內側下方
- 鵝掌肌肌腱附著處發炎
- 鵝掌肌肌腱是由「縫匠肌」、「股薄肌」，及「半腱肌」在脛骨內側形成的共同肌腱
- 跑步、跳躍、有氧、單車等，幾乎下肢運動皆有機會引起此處發炎

管家膝

- 指膝關節因退化或過度使用所引起的關節炎併關節水腫（積液）

※ 各種滑液囊炎請參考第 134 頁

筋骨關節常見問題⑥

為什麼我一走路就痛得不得了？

人體足部由二十六塊骨頭，五十六個關節和一百一十八根肌腱構成，而在約只有十一至十三平方公分的足踝關節上，承受著人體活動產生的巨大壓力。走路時腳掌承受體重一．二倍的力量，腳跟著地末期受力則達體重五倍的壓力，更何況跑、跳。因此其避震與力量傳遞系統，是非常精細巧妙的。此處一旦出了問題，可是相當擾人的一件事。

▼最容易扭到的關節足踝翻腳刀

要找到沒有足踝扭傷經驗的人恐怕不容易，足踝可以說是人體最容易扭傷的關節了。當此處的韌帶、肌腱受強力拉扯或扭轉超過所能承受的極限時，就會造成組織部分或全部斷裂，伴隨疼痛、出血、瘀腫、無法受力的症狀，嚴重時會失去關節穩定性（有關韌帶、肌腱傷害的分級，請參考第一〇四頁）。

足踝的韌帶肌腱相當多，都有機會扭傷，但最常發生的是位於外足踝前外側的「前距骨腓骨韌帶」（Anterior talofibular ligament）裂傷，即俗稱的「翻腳刀」。另外，內踝下方的三角韌帶（Deltoid ligament）裂傷，也不算少見。

常見的腳踝扭傷

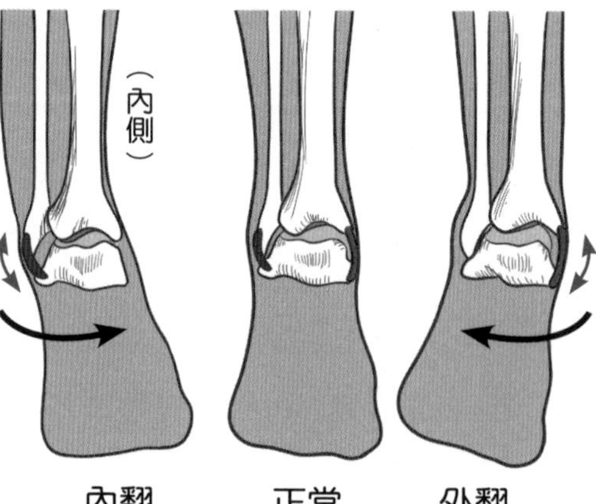
（外側）
（內側）
內翻拉扯，造成外踝側韌帶傷害，以「前距骨腓骨韌帶」受損最常見
外翻造成足踝內側韌帶受損，以「三角韌帶」受損最常見
內翻
正常
外翻

Treatment 正確治療

- 遵循PRICE原則（請參考第一〇五頁），受傷前二到三日先冰敷，等急性紅腫改善後再熱敷（冰熱敷方法請參考第一七二頁）。
- 輕度扭傷的固定，用彈性繃帶即可；但若是嚴重扭傷，韌帶出現顯著鬆弛或關節不穩定，則需要使用石膏副木或充氣式副木固定四週，以達到較好的修復效果。
- 藥物治療：以非類固醇消炎藥（NSAID）、肌肉鬆弛劑、止痛藥、消腫藥物為主。
- 急性腫痛減少後，儘快展開肌力訓練，以避免肌肉萎縮，同時增進本體感覺受器的修復。訓練時，可戴具彈性的護踝，一方面增進信心，一方面避免偶發性再度扭傷。
- 腫痛消除後，循序漸進恢復運動。

Training 訓練強化

- 關節的穩定度除了依賴韌帶支持外，周遭肌肉肌腱的強度，更是決定關節強度的主要因素。因此防止扭傷的重要方法，就是增加肌力（有關踝關節的肌力訓練，請參考第二一二頁的強化四式）。

・提升平衡力，也是減少跌倒扭傷的重要關鍵（鍛鍊方式請參考第一七八頁的單腳站立訓練）。

起床腳一落地就足下痛的足底筋膜炎

足底筋膜炎的典型症狀是足跟前端疼痛，特別是睡了一整晚後，剛下床那一剎那，疼痛往往最為嚴重；等多走幾步後，轉為較輕微的痛。這可能是因為一段時間沒有承重的筋膜突然拉緊所致。一般女性發生率大約是男性的兩倍。過去足底筋膜多發生在四十歲以上，但現代人可能運動不足，二十歲發生足底筋膜炎，已經比比皆是了。

症狀

跟骨的前方常是壓痛點，疼痛可能沿著筋膜往前擴展到腳弓，甚至向前到趾蹠關節。部分患者合併形成跟骨骨刺，較不容易治療。

好發族群

長途步行者、久站者、赤腳走路者（在泥土地上走路例外）、穿平底鞋或拖鞋跑步者、下肢很少運動的人、突然間跑去打沙灘排球的人。

Prevention 預防

- 避免上述容易引發的因子，包括赤腳走路等等。
- 選擇能對足底弓有適當支撐保護的鞋，包括外出鞋及室內拖鞋。有些人外出鞋不錯，但在居家室內穿著毫無保護或支撐力的拖鞋，仍然很容易罹患此疾。

Treatment 正確治療

- 有紅腫發炎者冰敷，無者熱敷。熱敷要做到小腿肚以上，使小腿肌肉一併放鬆。
- 藥物治療：包括非類固醇消炎藥及肌肉鬆弛劑。
- 物理治療：如熱療、水療、電療、超音波，以及

游醫師講堂

為什麼會罹患足底筋膜炎？

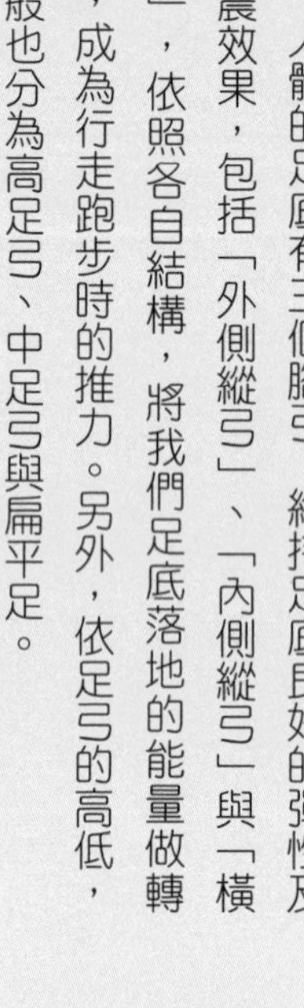

人體的足底有三個腳弓，維持足底良好的彈性及避震效果，包括「外側縱弓」、「內側縱弓」與「橫弓」，依照各自結構，將我們足底落地的能量做轉換，成為行走跑步時的推力。另外，依足弓的高低，一般也分為高足弓、中足弓與扁平足。

過去人們走在泥土地上，腳弓的結構正是順應泥土地演化而來，然而現代人每天都踩在堅硬的路面或地板石材上，足底筋膜不但得不到鍛鍊，更容易受傷退化，連帶著足跟的脂肪墊也提早萎縮了。

足弓是人體的避震器

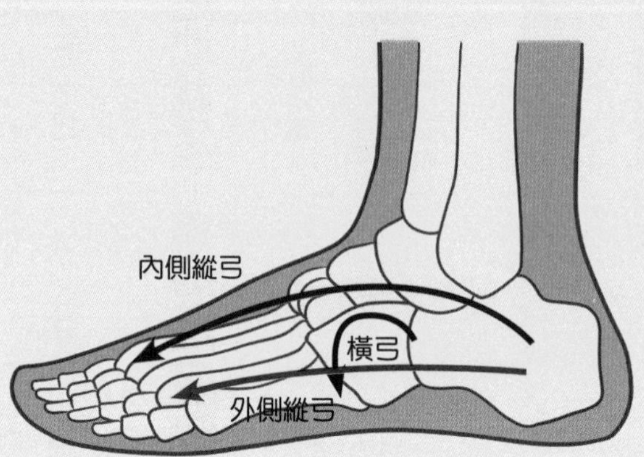

足弓結構圖

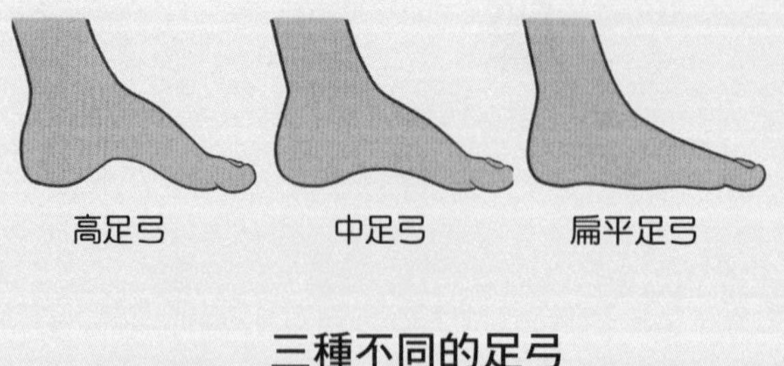

三種不同的足弓

足底筋膜按摩。

- **利用小腿與足底雙重伸展運動（請參考第二一一頁的強化三式**，以及我著作的《極簡養生》一書介紹的「踮腳木馬運動」，也有良好的效果），**使筋膜獲得延展與強化，減輕其壓力與發炎。**
- 必要時可進行局部注射，如非類固醇消炎藥、類固醇（儘量少打）及增生療法製劑。
- 選擇合適的足墊，保護足底足跟，增加對足弓的支撐。

Training 訓練強化

- 平時多做小腿及足底之伸展及肌力訓練（請參考第二一二頁的強化四式），**提升柔軟度與耐力。**
- 適當選用足墊，注意平時之保護保養，減少足跟骨刺及足底筋膜纖維化的機會。

不是足底筋膜炎的足跟痛——足跟脂肪墊損傷

求診的小姐是約莫四十歲的銀行客服人員，每天必須在銀行大廳來回走或站好幾個小時。工作三個月後，只要一穿上硬底鞋或打赤腳時，腳跟就會疼痛，而且越站越痛，已經影響到工作了。看了幾家診所，原本認為是足底筋膜炎吃藥就好，沒料到症狀越來越嚴重。

檢查時，發現她年紀雖然不大，但腳跟的脂肪墊（Heel fat pad）已經非常鬆垮了，而輕壓足跟的中心，就疼痛得厲害。這表示她罹患的不是足底筋膜炎，而是足跟脂肪墊疼痛症候群，是足底用以吸收壓力的「脂肪墊」受損所致。我除了給她藥物與運動處方外，並請她選擇對足弓有合適支撐並能保護足弓的運動鞋。

另外，建議她在上班時選擇適合自己腳弓硬度、腳型及腿型的足墊，放在公司規定穿的鞋子內。很快的，她的症狀解除了，再經過半年調整，她的「足跟脂肪墊」已變得比較結實而有彈性了。

足跟脂肪墊損傷很容易和足底筋膜炎混淆，但致病原因卻不一樣。它比較不會一早起來就很痛（但若與足底筋膜炎合併則會），而是越站越走越痛，特別是穿著硬底鞋或打赤腳在硬的地面上行走時（很多服務人員必須穿著高跟鞋，無塵室工作者要穿無塵鞋、危險工作者要穿安全鞋、清潔工作者要穿雨鞋，都使得足跟受力超乎一般人）。

治療原則是保護足跟、減少壓力，並提供足跟脂肪墊再生修復的機會。脂肪墊的損傷會增加跟骨骨刺形成的機會，罹患足底筋膜炎的機率也會隨之提高，使治療變得更加複雜。足跟脂肪墊原本就會隨著年紀老化萎縮，加上現代人站在硬地面的機會增加，更造成提早萎縮受損情形，因此保護與保養變得相當重要。

好發族群

赤腳族、赤腳跑步者、運動選手。

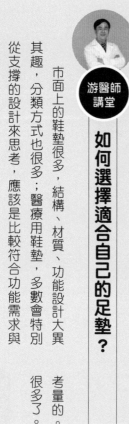

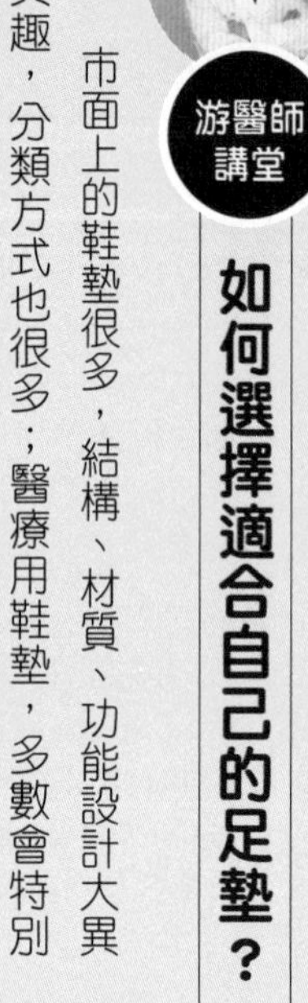

如何選擇適合自己的足墊？

市面上的鞋墊很多，結構、材質、功能設計大異其趣，分類方式也很多；醫療用鞋墊，多數會特別從支撐的設計來思考，應該是比較符合功能需求與考量的。至於一般鞋子內的足墊，其避震效果就差很多了。

	軟式足墊	硬式足墊	複合材質足墊
設計目的	以吸收壓力、減震為主要目標。但支撐力不足	以支撐足弓、分散壓力為主，設計良好者亦具有吸震減壓功效	提供多種功能，部分吸震減壓，足弓提供支撐及能量轉換，足跟保護
材質	材質最柔軟，以矽膠、氣墊、較柔軟之合成材質為主	材質較硬而有彈性	複合性材質，依足部各區域之需求設計組合
適用族群	單純因壓力刺激所導致的足部不適。如足跟脂肪墊萎縮、足底筋膜炎、蹠趾關節炎，有顯著壓痛點者	因足弓支撐不足所引起之不適，如足底筋膜炎。因能提供支撐，分散壓力，對足跟脂肪墊損傷及蹠趾關節炎者亦具效果	提供足弓支撐及壓力較大區域的保護吸震。但設計差異很大，須選擇設計良好，並且能依不同足型、足弓高低及下肢力學提供選擇者較佳
型式	全足型、半足型	以半足型為主	全足型、半足型
選擇重點	• 充分了解自己足部問題所在 • 選擇設計符合自已需求者 • 注意材質的舒適度、透氣性、吸濕排汗、防臭，以及耐用性。不一定貴的就好 • 試踩、試穿至少 15 分鐘。感覺提供的支撐與減壓是否舒適得宜		

Prevention 預防

- 避免從高處突然躍下，或在沒有保護的情況下反覆跳躍。
- 減少在硬地面赤足走路。
- 選用合適有良好足弓支撐的鞋子與拖鞋。
- 善用合適的鞋墊。

Treatment 正確治療

- 避免足跟壓力。
- 使用合適的足跟墊或足墊。
- 藥物治療：非類固醇消炎藥、止痛藥。
- 物理治療：電療、熱療、水療。

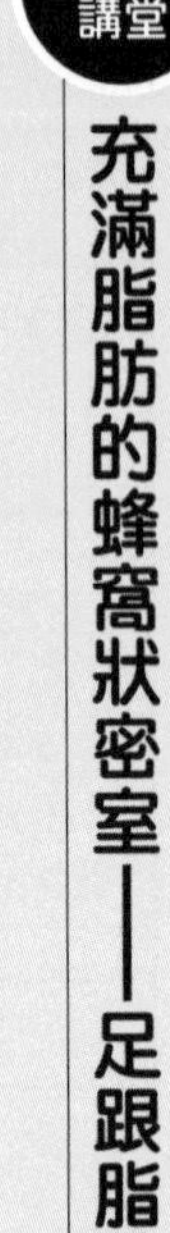

游醫師講堂

充滿脂肪的蜂窩狀密室——足跟脂肪墊

足跟脂肪墊位於跟骨下方與足底皮膚間，由彈性結締組織形成蜂窩狀互不相通的密閉腔室，裏面充滿脂肪細胞與組織液，能有效吸收、分散足跟所受到的強大壓力。

人體足跟脂肪墊其實並不發達而且相對容易受損。我們只要看一下貓腳就不難發現牠們足底脂肪墊顯然比人類高明得太多了。加上人們平均日行萬步，來自地面的反作用力是體重的一到三倍，跑步時更是體重的三至八倍，足跟脂肪墊所要承受的壓力著實非同小可。因此統計上約有一〇%的人，一生中曾有顯著足跟痛過，而運動族群中更多，約有四分之一的人有此經驗。

大腳趾囊腫痛到無法穿鞋的大腳趾外翻

大腳趾囊腫痛（bunion）是足部疼痛常見的原因。可以看到第一蹠趾關節（也就是大腳趾基部關節），出現明顯的軟組織腫脹，多數有紅腫熱痛等發炎現象，一碰就相當疼痛，一旦與鞋子磨擦，會更加不舒服。幾乎所有的大腳趾囊腫痛，都與大腳趾外翻（Hallus valgus）有關，必須一起進行治療。

根據統計，四十到七十歲的東方人中，大約六四・七%的人都有某種程度的大腳趾外翻，而顯著外翻者（角度大於二十五度），則有一三・二%（Cho NH. JBJS 2009）。女性發生比例遠高於男性。外翻的大腳趾，會擠壓到第二趾，造成第二蹠趾關節腳掌側的壓力及韌帶拉扯，容易產生疼痛與厚繭。且第一蹠骨頭部會內移頂出，產生囊腫，與鞋子磨擦後會出現組織增生變厚及發炎腫脹疼痛，如果細菌入侵，還會引發感染。

發生的原因與穿鞋習慣不良有關。楦頭太窄、鞋跟太高、鞋面太硬，都會加重症狀。大部分的大腳趾外翻會隨著年紀而趨嚴重，左右兩側的變形往往並不相同。不過，我在門診上也見過不少年輕（才十八歲）、男性、鞋子楦頭寬大的案例，追問起來，幾乎父母長輩都有一樣的問題，驗證到遺傳是個重要因素。除了疼痛外，腳趾變形會隨著年紀而加重，最後甚至找不到可以穿的鞋子，造成莫大的困擾。

好發族群

女性有家族病史者、年長者、喜歡穿窄楦頭高跟鞋者、嚴重扁平足者。

Prevention 預防

穿著合宜正確的鞋子，是最重要的事！如果年輕時就有大腳趾外翻，更得用心保健。

Treatment 正確治療

• 疼痛發炎部分，可以用藥物治療獲得改善，熱敷、物理治療，也都有不錯的效果。

• 已出現的腳趾變形，不容易靠保守治療方法改變，但適當的護具，可幫助減緩變形的速率並改善疼痛。常用的護具包括❶外翻矯正器：夜間使用，將大腳趾往腳掌內側扳開固定，緩和日間穿鞋行走造成的壓力，改善或延緩變形。❷囊腫護套：多以矽膠等柔軟材質製成，套上去可保護囊腫，減少磨擦及疼痛。❸趾間矽膠墊：置於第一、二趾之間，將大腳趾往內推，並減少第二趾的壓力。但如果變形已經太大，塞進去並不舒適。

大腳趾外翻圖與X光片

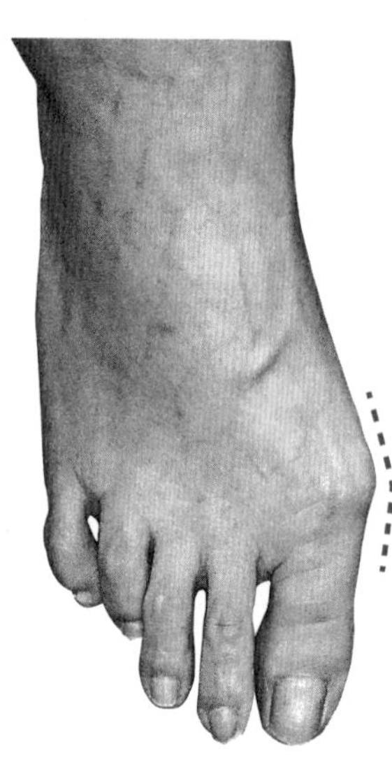

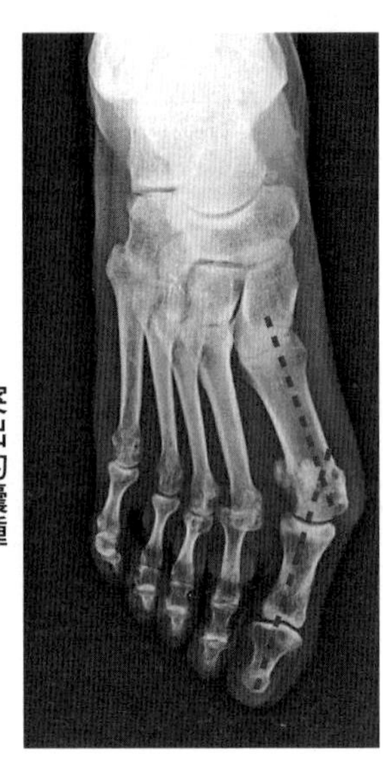

• 具足弓支撐作用的鞋墊，對有腳趾外翻現象的腳來說很重要。它可以避免足部過度內旋，改善大腳趾的受力方向，減少變形的產生，並減少第二趾負擔；醫療用足弓還能加強腳掌心的支撐，改變第二趾的壓力點。

• 變形如果惡化到影響日常生活，包括無法承受的疼痛或無法穿鞋時，則須考慮手術治療。手術的方法有很多種，需要與有經驗的骨科醫師討論，根據變形的實際狀況選擇合適有效的方法。依目前的骨科技術來看，手術效果都算不錯，但術後大腳趾的關節多少會有些僵硬，所以我並不建議沒有明顯疼痛，只單純為了美觀就接受矯正手術。畢竟行走功能是最重要的，術後如果沒有正確的穿鞋習慣及妥善保養，變形還是會復發。

※註：蹠，發音為ㄓˊ，也就是腳掌骨（Metatarsal bone）。

反覆發炎可能導致跟腱斷裂的**阿基里斯肌腱炎**

在一場羽球聯誼賽中，久未下場打球的新任會長突然跳起殺球，在那瞬間，只聽見他「啊」一聲，就跌落在地爬不起來，右後腳跟非常腫痛。送醫後，診斷為阿基里斯腱（跟腱）斷裂，只能手術縫合。原來，阿基里斯腱發炎是他多年的老毛病了，偶爾反覆發作吃吃藥就好，他也不以為意，沒料到這回居然只是一個跳起的動作，瞬間就斷裂了！

阿基里斯肌腱是身體最粗壯的一條肌腱，但受力也最大，行走跳躍都少不了它，所以武俠小說中會說，挑斷了腳筋，武功也就廢了。

實際生活中，阿基里斯肌腱很容易因反覆運動傷害而導致微小創傷。由於肌腱本身無血管，所以容易有癒合不良的情形。反覆的慢性發炎，將導致肌腱鈣化、纖維化，以致脆化，這時候就可能在單一或連續創傷後，發生部分或完全斷裂的情形。

好發族群

阿基里斯肌腱炎往往出現在兩種極端的人身上，包括經常從事跑、跳、有氧等運動者，以及平日不愛運動或熱身做得不夠的人、中年族群。

Prevention 預防

- 養成循序漸進、量力而為的規律運動習慣。運動前應充分暖身與伸展，運動後有足夠的和緩運動。一旦出現慢性發炎，應立即就醫治療，以免延誤病情。

Treatment 正確治療

- 急性阿基里斯肌腱炎（阿基里斯肌腱拉傷）一定要立刻休息，先以冰敷為主，至腫痛發熱情形改善後，才改以熱敷治療。
- 以彈性繃帶或護踝保護。
- 藥物治療：以非類固醇消炎藥（ＮＳＡＩＤ）、

足底筋膜炎及跟腱炎示意圖與 X 光片

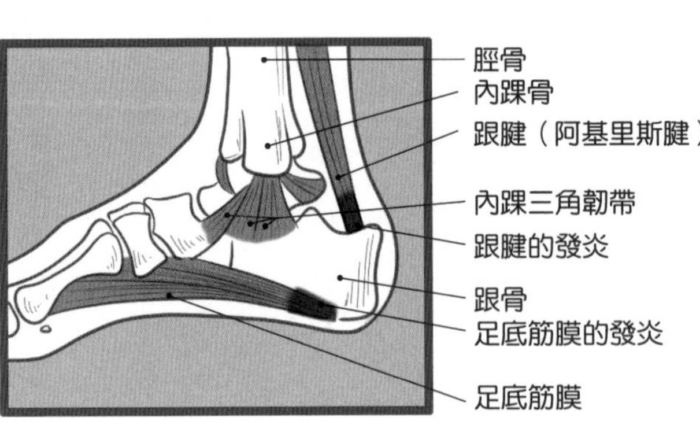

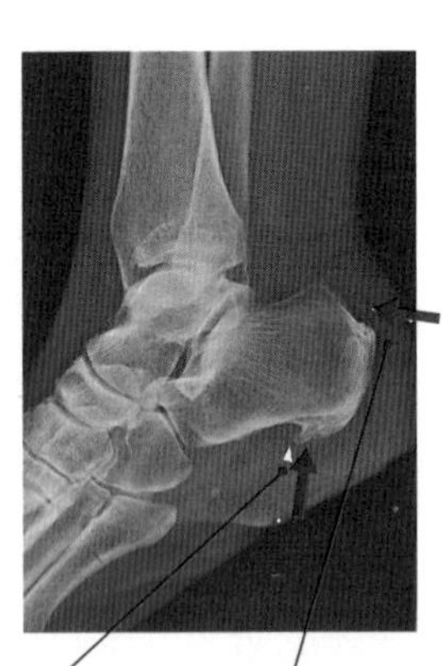

肌肉鬆弛劑為主，減輕發炎，改善肌肉緊繃痙攣。

- 物理治療：熱療、電療、超音波、水療、徒手操作、深層按摩、運動治療。
- **伸腿伸踝運動（請參考第二一一頁）是最重要的第一招，可強化肌肉並提升柔軟度、平衡力；常做空中腳踏車運動（請參考第二〇二頁），亦有助於下肢整體柔軟度的維持。**
- 嚴重發炎或扭拉傷時，應以副木或護具保護並避免受力；必要時佐以柺杖使用。
- 肌肉或跟腱斷裂時，視程度接受手術縫合治療；術後尚未痊癒前，要妥善保護並避免受力。

Training 訓練強化

- 無論是發炎、扭傷、拉傷，乃至斷裂手術後，訓練與強化對阿基里斯腱來說，是非常重要的步驟。**同時得兼顧肌力、柔軟度與延展性、平衡力等不同角度的強化，因為這條肌腱對人們運動、行動而言，真的相當重要（請參考第二一一頁的伸強化三式和第二二二頁的強化四式）。**

游醫師講堂

阿基里斯（Achilles）腱名稱的由來

跟腱為小腿後肌肉（腓腸肌與比目魚肌）匯合之粗大肌腱，附著於跟骨之處，又叫做「阿基里斯腱」（Achilles tendon）。阿基里斯（Achilles）是希臘神話中的百戰英雄，從小，他的母親為使他刀槍不入，於是雙手捉其後跟，將他全身浸於冥河之水，但也使得他的後腳跟成為唯一致命的死穴。最後這位英雄就是因為跟腱中箭而戰死沙場。

阿基里斯腱發炎常發生在反覆受力或慢性損傷中，嚴重時甚至造成局部鈣化。中國飛人劉翔在二○○八年北京奧運退出比賽，據說就是這個原因。

腳底麻木、腳趾無力的後跗隧道症候群

腳底的麻木或腳趾無力，很容易令人聯想是不是坐骨神經問題。的確，這是有可能的，但後跗隧道症候群（Posterior tarsal tunnel syndrome）也必須列入鑑別診斷。後跗隧道位於足內踝的後方，其中包含了後脛神經、後脛動脈及一些容易產生肌腱滑膜炎（tenosynovitis）的屈肌腱。後脛骨神經在這個位置受到壓迫的主要原因是踝關節反覆扭傷、挫傷、脫臼造成的擠壓，有時也與後脛動脈血栓或靜脈炎、類風濕關節炎有關。

後跗隧道症候群的症狀類似腕隧道症候群，包括足底及內踝附近疼痛、麻木、知覺異常。嚴重時會造成腳底蚓狀肌（Lumbrical muscles）及屈趾短肌無力，使患者感覺腳底及腳趾無力或行走不穩。也會像腕隧道症候群一樣，夜間時麻木疼痛情形加劇。

Prevention 預防

踝關節扭傷、挫傷或骨折脫臼，都應妥善治療。

Treatment 正確治療

- 正確的診斷是良好治療的第一步。除要有詳細臨床檢查外，神經電學檢查有助於區分腰椎神經根病變（坐骨神經痛）及糖尿病造成的多發性神經炎。磁振攝影則可提供影像上的協助。
- 藥物治療：以非類固醇消炎藥（ＮＳＡＩＤ）、肌肉鬆弛劑為主，可減少發炎及肌肉緊繃。急性期可加上消腫藥物，神經受損則佐以Ｂ群等幫助神經修復。
- 物理治療有熱療、電療、超音波治療。
- 睡覺時，以副木支持減少壓力。選用合適護具，可改善發炎腫痛及再次受傷的機會。
- 必要時予以局部藥物注射，如非類固醇消炎藥或類固醇。
- 有嚴重神經肌肉症狀且經保守治療無效者，可考慮手術治療。

※註：跗，讀音為ㄈㄨ，也寫成趺、蹠，又稱為跗骨、腳背骨，是腳掌骨（蹠骨）與踝關節間的骨頭，共有七塊，包括距骨、跟骨、足舟骨、骰骨和三塊楔骨。

游醫師講堂

為什麼會腳底無力、行走不穩？

後跗隧道（Posterior tarsal tunnel）位於內踝骨的後方，由踝部的骨頭、屈肌束縛帶及其周圍韌帶構成一個通道，後脛神經（Posterior tibial nerve）、後脛動脈、後脛骨肌就從其中通過。後脛神經負責足底內側大部分區域的感覺，如果受損，將造成腳趾彎屈無力及腳底無力，行走不穩及足底部的麻木。

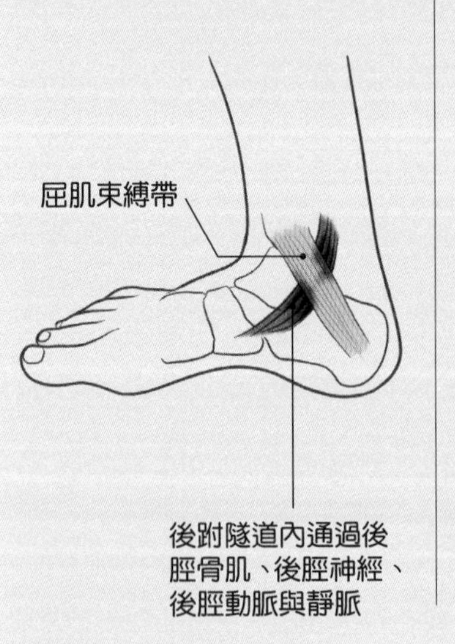

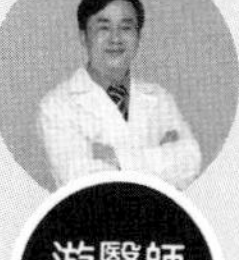

游醫師講堂

足、踝發炎變形相關疾病一覽圖

足踝部常見的疾病

踝關節炎
（Ankle osteoarthritis）

踝關節的發炎，可能因反覆外傷、老化、類風濕關節炎、自體免疫疾病等引起。以腫痛為主要症狀，嚴重時也會出現紅腫、變形，導致行走障礙及外觀變形。

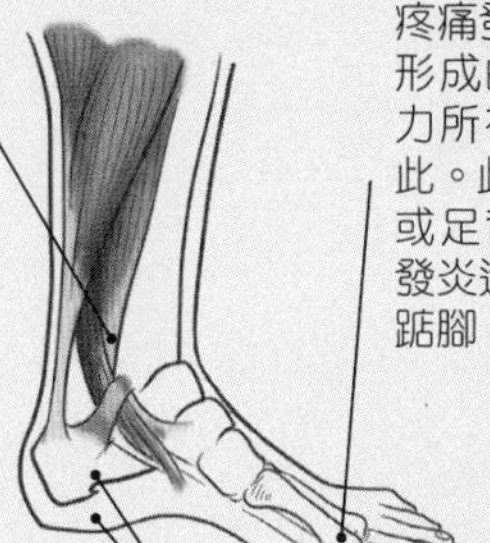

蹠趾關節炎
（Metatarsophalangeal arthritis）

疼痛發生在蹠骨（腳掌骨）與腳趾骨形成的關節，是我們踮腳時主要受力所在。穿高跟鞋時力量也集中於此。此關節的疼痛可能出現在足底面或足背，或者兩個面都疼痛。隨著發炎進行，關節會僵硬變形。久站、踮腳、喜著高跟鞋者易患此症。

跟骨骨刺症候群
（Calcaneal spur syndrome）

跟骨疼痛並且 X 光可見骨刺生成，常是足底筋膜反覆受力產生的牽扯性骨刺，常合併足底筋膜炎。

莫頓氏神經瘤
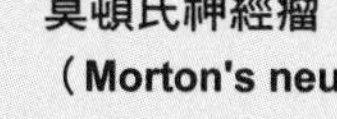
（Morton's neuroma）

前足腳底面有壓痛、燒灼感而且合併患部腳趾間的麻木及異常感。因趾間的神經受壓迫形成神經瘤所致。

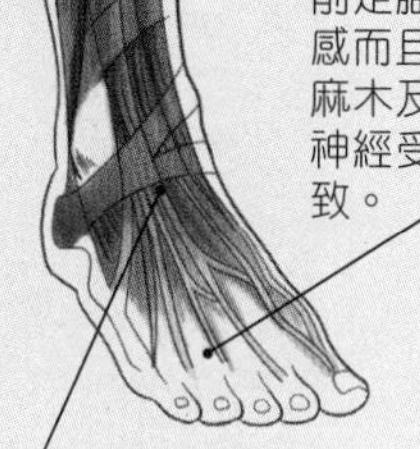

前跗隧道症候群
（Anterior tarsal tunnel syndrome）

深腓神經通過踝部淺層筋膜之下受到壓迫所致。疼痛及麻木區域在足背，特別是在第一、二足趾之間的區域。

常見的腳趾畸形

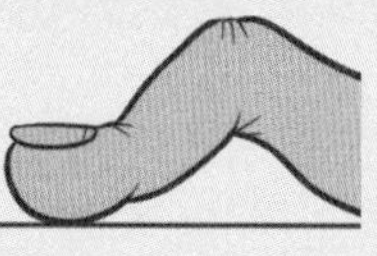

杵狀趾（Hammer toe）

近端趾間關節屈曲變形疼痛發炎，以第二趾最常見。穿著過緊狹窄的鞋子是主因，大腳趾外翻也會引起或惡化此症

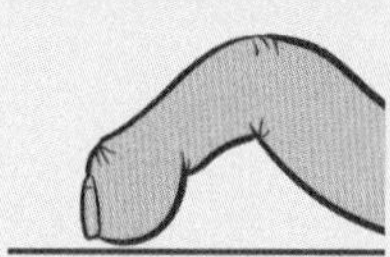

爪狀趾（Claw toe）

遠端趾間關節與近端趾間關節均屈曲變形，各趾都可能發生，常因穿太小的鞋子所致

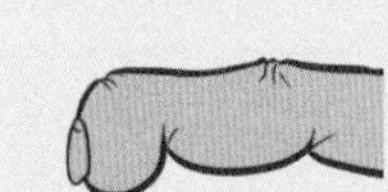

槌狀趾（Mallet toe）

遠端趾間關節曲屈變形疼痛發炎，第二趾最常見。穿著過緊狹窄的鞋子及高跟鞋是主要原因

小心！腰痠背痛可能潛藏致命風險

頸、背和腰部構成了人體軀幹的主要架構，以俗稱「龍骨」的脊椎貫穿其中，內部保護脊髓及神經，外部連接許多韌帶與肌肉，形成人類運動、力量傳遞、姿勢改變的樞軸。如同我在《極簡養生》一書中所說的，「肩要鬆」、「腰要軟」，是養生的核心要點，一定要好好保養及維護。

由於脊椎外科是骨科的大部門，要討論其間可能出現的問題，恐怕寫成一本厚厚的書都說不完，因此，我們在此試著開一個速成班，只討論常見的脊椎病變症狀。

姿勢不良與過度疲勞造成的肌筋膜炎與脊旁肌肉韌帶傷害

頸、背、腰痠痛是骨科門診的大宗，就算沒來求診，我相信正常人口中，也大約有三分之一的人處於某種程度的肩頸背腰痠痛。

隨著現代人多以靜態活動為主、使用3C產品，加上運動不足，患者的比例恐怕比我推估的還要高，而且罹患的年齡層也不斷下降，除了慢性疲勞、姿勢不良引起的痠痛外，急性的扭傷閃腰，也是常見的問題。

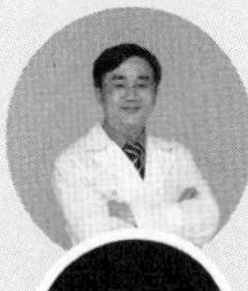

3分鐘自我檢視頸背腰肌筋膜問題

肌筋膜的疼痛與發作，往往是個複雜的問題，了解並找出「激痛點」（Trigger point），在治療與鑑別診斷上是件重要的事。

這些激痛點往往是因反覆受傷處肌肉內血管收縮，肌纖維壞死、脂肪粒沉澱、局部纖維化後產生對按壓特別敏感的痛點，並且將疼痛向某些特定方向放射而出。但是，並不是所有的頸腰背疼痛都有典型的發作模式，所以這樣的分類也只能作為參考，專業醫師的診斷不可少。常見的肌筋膜炎有下列幾種，讀者可從症狀來判斷：

＊常見疼痛模式（×為激痛點，∴為疼痛傳布區。下圖皆同。）

❶腰方肌（Quadratus lumborum）

腰方肌的疼痛常見於彎腰合併扭轉的動作，如從椅子上突然站起來、前傾去拿側方的東西、搬太重的東西（如抱小孩、大型寵物或家具）、騎機車突然受到大力撞擊等。激痛點常見於下背痛、脊椎與身體外緣之內三分之一處，並傳導到臀部。

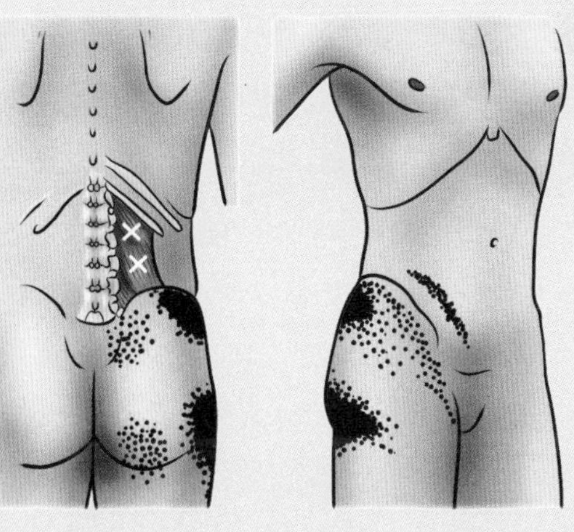

❷腰椎旁肌

腰部髂肋肌（Lliocostalis lumborum）

胸長肌（Longissimus thoracis）

多裂肌（multifidi）

身體同時前彎及扭轉，特別是肌肉疲勞、受寒，或維持某一固定姿勢很久（如長途開車）、腰椎太直或太後彎等不正確弧度時，都容易使這些肌肉出現病痛。激痛點常更靠近脊椎兩旁，可傳導到下腰部、薦骨、尾椎骨。

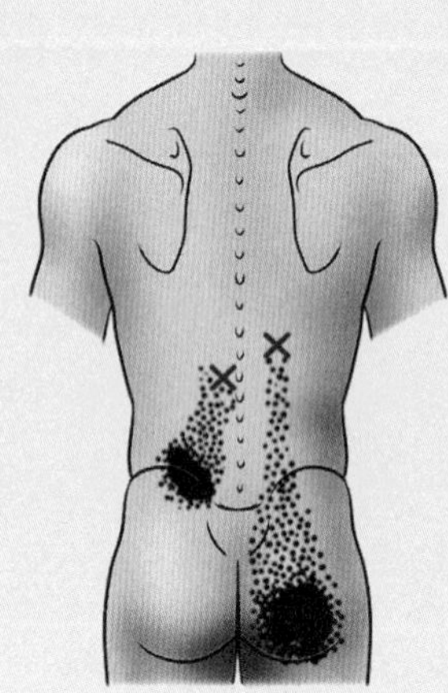

❸腹直肌（Rectus abdominis）

喜歡在床上看書、打電腦，工作或讀書時身體過度前傾，腹部運動過度、解便太用力，都容易造成腹直肌疼痛。激痛點在上腹部胸椎下緣或下腹部肚臍之下，傳導痛除腹部中間帶外，也會傳到後背及兩側的腸骨脊附近。

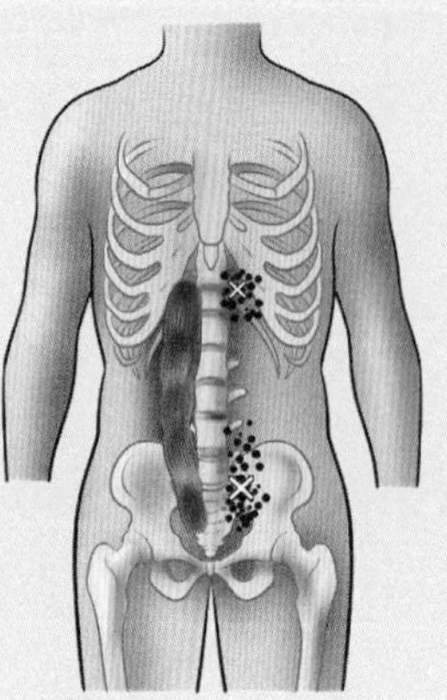

❹髂腰肌（iliopsoas）

長時間彎腰坐著，特別是身體過度前傾，膝部彎曲且抬得較高，如乘騎重型機車、騎把手過低而坐墊過高的腳踏車、蜷坐在柔軟沙發上或在床上打電腦，還有天氣寒冷時身體捲得像蝦米般睡覺，結果一起床就感到腰部疼痛。激痛點常在下背脊椎旁及臀部上緣。傳導痛到腰部脊椎旁及大腿前面及腹股溝附近。

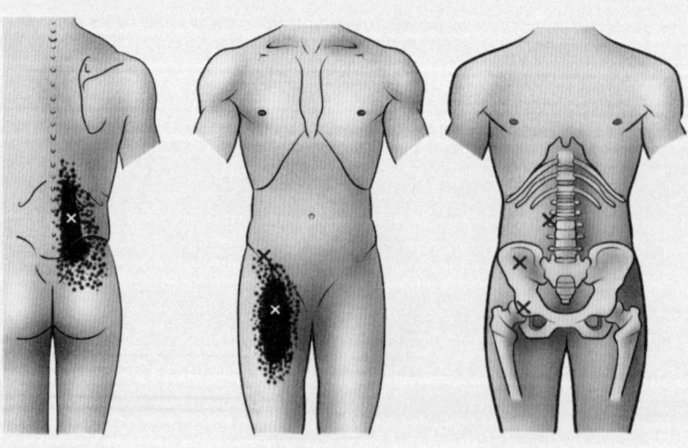

❺臀大肌（Gluteus maximus）

屁股的撞擊、長時間登山、要跌倒時突然強力撐住、臀部肌肉注射，都容易使臀大肌產生疼痛激痛點。激痛點在薦骨兩旁及臀部底下的坐骨棘（Ischial spine），傳導痛可瀰漫在整個臀部及大腿後上方。

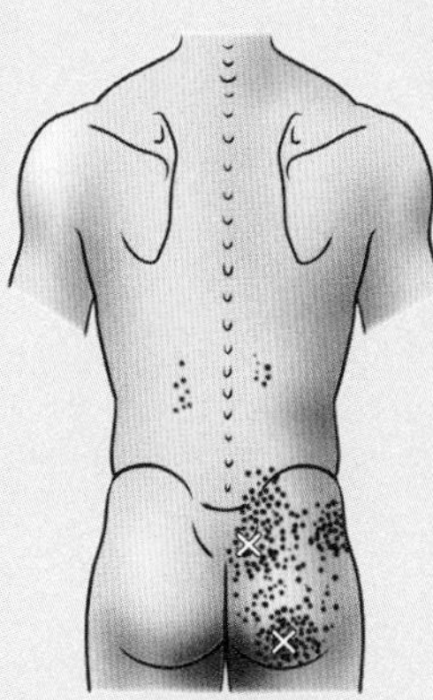

❻薦髂骨症候群（Sacroiliac syndrome）

當年紀漸長及缺乏運動時，薦髂關節的活動性降低，產生纖維性沾黏或關節發炎，跨於其上的肌肉將產生不正常收縮、僵硬、韌帶發炎。激痛點在薦腸關節處，傳導痛到大腿後側中央帶。

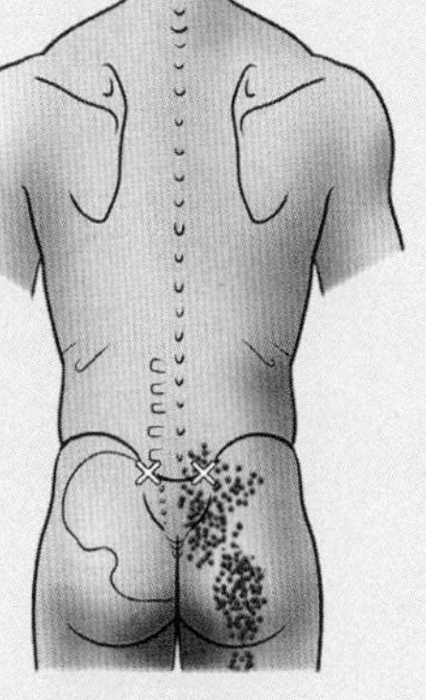

❼後側面關節症候群（Posterior facet syndrome）

人體軀幹後仰時，脊椎骨的上下面關節會靠合。如果長時間姿勢不良、腰椎向後彎的弧度過大，後側面關節壓力過大，將導致身體後仰時的背痛。激痛點在脊椎骨背後兩側，傳導痛至大腿後側中間帶。

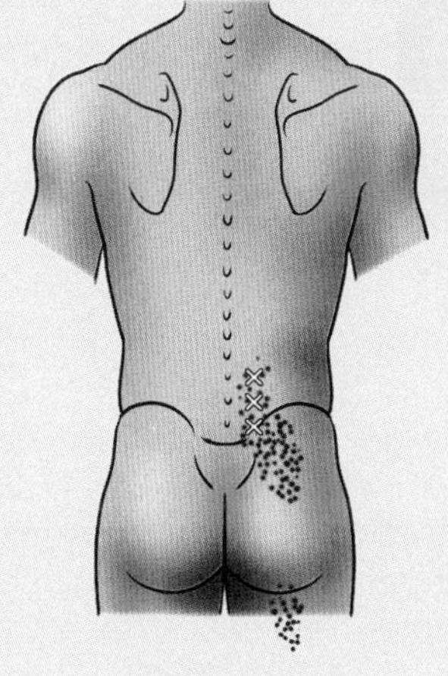

一次搞懂椎間盤突出、椎弓解離症、脊椎滑脫、骨刺增生、退化性脊椎炎、脊椎管狹窄症與坐骨神經痛

「醫生，我明明是坐骨神經痛，為什麼又說是椎間盤突出，還有醫生診斷是脊椎滑脫症。也有醫生說長骨刺，另一位則說不明顯。為什麼會這樣呢？」

在釐清疾病前，我們得先了解大部分脊椎相關問題，都有下列幾種症狀表現：

❶ **疼痛：**關節炎、脊椎不穩定、肌肉痛、筋膜痛、韌帶發炎、神經痛引起。

❷ **麻木感**、**感覺異常**（如燒灼感、東西在爬的感覺）：神經壓迫、刺激或損傷引起。

❸ **肌肉無力**、**肌肉萎縮：**神經受損所致、長時間行動不便引起的肌力退化、運動不足、外傷後遺症。

❹ **脊椎結構不穩定**引起的無法施力、負重。

這些都是脊椎問題常見的症狀，它們可能獨自發生，也可能同時存在，而且相互轉變，並隨著不同的病程而改變。

而各種脊椎問題可單一存在或合併發生，問題越多治療往往越複雜，就得格外用心。在診斷上，也因為脊椎問題的不同面向，才會出現患者在不同醫生處得到不盡相同的訊息，但透過專業的眼光，這些診斷很可能都是對的。

接下來我們用圖解的方式（請參考左頁），來說明脊椎的種種病變，然後把可能的症狀加上去，就很容易了解是什麼問題了。

Prevention 預防

- 維持正確的姿勢與適當的休息。
- 選擇符合人體工學原理及自己體型的生活用具，包括桌椅高度、螢幕鍵盤、良好支撐的床具、枕頭等寢具。
- 規律運動，特別是核心肌群的鍛鍊。

各種脊椎病變

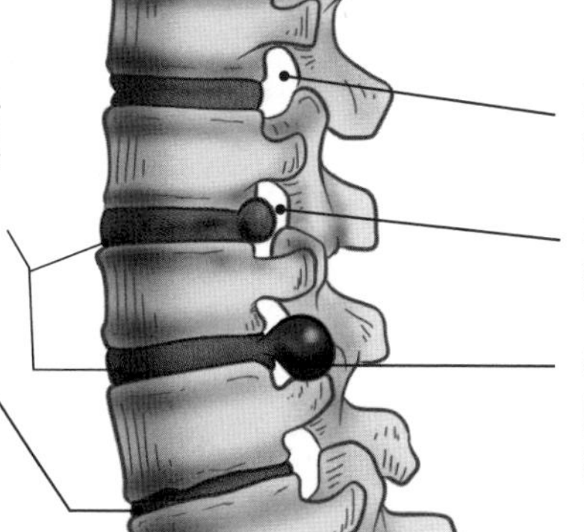

正常椎間盤，厚度正常，均勻
退化的椎間盤，水份減少，有時高度下降，有時前後不均勻
退化或外傷後變得很薄的椎間盤，使得身高變矮，其後之椎孔也變小
嚴重退化的椎間盤，使得脊椎僵硬痠痛
骨刺形成，椎體前後緣均有。後緣者較容易壓迫到神經
正常的椎孔，可容納脊神經、血管
椎間盤突出，使椎孔變得狹小、容易壓迫到神經
破裂的椎間盤，突出向後壓迫，可能造成嚴重的神經症狀

- 脊椎管狹窄，因這些相關問題及老化本身，使脊椎管變窄，影響其中的脊髓神經及血液循環系統
- 不同的神經症狀，因不同的壓迫或損傷而異

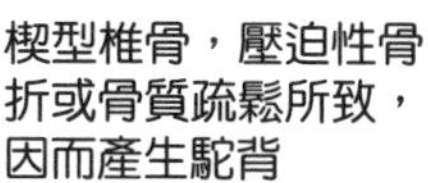
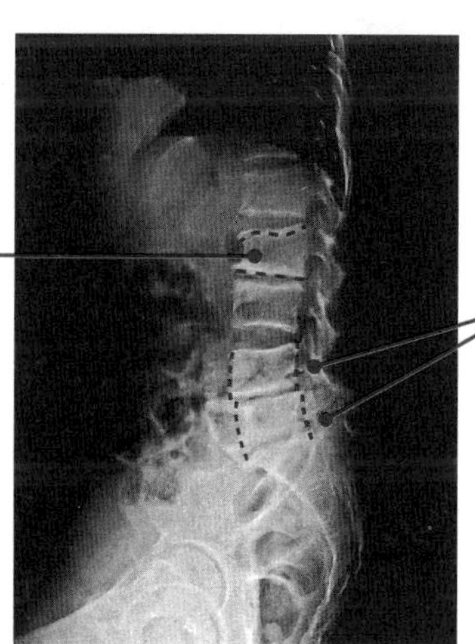

楔型椎骨，壓迫性骨折或骨質疏鬆所致，因而產生駝背
脊椎滑脫，第 4、5 腰椎滑脫、上下沒有對齊，有機會造成神經壓迫及脊椎管狹窄

- 必要時採用護具，如搬重物時的護腰，能有效增加腰部支撐及腹內壓，防止受傷。

Treatment 正確治療

- 釐清主要問題後，再針對問題處理。多重問題則依緩急輕重原則擬定治療計畫。
- 藥物治療：以非類固醇消炎藥改善發炎及疼痛，肌肉鬆弛劑可減輕肌肉緊繃痙攣的不適，適當補充維生素（特別是B群）及神經修復劑，並適時使用有助於血液循環的藥物或食品。
- 物理治療：包括熱療、電療、超音波、牽引治療、深層肌肉按摩、徒手治療、運動治療、生活狀況評估。
- 選用適當護具，腰背部護具最好有鐵條或塑膠條支撐，有適當寬度，材質通風，不引發過敏反應，才能提供足夠的保護與支撐。穿著時，鬆緊要合宜，一般以順利放進一個拳頭為合適。
- 急性期建議一早起來就穿，每兩個小時放鬆十五分鐘。吃飯時可放鬆。睡覺一般不穿，利用穿著時間（六到八週）鍛鍊腰力；除非必要，不建議穿超過三個月，以免養成依賴或反而造成腰力減弱。若腰椎問題已改善，則改成「只在做負重的工作時穿」，提供暫時性的必要保護。
- 局部注射，包括局部消炎藥、增生療法製劑。
- 神經阻斷術：持續性的症狀經保守治療無效時可考慮。包括神經根阻斷術、硬脊膜上或硬脊膜下注射、熱凝療法。
- 手術治療：目的在解除神經壓迫，改善脊椎變形，重建脊椎穩定度；對於穩定度不足或變形過大者，必要時須採用脊椎內外固定物。

Training 訓練強化

- 無論用哪一種方法治療，維持良好姿勢，避免繼續惡化都是最重要的。要知道，脊椎的負荷與老化並不會因為手術等治療而停止，甚至可能因手術改變了脊椎的力學結構而加快了退化的速度，所以「疼惜自己」，是追求健康的第一步。
- 訓練肌力、柔軟度、平衡力以維繫脊椎及「核心結構」的功能（請參考第四九頁）。

- 適當飲食調理，避免骨質疏鬆、避免跌倒。

- 適時追蹤自己的狀況，有任何問題儘早處理，防患未然。

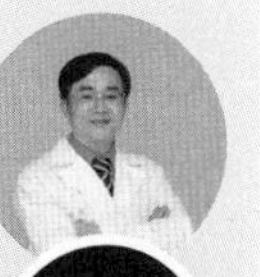

游醫師講堂

如何選擇適合自己的腰背部護具？

無鐵條支撐的束腰	有鐵條支撐的軟背架		硬背架
	較短者	較長者	以泰勒式背架為例
・束腹可調整身材與增加腹壓的支撐	・具不同設計之鐵條或塑膠條可提供支撐 ・理想者依身形設計，可多方向調整壓力。有不同大小，需依體型選擇		・最有力的支撐，需要量身訂製 ・一般用鐵架或塑膠為主要材質
・柔軟舒適，支撐性弱 ・常用於產後加速身材恢復 ・對脊椎病變者支持力不足	・多數脊椎病變者適用 ・依受損位置選擇不同高度的產品 ・選擇時同時注意透氣排汗及材質是否會引起過敏		・使用於嚴重脊椎病變、壓迫性骨折，手術後使用 ・支撐性最強，但舒適度最低，一般都作短期或急性期使用較多
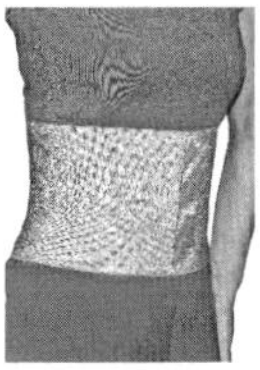	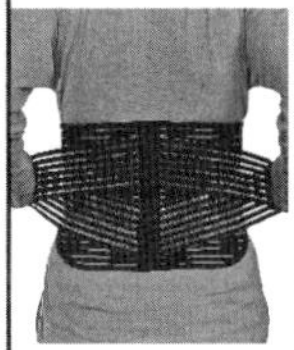	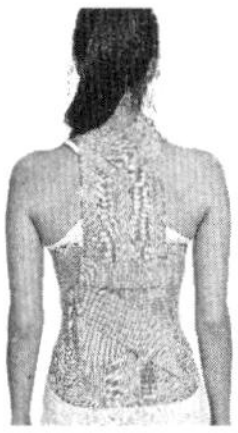	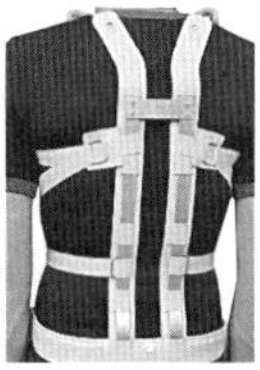

龍骨垮下來的脊椎壓迫性骨折

七十五歲老太太坐在輪椅上被憂心的兒子推了進來。持續性的背痛讓她食慾下降、翻不了身也站不起來，還整整一個星期沒排便。X光檢查看到並不算嚴重的退化性脊椎炎，但第一腰椎已經垮掉四分之一，有明顯的骨質疏鬆。這是典型的腰椎壓迫性骨折。

由於患者還罹患高血壓、糖尿病而且體能狀況不佳，患者與家屬亦不考慮接受手術，因此優先採保守性治療，我建議她穿加長型的軟背架六到八週，同時自行在家熱敷及開始鍛鍊下肢，加上藥物治療。在她良好的配合下，一週後已經可以在家人協助下站起，四週後可在護腰支撐下自由行動。

此後建議患者針對骨質疏鬆積極治療，並鍛練體力，同時回過頭來將既有的高血壓、糖尿病等慢性疾病妥善控制。

Prevention 預防

要預防，最重要的就是「保密防跌」，保持您的骨密度，防止跌倒。（有關骨質疏鬆的評估請參考第三八頁，飲食保健請參考第一八二頁）。

Treatment 正確治療

- 適當休息，減少患部壓力。
- 選擇適合自己的護具。較嚴重者宜採硬式背架，較輕微者則可選有支撐鐵條的護腰，以提供保護並減輕疼痛。由於患者的疼痛可能在一坐起或站立就加劇，所以建議一早起來就穿，兩個小時放鬆或休息十五分鐘。睡覺時以不穿為原則（若連翻身都困難時也可穿，但宜稍放鬆，以免影響循環及內臟活動）。
- 受傷前三天可於患處冰敷（若患者為老人家，冰敷恐不太適應，以冷敷即可）。三天後改成熱敷。
- 藥物治療：非類固醇消炎藥NSAID、肌肉鬆弛劑為主。常合併止痛藥。抑鈣素（calcitonin）

注射或鼻噴劑。若因痠痛影響排便則加上軟便劑。宜注意睡眠、情緒、呼吸系統、泌尿系統，褥瘡等問題。

- 物理治療：受傷或發生骨折的六週後，可開始物理治療，以緩解疼痛、維持肌力及生活功能為主要治療目標。至於保持肌力的訓練，使如抬腳運動，只要體態狀況容許，則應儘早練習。
- 手術治療：因骨折本身或脊椎變形壓迫到神經並有顯著症狀，經保守治療無效，骨折處不癒合，疼痛無法緩解改善者，可考慮手術治療。

游醫師講堂

為什麼會發生脊椎的壓迫性骨折？

脊椎的壓迫性骨折不同於重大外力造成的傷害，多數只是因中等程度或輕微的跌倒，甚至只是搬個重物，打個大噴嚏就使得原本已經疏鬆的脊椎垮下來。

它不像一般骨折會讓骨頭斷成兩段，而是脊椎體由正常的長方型垮成楔型，嚴重時甚至扁到只有片狀。X光是標準的檢查，但更進一步評估脊椎結構的穩定度與神經傷害，則可能須經電腦斷層或磁振攝影檢查才能確診。

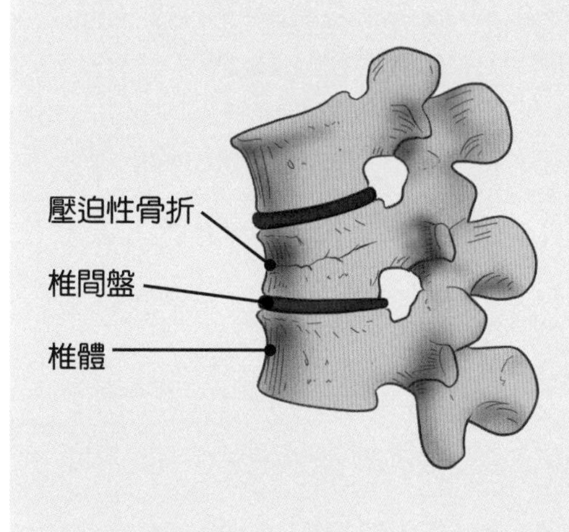

會危及生命、造成癱瘓的脊椎腫瘤

我在門診常會遇到許多病人因背痛而擔心自己是不是長了腫瘤。其實，脊椎腫瘤造成的背痛只占很小部分，而且絕大多數脊椎腫瘤初期是沒有明顯症狀的，要等到腫瘤壓迫神經，甚至造成病理性骨折，才會出現疼痛或神經症狀。但由於腫瘤、尤其是惡性腫瘤，有機會造成永久性傷害、癱瘓，乃至於危害生命，所以在治療脊椎問題時，自然不可掉以輕心。

脊椎腫瘤大致可分為三大類：❶脊體腫瘤，就是長在脊椎骨上或附近軟組織的腫瘤。原發性的、從脊椎或鄰近組織長出來的，大部分是良性；轉移而來的，則是惡性腫瘤。❷硬腦膜內脊髓外腫瘤，大部分是良性，成長慢，手術相對而言較安全而且較易成功。❸脊髓內腫瘤，即使現代手術技術進步，治療的風險相對而言還是較大。

症狀

大部分都無法從症狀上直接辨識腫瘤的存在，一般而言會有：

- 疼痛，有時只感到局部疼痛。加壓在疼痛位置常感覺更痛。
- 疼痛不會因為休息而改善，有時甚至晚上睡覺時比白天更痛。
- 壓迫到神經時，產生神經功能障礙，如麻痺、無力，或排便習慣的改變。
- 可能伴隨著食慾下降、體重減輕、極度疲勞衰弱、發燒冷顫、噁心嘔吐等。
- 突然原來的慢性脊椎症狀變得嚴重或症狀改變，而且以保守性治療無效。

Treatment 正確治療

必須依腫瘤的型態、位置、大小及當時的臨床症狀與患者本身的生理狀況，才能擬定最適合的治療計畫。若是惡性腫瘤的治療，更有賴跨科別的團隊合作，才能達到最理想治療結果。

年輕男性好發的自體免疫疾病僵直性脊椎炎

僵直性脊椎炎（Ankylosing spondylitis），顧名思義就是脊椎變得很僵硬，常好發在二十歲左右的年輕男子。初期常感覺腰椎僵硬疼痛與一般腰痠背痛不易區別。但患者常覺得一大早起床時別特不適，隨著活動慢慢好轉，而且與工作是否疲勞無關。這與一般因工作、負重在傍晚或晚上特別痠痛，睡一覺起來就緩解的情況不同。

隨著疾病發展，背痛會向上延伸，腰部功能失效而無法向前後彎曲或左右轉動。嚴重時，會影響頸椎及兩側髖關節，使得行動困難、頭無法抬高，造成佝僂。又因為活動不良，骨中的鈣將流失而造成疏鬆，變得容易骨折。屬自體免疫疾病，也可能合併虹彩炎、腎臟發炎等疾病。

早期X光檢查可發現，患者的薦骼關節變得模糊，漸漸的，整個脊椎會逐漸黏連，成為像竹子般的脊椎（Bamboo spine）。透過血球沉降速率ESR及白血球抗原第二十七型基因HLAB-27（正常人只有約七%呈陽性反應，而僵直性脊椎炎患者高達九〇%呈陽性反應），可協助我們加以診斷。

Treatment 正確治療

- 藥物治療：非類固醇消炎藥及免疫調節劑可改善症狀，但每位患者的差異性頗大。近年來針對「腫瘤壞死因子」的生物製劑，對難控制的患者也具一定療效。
- 物理治療：可以維持關節及肌肉機能，特別是避免駝背。所以我常建議患者趴著做四腳離地挺胸的運動，即使脊椎最後會僵硬，也需努力保持在正確的位置上。
- 手術治療：用以治療嚴重的駝背（影響到呼吸及生活）。髖關節置換術則用於髖關節遭到破壞而僵硬的患者。

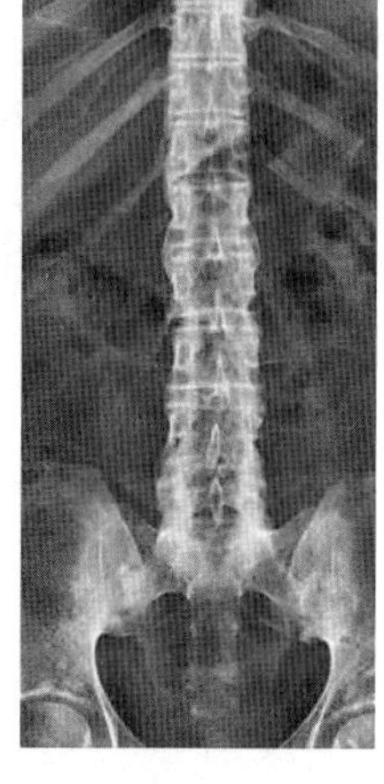

▲ 後期僵直性脊椎炎，脊椎已像竹子般完全硬化。

高風險族群千萬別輕忽！

銀髮族容易罹患的退化性關節炎

所謂的退化性關節炎（Degenerative arthritis），又稱作「骨關節炎」（osteoarthritis），指的就是隨著年紀變大而發生的關節炎。

我們年輕時軟骨生長快、彈性好、水分佳、磨損少；但經過數十年寒暑的磨擦使用，加上修復力下降、軟骨長得少用得多，磨損得越來越薄、越來越沒有彈性，軟骨底下的硬骨也會跟著受損變形，或增生產生骨刺，加上韌帶僵硬缺少彈性，關節囊鬆弛，磨損掉落的軟骨會在關節內移動形成關節鼠（指關節內游離的碎骨或碎軟骨等，像老鼠一樣跑動）。當出現一連串炎性反應，造成關節疼痛、紅腫、關節積液腫大，並且無法受力活動時，就變成顯著的退化性關節炎了。如因外傷後遺症而造成關節退化，則稱為「繼發性的骨關節炎」（Secondary arthritis）。

人體幾乎所有關節都有機會出現退化性關節炎，但以受力及使用最多的膝關節、髖關節最常見，脊椎（特別是腰椎、頸椎）、踝、腕、肘、肩、手、腳也都會發生。

以膝關節為例，退化時往往從疼痛、特別是內側疼痛開始，常發生在爬山、上下樓梯及長距離行走時。漸漸的，形成膝內翻而變成O型腿，少數人會呈現膝外翻的X型腿。關節內若有積水時，膝蓋骨變得浮動而不穩定，使疼痛及不穩情形更加惡化。

一旦關節逐漸變得不靈活甚至僵硬，周遭的軟

膝關節退化的 4 大進程

分期	臨床表現	X 光片
第 1 期	關節軟骨會有輕微發炎，偶爾有輕微疼痛。X 光影像無顯著變化，可能在關節邊緣骨刺隱約可見。一般在 20 ～ 40 歲發生。	
第 2 期	關節表面不平整。有輕度疼痛。X 光開始看到關節間隙略有狹窄，有輕微骨刺形成。一般在 40 ～ 50 歲發生。	
第 3 期	關節軟骨部分破裂，中度的疼痛，上下樓或蹲踞漸感困難或不適。X 光可看到顯著的關節間隙狹窄及骨刺生成，也可見受壓力關節面硬化或關節面不平整。	
第 4 期	關節軟骨嚴重磨損破裂，露出底下的硬骨，嚴重疼痛，不行走也痛。X 光可見關節間隙消失及顯著骨刺。關節變形不穩。	

組織也會跟著鬆弛無力，肌肉則因活動量減少而弱化萎縮，使得關節更加不穩定並加速退化，形成惡性循環。所以初期的退化性關節炎可能發生在四十多歲時，維持相當長時間，等到了六十歲時才突然快速惡化，就是這個道理。因此，當關節出現問題時就應積極保養，才能減少將來惡化的機會。

好發族群

退化性關節炎一般以勞動多、受力多者最容易發生。不過，臨床上也有不少嚴重手指退化性關節炎的「貴婦」，平時並不常做家事，但關節變形退化情形卻相當嚴重，這有的是因為體質所致，有的則因為平時很少使用力量，使得肌力嚴重不足，導致關節反而很容易退化。

Prevention 預防

預防退化性關節炎最重要的是維持肌肉力量、關節柔軟度與平衡力。避免外傷及過度受力，也要避免因運動不足造成的「早衰型筋骨關節病變」（請參考第二二一頁）。

Treatment 正確治療

如果真的發生了，原則上以保守性治療為主，嚴重時才須動刀。

- 藥物治療：用非類固醇藥物、肌肉鬆弛劑，必要時加上止痛藥。
- 補充營養食品，包含鈣、葡萄糖胺、軟骨素、酪梨油粹取物、乳油木果、玻尿酸及其他保健食品。
- 體重控制，避免過勞。
- 物理治療：以冷熱療、電療、紅外線、超音波、徒手治療、運動治療為主。
- 採用適當護具保護，避免進一步傷害（護具說明請參考第八三、九六及一二八頁）。膝關節內翻時，可用鞋墊增加外側支撐。
- 必要時抽取關節積液，做局部藥物注射治療。關節腔內注射玻尿酸對膝關節、肩關節效果良好，近年來有關增生療法的使用，也有不少進步。高濃度血小板血漿（PRP）近年也開始應用於退化性關節炎的治療。
- 手術治療：包括關節鏡手術、矯正切骨術、部分或全人工關節置換術。

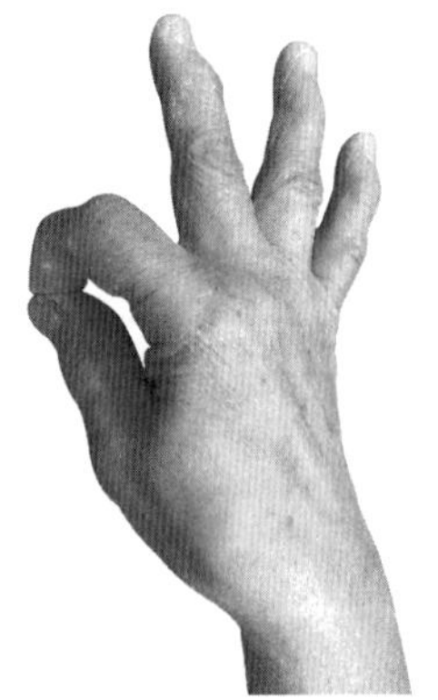

▲ 中度的手部退化性關節炎，每個指間關節都腫大變形，特別是指頭末端關節尤其明顯。

中年女性好發的自體免疫異常疾病類風濕性關節炎

不少人發現自己的關節疼痛會隨天候變化而改變時，就會問：「這是不是風濕呢？」事實上，多數的關節炎都可能因氣溫驟降溼冷、活動量，乃至於其他生活狀況而改變。

至於「類風濕性關節炎」，指的是與身體免疫異常有關的特定關節炎，它會產生許多抗體，破壞身體正常結構，是一種頑固且廣泛的慢性疾病。最常侵犯的部位是四肢小關節，其次是肌肉、肺、皮膚、血管、神經、眼睛等，可說是一種全身性的疾病。其他免疫疾病也會侵犯到關節，如紅斑性狼瘡、乾癬等，造成關節炎。

症狀

類風濕性關節炎是由一群症狀構成，主要包括早晨起來關節僵硬超過一個小時以上、兩側對稱多發性關節炎，出現腫脹疼痛。早期常侵犯手指近端的小關節、手腕、足部，膝、踝、肩關節也可能被侵犯。檢查時，有些患者身體特定部位會發現類風濕性結節，血液及X光檢查都可以幫助診斷。隨著疾病的發展，骨質疏鬆症、腕隧道症候群、心臟及肺部也會受波及。

好發族群

中國人罹患類風濕性關節炎的盛行率為○．四％，男女比例為一比三，在台灣大約有十萬名病患。任何年齡都有可能發病，但以四十至六十歲中年女性最多，而且有家族遺傳傾向。

Treatment 正確治療

治療的主要目的在於改善病症、緩解症狀，並維持身體各組織器官的機能，並減少關節更進一步的嚴重破壞。

- 藥物治療：第一線藥物以非類固醇消炎藥（NSAID）為主，可止痛消炎。第二線藥物包括疾病修飾抗風濕藥物（DMARDs），作用較慢且較長效，如金製劑、抗瘧疾藥物、磺胺類藥物、免疫抑制劑。類固醇製劑可合併第一、二線藥物使用。
- 生物製劑：如腫瘤壞子因子抑制劑、作用在T細胞共同刺激路徑的藥物、某些單株抗體等等。
- 物理治療：除熱療、蠟療、電療、被動療法外，許多輔具及職能治療的方法（如副木、夾板）及運動療法均值得綜合運用。
- 手術治療：修補被破壞的軟組織或關節，如滑膜切除術、肌腱修補術，乃至於關節置換術。

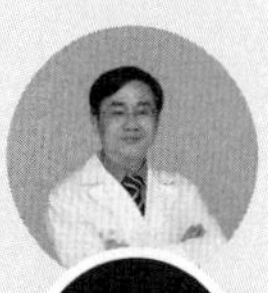

游醫師講堂

5分鐘認識骨折治療

骨折問題包羅萬象，不同部位、不同嚴重程度、不同受力方式、不同年齡與身心狀況、是否合併開放性傷口、神經血管是否受傷、身體是否有其他更優先或致命性傷害（如顱內出血、內出血、嚴重感染等），以及原本是否有其他骨科或非骨科疾病，都是骨科醫師為患者訂定治療計畫時必須考慮的。

不過，在面對各種不同骨科狀況時，還是有一些基本大原則是主要考量重點，以簡單的流程圖提供讀者參考。

骨折治療的專有名詞

● 內固定

所謂內固定是指將皮膚至骨折表面的軟組織、肌肉分離，然後直接將骨釘、骨板等置於骨折處，達到良好固定效果，再將組織縫合。

常見的方法有：❶骨螺絲釘固定，❷骨綱絲及骨釘固定，❸骨髓內固定，❹骨板固定，❺特

移位，
將影響未來機能

可徒手復位或牽引
復位且復位後穩定

採用徒手復位，
或牽引復位後石膏固定
或副木固定

・無法有效徒手復位者
・復位後不穩定
・多重骨折
・採用固定復原速度較快者

內固定手術治療

開放性骨折，含開放性傷口

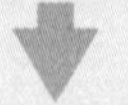

注意是否合併血管、神經、
嚴重軟組織傷害

傷口小而清潔

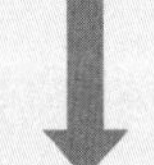

與單純骨折
處理原則類似

傷口污染、有重大
合併之傷害

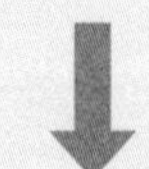

外固定手術，外固定合併
內定手術，多階段手術，
跨科別聯合治療

殊設計之固定器材，❻前列各項器材混合使用。

●外固定

所謂外固定是將骨折各段先用骨針或骨釘固定起來，然後在體外用金屬或特殊設計的固定架予以連結來維持穩定。當開放性骨折傷口狀況不理想時，直接使用內固定感染風險機率大，外固定可能是較佳選擇。至於如何判斷，得靠骨科醫師的專業考量。

●一般注意事項

但無論是以石膏固定或手術後，皆應注意將患肢抬高，適時地予以局部冰敷，並留心觀察末梢循環與組織狀況。有傷口時，宜注意傷口之照顧避免感染。

另外，避免於患處施力及受力，必要時上肢予以懸吊或下肢使用枴杖助行器。此外，也要定期追蹤，以免復位出現移動，到時候後悔也來不及了。

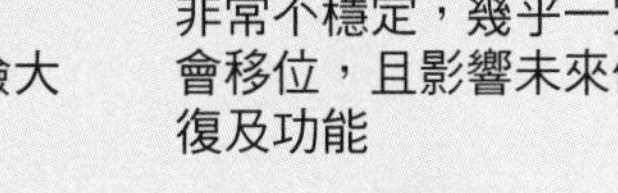

閉鎖骨折，無合併與骨折相關之開放性傷口

無移位，
或不影響未來功能之輕度移位

穩定度佳不易
再受外力影響

不穩定，
再移位風險大

非常不穩定，幾乎一定
會移位，且影響未來修
復及功能

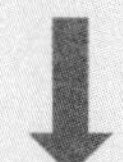
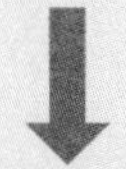

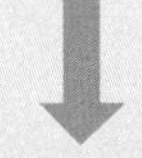

- 石膏副木（一片的石膏）或現成的副木
- 固定帶、繃帶、護具保護
- 吊手帶減少上肢活動或受力
- 枴杖或助行器減少下肢受力

石膏固定
（依不同部位有不同打法）
↓
吊手帶或枴杖等輔助

手術固定

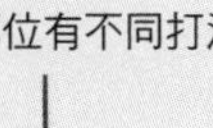

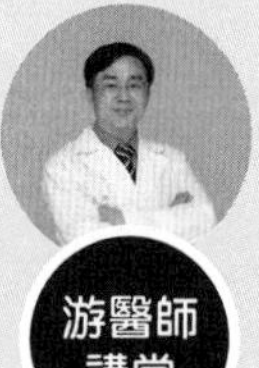

游醫師講堂

冰敷用得好，勝過消炎藥

適用：急性發炎，有紅腫熱痛現象。如外傷撞擊、扭傷挫傷、急性感染、急性手術後傷口、局部注射之後。急性傷害處理原則PRICE中的I，即是Ice，冰敷（請參考第一〇五頁）。

方法：

- 使用冰枕或冰袋，以適量冷水投入適量冰塊，接觸面溫度約在五℃左右，不是越冰越好。若天氣寒冷時，可用「冷敷」代替。冰枕或冰袋輕置於患部，並可依實際狀況離開接觸面數秒，以緩和維持接觸面的溫度。
- 每次冰敷約十五至二十分鐘。一般每日可做四回，急性外傷可增加至每小時冰敷二十分鐘。

作用：

- 改善細胞膜通透性，減少腫脹與發炎反應。
- 收縮血管，減少出血及發炎，降低組織傷害。
- 減少肌肉痙攣收縮。
- 提高神經對疼痛的閾值，減輕痛處。
- 手術後減少傷口出血及腫痛。

禁忌：

- 末梢或局部循環不良者不宜。
- 嚴重失溫者不宜。
- 避免過度冰敷造成凍傷。

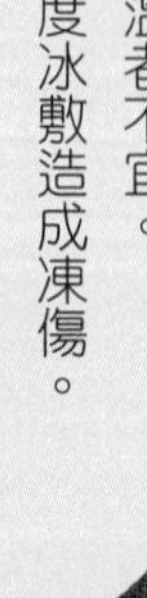

注意事項：

- 有的冰敷袋是「冷熱兩用」的，同時可用於熱敷，但一般使用溫的熱水以不超過六五℃為原則，熱敷接觸面約四二℃。有的只能用冰敷，裝熱水可能會破裂，造成燙傷。購買時要問清楚。
- 無論冷熱敷袋，都只能放或靠在肢體上，千萬不可壓上去或坐上去、躺上去，否則會破裂的。

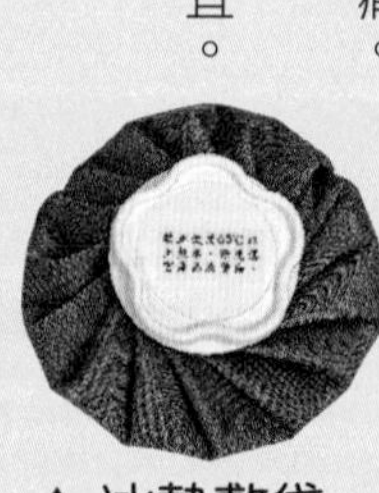

▲冰熱敷袋

游醫師講堂

熱敷用得妙，可促進循環，快速修復

適用：熱敷是最傳統簡便、可提升血液循環的好方法。對於慢性發炎、組織修復、非急性期傷害、關節組織退化、局部循環不良者，皆可使用。

方法：

- 熱水袋、熱敷電毯（含紅外線作用的溼熱毯最佳，可避免皮膚乾燥傷害）、熱敷墊均可。沒有傷口時，亦可將肢體直接泡入熱水桶中。溫度約四二℃。
- 每次熱敷以二十至三十分鐘為宜。每日二至四回。時間太長或次數過多並不能提升效益。

作用：

- 擴張血管，促進局部血液循環。
- 增加組織通透性，改善組織修復效果。
- 增進局部新陳代謝，排除疼痛物質及代謝產物、減少疼痛。
- 放鬆肌肉，消除緊繃壓力造成的疼痛，增加舒適感。
- 放鬆心情好入眠。

禁忌：

- 急性紅腫熱痛或細菌感染時，熱敷會惡化病情。
- 急性外傷、扭挫傷時不可熱敷，會增加出血及腫痛。

Q&A：

☑ Q：熱敷可用吹風機替代嗎？
A：不好。會造成皮膚乾燥受損及老化。

☑ Q：可不可以用泡澡代替熱敷？
A：不好。熱敷是為了增加「目標區域」的局部循環，全身泡澡分散效果，甚至導致目標區受益最小。

☑ Q：要不要加酒？加鹽？加蔥？加藥？
A：聽起來好像要燉煮食物，其實都不必要。雖然傳統作法加酒可增加皮膚表面血管擴張，但不見得提高效果。加入其他物質乃至草藥，則往往會增加感染機會。

☑ Q：聽說用粗鹽炒很有效？
A：炒過後的粗鹽因「比熱」大，且有紅外線釋出，在過去是個好方法。但目前科技進步，提供的紅外線溼熱毯效果更佳，所以不必這麼辛苦。

☑ Q：睡覺時整夜熱敷好不好？
A：不好。熱敷時間太長會造成組織充血腫脹，且睡覺熱敷容易燙傷。再說，熱敷後最好同時做些伸展運動，效果才會更好。

☑ Q：有糖尿病或末梢神經炎，對溫度不敏感者，使用冷熱敷要格外注意溫度，以免造成傷害？
A：是的。

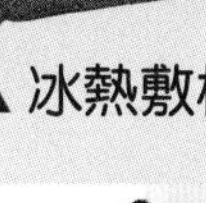
▲冰熱敷枕

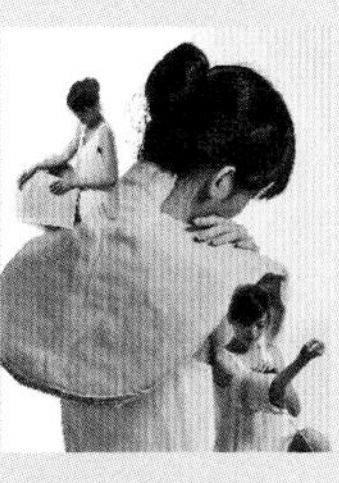
▲電熱毯

游醫師講堂

人體關節具有各個不同型態，極為巧妙

關節是指骨頭與骨頭接觸的地方，標準結構是末端有軟骨包覆，軟骨是具有彈性與水分的組織，提供良好的磨擦面及避震功能；外側有關節液囊及支持的韌帶與肌腱；關節囊內有滑液膜，分泌骨液以潤滑並滋養軟骨。關節主要功能是轉動，仿結構不同有各種轉動的方法，詳見左圖。

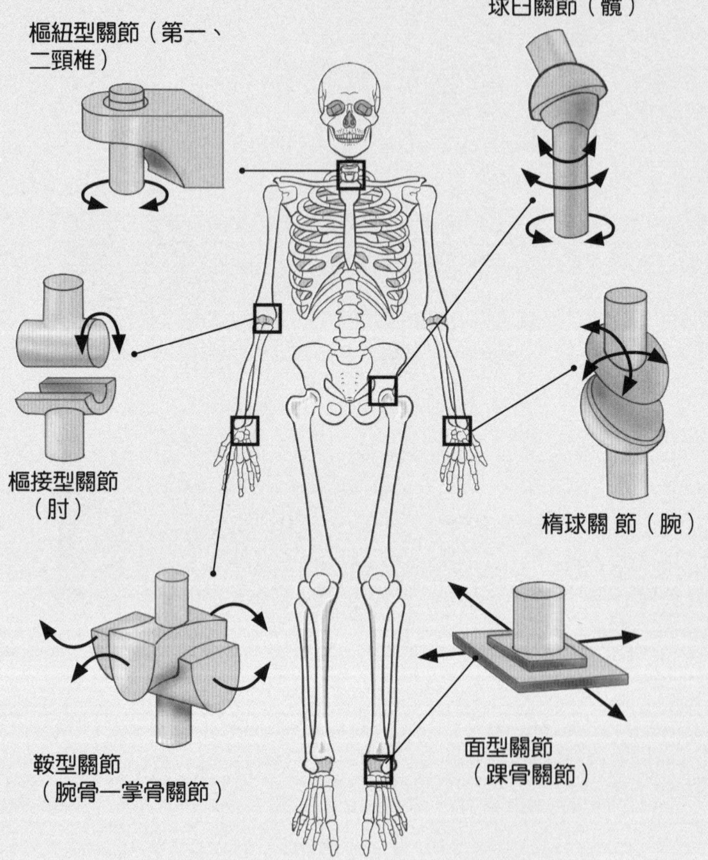

保健篇

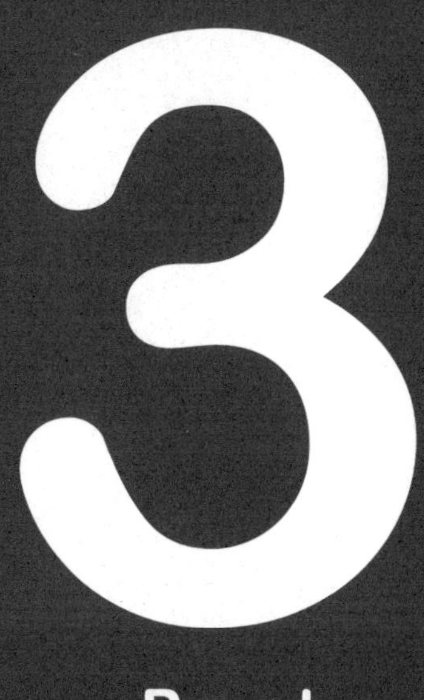

Part

5大保健祕訣，打造筋骨關節力！

想要擁有強健的筋骨關節，除了依照PTT原則，預防、治療、強化筋骨關節外，更重要的是，在日常生活中，保持正確良好的姿勢、適當攝取及補充筋骨所需的營養素，並伸展、強化你的肌力，你就能逆轉老化退化，重新打造筋骨關節力！

姿勢、營養、運動，常保筋骨勇健！

筋骨問題有個重要特色，那就是各部位、各結構彼此相關連，且互為因果，例如：肌力不足會加速關節退化；關節功能不佳則肌肉跟著萎縮；腿無力則腰疲軟；腰有傷則腿無力。

換句話說，只要某一關節肌肉出了問題，就可能會演變成多重功能衰退，產生「整組壞光光」的惡性循環。

唯一慶幸的是，經過合理適當的調理，這些狀況是可逆的，即使已經有一定年齡了，只要能切中要點，短期訓練就可以獲得顯著的進步。而且有了一個正確的切入點，產生良性循環，同樣有機會逆轉局勢，讓「整組好起來」！

正因為筋骨各構造彼此相連，因此筋骨的調理也不能只做一件事。像有的人天天走路、慢跑，卻是肩頸疲軟無力；有的人勤於重量訓練，但各關節卻僵硬疼痛；有的人專注練氣功，肌肉強度卻未曾加強過。會有這些現象，正是只注重單一點的調養，而忽略了身體全面的結構與平衡。因此，本章將告訴你，如何透過不同面向的自我調養，全面提升你的筋骨關節力。

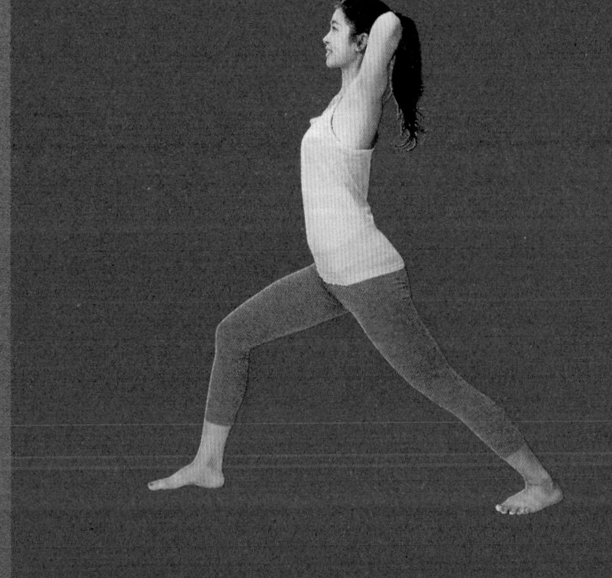

祕訣①

強化姿勢力，全面提升筋骨耐用度！

24小時姿勢都對，筋骨耐用度可增3倍

姿勢1　三七步避免長短腳，單腳站立保持青春

要知道，八五%的腰痛是找不到特定原因的。因為近三十年來，人們「靜態姿勢」為主的工作型態，已使臀腿部肌肉力下降，並為了維持長久固定的姿勢，而造成肌肉緊繃僵硬，久而久之，就會導致骨盆與關節的靈活度下降、左右不平衡。

許多人在腰腿痠疼時，自覺出現長短腳，不過照X光檢查，卻又發現腿長是一樣的。所以這並非真正長短腳，而是因骨盆旋轉，兩側髖關節、薦髂關節活動度不一所致。

為避免上述問題，時常變換骨盆及髖關節左右邊的受力，是最簡單易行的方法。換言之，就是採用常說的**三七步站立姿勢，使兩側承受不同壓力。但要注意的是，左右邊必須變換而且均勻**，都得到足夠而且等量的活動機會，以免骨盆僵硬了。

活潑而靈巧的骨盆活動，能使人體變得輕快而有彈性，同時增進骨盆腔內臟器的機能，特別是大腸的蠕動與泌尿生殖系統的活力。

三七步站立的更進一步發展就是單腳站立。單腳站立必須使用更多核心肌群及下肢肌肉，讓淺層腰部肌肉得以放鬆休息。以現代人久坐的模式，淺

層肌肉過度使用而核心肌肉不足，正是造成脊椎病變的真正原因。所以，常常訓練單腳站立，是保持青春活力的重要祕訣喔！

姿勢2 避免骨盆前傾、後傾的不良習慣和姿勢

我們剛出生時，脊椎幾乎是直的，隨著日常生活姿勢改變，逐漸形成腰椎的弧度（Lumbar lordosis）。一旦我們生活中有不當受力或習慣，就會導致脊椎病變，其中骨盆的前、後傾，更具有關鍵性影響，是長時間姿勢不正確累積的「果」，也是引發更多毛病的「因」。

要知道，這樣的變化都不是突然出現的，而是經年累月後，身體養成的「不良習慣」。所以，在日常生活中避免造成骨盆前傾或後傾的姿勢，是提高人體中心軸耐用年限的重要關鍵。

小小練習：單腳站立，放鬆淺層背肌

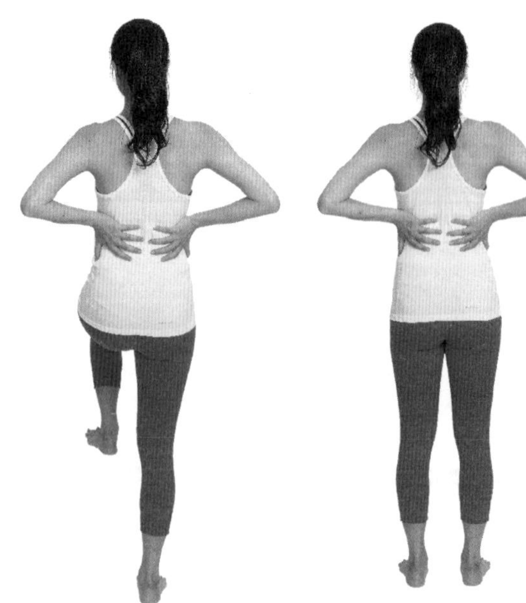

1 站立，兩腳平穩落地，兩手摸背後脊椎旁的大肌肉（闊背肌及豎脊肌），感覺其肌肉張力。

2 單腳站立，你將發現後下背肌肉不但不會繃緊，反而放鬆了。因為此時你使用了更多的核心肌群。

相信經過這樣的小測試，你已經體會到單腳站立練習的奧妙之處了！

姿勢3 直上直下搬重物，可減少腰椎損傷

雖然我們的脊椎可以承擔體重兩倍以上的壓力，但主要受力方向是與地面垂直的。任何偏斜的力量都會增加重心與脊椎軸心的距離，而使得力矩加大，造成脊椎壓力增加。所以我們在搬負重物時，必須留心身體保持正直，換言之，就是直上直下搬重物，才能減少腰椎受傷的機會。就算只是撿拾地上垃圾，也要以蹲下來撿為原則。

門診中約有一半以上閃腰的患者，都是因為違背了這個要訣所致。記住，如果必須搬起重物移動小段距離，也應善用「弓箭步」，使身體能夠保持「正直」與「中立」的位置（請參考第一八〇頁）。

	骨盆前傾	骨盆後傾
	前傾	後傾
分別症狀	• 腰椎後彎弧度過大，背部肌肉易緊繃，小腹突出、大腿後側肌肉緊繃、鼠蹊部易緊繃 • 早起常感到僵硬。常合併頭部過度向前傾、頸椎較直而僵硬	• 腰椎弧度過小、過直，身形前傾，易駝背、肩頸部及背部痠痛
共通症狀	骨盆底肌肉緊繃、梨狀肌僵硬產生「梨狀肌症候群」，影響外觀體態、核心肌肉無力、骨盆內臟器官機能失調自律神經系統失衡	
容易引發的不良姿勢或行為	• 穿高跟鞋 • 挺著肚子走路（應該要收小腹） • 打電腦時螢幕過高 • 長時間坐椅子工作，但椅子只坐三分之一 • 坐在軟床墊上看書、打電腦，臀部沉入而腰部過度後挺 • 腰部無力，運動不足	• 癱坐在柔軟的沙發上 • 床墊過軟或支撐不良，以致駝背 • 長時間彎腰低頭做事 • 長時間久坐、駝背、缺乏足夠腰部支撐 • 腰部無力、運動不足 • 骨質疏鬆、壓迫性骨折者

姿勢4 正確的辦公桌椅和姿勢，主宰我們的健康

對大多數上班族而言，坐在辦公桌前的時間既長且缺乏活動，不知不覺中成為主宰我們健康的關鍵。採取合宜正確的辦公姿勢，搭配符合人體工學的桌椅螢幕等相關設施，才不會讓自己在退休前「垮掉」。左頁圖就是提醒各位讀者，坐在辦公桌前應有的工作姿勢。

姿勢5 不睡沙發，不在床上看書、打電腦、滑手機

我在臨床上發現，很多頸椎嚴重退化的人，特別是年輕人，往往有躺在沙發或其他椅子上睡覺或看電視的習慣。看似舒服的將自己「塞」在沙發上，會給頸椎、腰椎及關節帶來莫大壓力。而坐在彈簧床上看電視、看書，也會因力量集中在臀部，使得床墊凹陷，腰椎受到扭曲。

門診上我常開玩笑有一種「骨科之友」的姿勢，那就是盤腿坐在柔軟的床墊上，低頭打著放在膝上的筆記型電腦。這樣的姿勢剛好對頸、胸、腰、肩、肘、腕及髖、膝、踝都產生極大的壓力與扭曲，長久下來，必定會成為骨科門診的病友。

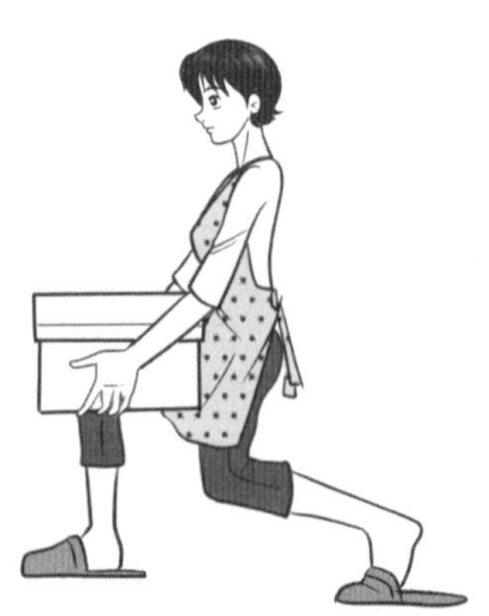

▲ 搬重物移動位置，可以採弓箭步方式

▲ 直上直下搬物

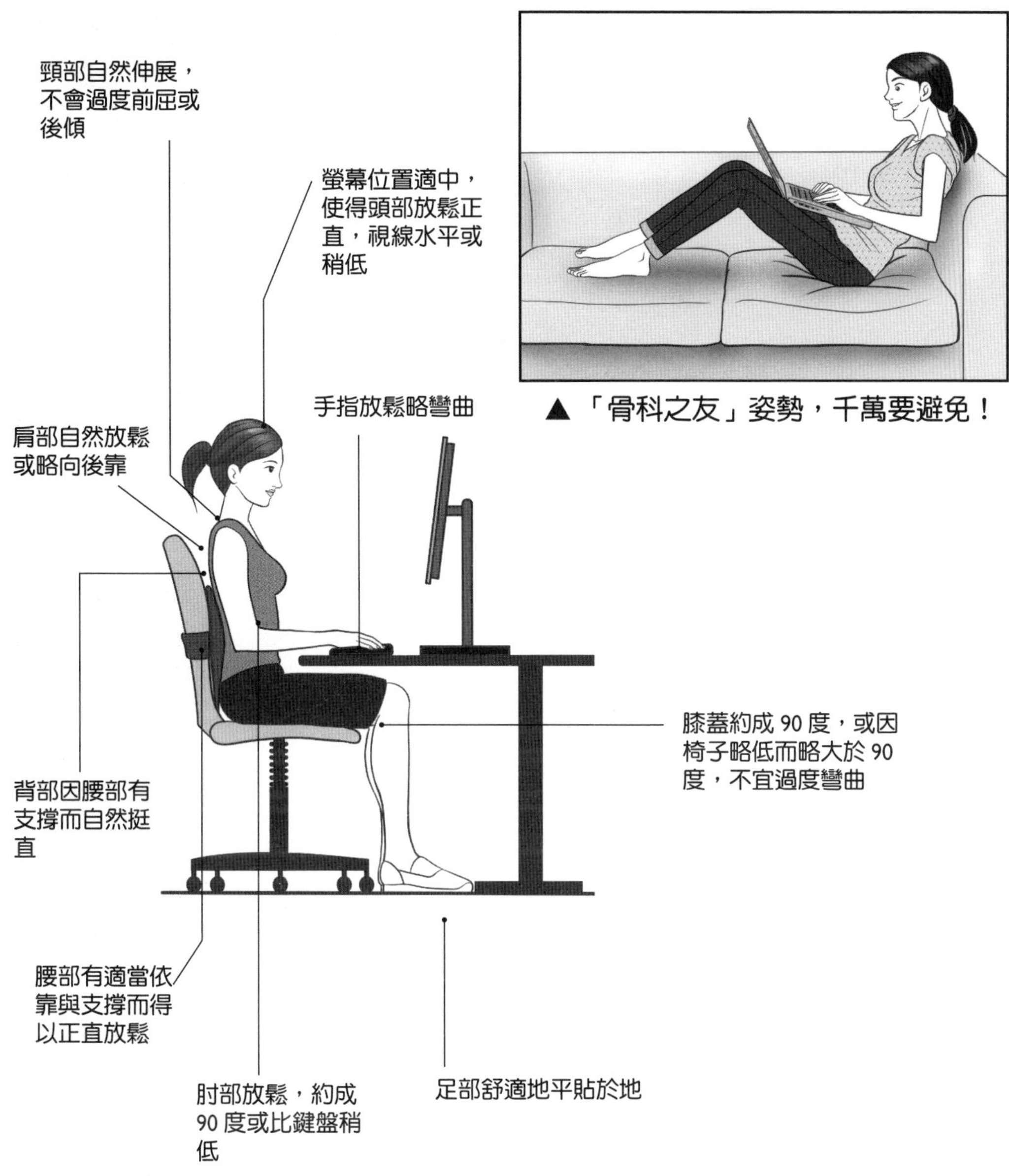
頸部自然伸展，
不會過度前屈或
後傾
螢幕位置適中，
使得頭部放鬆正
直，視線水平或
稍低
手指放鬆略彎曲
肩部自然放鬆
或略向後靠
背部因腰部有
支撐而自然挺
直
膝蓋約成 90 度，或因
椅子略低而略大於 90
度，不宜過度彎曲
腰部有適當依
靠與支撐而得
以正直放鬆
肘部放鬆，約成
90 度或比鍵盤稍
低
足部舒適地平貼於地

▲「骨科之友」姿勢，千萬要避免！

▲ 正確舒適的辦公姿勢

祕訣②

吃對食物及營養品，讓筋骨更年輕！

補充鈣，強筋健骨第1招！

一提到骨質疏鬆，第一個想到的營養素就是鈣了。一般成人體內約有一到兩公斤的鈣，是體內含量最多的礦物質，其中超過九八%的鈣貯存在骨骼中，也占了所有骨骼重量的四○%。雖然大多數人都了解鈣的重要性，但事實上要從日常食物攝取到足夠的鈣還真不容易。

根據衛福部民國九十五年至一○一年「國民營養健康狀況變遷調查」，顯示國內學童鈣攝取量幾乎一○○%未達建議量，而成人鈣攝取不足亦達八成以上。

牛奶雖含有豐富的鈣質，但是亞洲成人超過四分之三為乳糖耐受不良體質，喝乳品容易腹瀉、腹脹或吸收不良，補充效果恐怕不佳。因此，食物中最值得推薦富含鈣質又好吸收利用的是起司、小魚乾、黑芝麻、豆腐、堅果及深綠色蔬菜，應該多加攝取。

至於額外補充鈣片，到底有沒有效呢？根據調查，成人一天額外補充五百到一千五百毫克的鈣，可以有效降低骨質疏鬆及骨折的風險。至於已經骨質疏鬆的人，還來得及嗎？要知道，骨質流失是一個持續進行的問題，雖然補充不能完全阻止此一必然趨勢，卻可以減緩疏鬆的速度。因此，越是年長者及骨質疏鬆者，就越迫切需要額外補充鈣。

鈣的功能廣泛，除了保骨外，還有安定神經、調控血壓、改善大腸激躁症的功效，因此對高血壓、心臟病、頭痛、腎結石、抽筋、失眠、緊張壓力、經前症候群、更年期的人來說，都是必要的補充品，對發育中的孩子而言，更是長高長壯不可或缺的營養素。

不過，市面上常見的鈣補充品相當多，依其成分主要有碳酸鈣、檸檬酸鈣、葡萄糖酸鈣、磷酸鈣等。其中以檸檬酸鈣吸收最好，但含鈣率只有二一%；碳酸鈣含鈣量最高，達四〇%，是最經濟實惠的，但較不好吸收，一般建議與食物合併食用。

由於人體每次對鈣的吸收不會超過五百毫克，因此補充時要多次分批、每日規律，才能獲得比較好的效果。適量補充鈣質，並不會增加腎結石的機會（結石多數因體質、水喝太少及泌尿道感染所致），相反的，可與食物中的草酸結合，將不溶性的草酸鈣從糞便排出，反而減少泌尿道中的草酸濃度，降低結石發生率。

特別要注意的是，鈣的每日補充上限為二千五百毫克，超量補充對身體沒有幫助，反而可能增加泌尿道結石機率。

▼維生素D幫助鈣質吸收，還能抗老防癌！

很早以前，醫界就知道維生素D缺乏會造成「兒童佝僂症」（rickets）及成人的「軟骨症」（osteomalacia），它主控體內的鈣磷平衡及腸道中對鈣質的主動吸收，攝取不足時，骨質疏鬆及骨折風險將大量提高。鈣與維生素D合併補充，則可顯著降低脊椎及髖骨骨折機率。

理論上，人體皮膚只要經由紫外線照射，即可製造維生素D，台灣地區日照充足，應該不會缺乏。

但根據衛福部的資料顯示，可能因為室內工作型態普遍及過於重視防曬，九八％國人血液中的維生素D濃度不足。建議最好每天可以曬太陽十至十五分鐘，另外也可以補充維生素D_3來補救。

維生素D近年來成為醫療營養界最熱門話題，因為科學界觀察到，人體每個細胞都有維生素D的接受器，身體幾乎所有功能運作都要依賴它，與心臟病、糖尿病、憂鬱症、癌症及免疫系統疾病關係密切。

美國約翰霍普金斯大學指出，維生素D至少控管人體二百多個基因，而且與發炎機制相關。然而任何營養素的補充都需要在合理範圍，由於維生素D為脂溶性，可在體內累積，因此千萬不要攝取過量。中毒劑量約為每天四萬國際單位。

自然界維生素D的食物較少，主要在魚肝油（要注意是否有重金屬或毒素污染）、含高油脂的魚（如野生鮭魚、鮪魚、鯖魚），牛奶、蛋黃中亦含有。

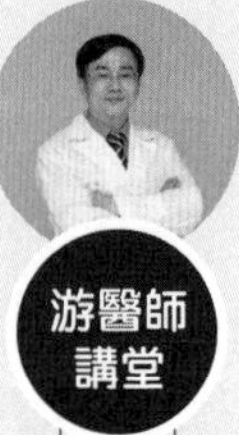

游醫師講堂

目前有科學證據支持的維生素D好處

- 協助鈣質吸收，促進骨骼與牙齒健康。
- 提升下肢力，防止下肢肌肉萎縮，年長者尤其顯著。
- 降低心血管疾病發生率。維生素缺乏者，血管狹窄比例比一般人高八〇％，死於心臟病風險多三倍。
- 降低血壓，減少高血壓發生率。
- 降低罹患第二型糖尿病風險。
- 減少慢性疼痛。
- 預防癌症，以乳癌、大腸癌、攝護腺癌的證據較明確。
- 缺乏者憂鬱症、巴金森氏症、失智症風險提高。
- 減少流感發生率。

市售鈣補充品的種類與特點

鈣來源種類	含鈣比例	吸收是否受胃酸影響	差異性
碳酸鈣 Ca carbonate	40%	+	與食物併服、含鈣比例最高、價格便宜
磷酸鈣 Ca diphosphate Ca triphosphate	30% 37.5%	+	與食物併服用
檸檬酸鈣 Ca citrate	21%	—	不受食物影響、價格高、含鈣比例低，胃酸不足 、服用制酸劑者適用
乳酸鈣 Ca lactate	18%	—	不受食物影響、含鈣比例低
葡萄糖鈣 Ca gluconate	9%	—	不受食物影響、含鈣比例低
天然鈣	難定量	+	鈣含量難定量、有重金屬污染疑慮，與 Ca carbonate 性質同，但卻價格昂貴

鈣的吸收受其他營養素的影響

營養素	功能	影響鈣質吸收
磷	• 磷與鈣形成 hydroxyapatile，是骨基質主要的礦物結晶鹽	• 磷缺乏會影響骨頭生成及礦化作用，增加尿鈣流失 • 磷過量，尤其是來自大量乳品及動物性蛋白質，會造成鈣吸收不良、血管鈣化、腎臟受損、血鈣下降
鎂	• 骨骼內含量最多的礦物質之一，70%存在骨骼中，是人體超過 300 種以上酵素的輔助因子	• 調節鈣的衡定，預防鈣質沉澱於組織及血管壁，維持心臟功能，降低動脈硬化 • 維持神經、肌肉正常功能，防止肌肉退化
維生素 K	• 骨鈣蛋白（osteocalcin）進行成骨作用的必須輔助因子，可增加骨密度、骨品質	• 較高的維生素 K 補充可改善骨骼強度及品質，降低骨折發生率
素食	• 可能造成鈣、維生素 D 攝取量較低 • 可能因大量蔬果增加鉀、鎂攝取，形成鹼負荷量（net base load），有助骨骼健康	• 研究顯示，一般素食者骨密度較低，但其差異性不足以造成對骨折風險的顯著影響（Am J Clin Nutr, 2009）
鈉	• 飲食中鈉攝取多，尿鈣排出就多，增加蝕骨作用速率以平衡鈣	• 避免高鈉攝取

優質蛋白質可維持健康所需肌肉量，提高筋骨力！

人體七〇％是水，蛋白質占一五％，是體內含量最多的有機物質，主要由二十種胺基酸構成，其中有九種為必需胺基酸，且人體無法自行合成，或合成量不足以供應本身所需，必須由飲食中攝取。

以現代人的營養來說，蛋白質缺乏的機會應該很少，但臨床上我們仍發現，許多人的肌肉組織實在過於薄弱。

根據台北市立醫院的統計，國內三十至三十九歲女性肌肉量不足的比率高達五三％，其中以腿部肌肉不足比例最高，但體脂率超高的比例卻達五五％。推測這可能與年輕女性刻意瘦身卻運動不足有關，產生所謂「瘦瘦的胖子」。

至於年長者肌肉不足的現象則很常見，除了自然老化及運動不足外，長時間忽略飲食組成或消化機能減退，也是重要原因。一般人每日蛋白質攝取建議量是每公斤體重〇．八公克，衛福部建議成年男性每日攝取六十五公克，女性為五十五公克。肌肉量對筋骨關節的健康具有決定性角色，為維持良好的肌肉量，選擇優良的蛋白質絕對是不可忽略的一環。

一般來說，雞蛋含有相當優質的蛋白質，被譽為「近乎完美的食物」。大豆製品的蛋白質也很不錯，但它缺乏甲硫胺酸（methionine），是種不完全蛋白質，必須再多攝取其他蛋白質食物來彌補。

至於牛肉、豬肉含的飽和脂肪酸量顯然高得多，相對來說禽類及魚類則較佳。堅果類如核桃、杏仁、腰果、芝蔴、松子、瓜子，亦含有較高質量的蛋白質，但胺基酸各有不同，所以可採均衡多種的攝食原則。

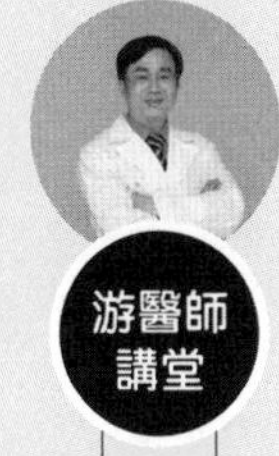

游醫師講堂

運動前後應如何補充蛋白質？

運動員需要比一般人高的蛋白質攝取量，一方面作為運動中能量的消耗，一方面作為肌肉增長的原料，特別是還在成長發育的選手。肌力型運動員需要更多蛋白質，耐力型則要增加醣類攝取，避免體重增加。

運動前：以補充醣類為主。不少運動員誤以為運動前攝取大量蛋白質，有助於成績表現，這是不對的。這時該補充的是醣類，過多蛋白質，特別是油脂過多的蛋白質，容易產生飽脹感，並且排擠醣類的補充。少量的低脂蛋白，則可減少飢餓感，是有幫助的。

運動後：身體的恢復期正要開始，此時身體一方面要恢復到原先的平衡狀態，一方面肌纖維中的蛋白質開始大量合成，並且持續二十四至四十八小時，此時補充優質蛋白質就顯得相對重要，而且有效果。

用葡萄糖胺保護軟骨，預防退化性關節炎

軟骨磨損及修復能力下降，是退化性關節炎最主要的原因，早自三十歲左右就開始發生，一般累積到五十歲左右，就會出現顯著症狀，因此保養應該儘早開始。

葡萄糖胺（glucosamine）應該是最廣為人知的保健品了，它是關節軟骨及滑液的主要原料之一，人體

可以自行合成，但中年以後的量可能不足，而使得軟骨代謝能力亦隨之不足。它能刺激軟骨細胞產生膠原蛋白及蛋白多醣，不但能促進軟骨再生修復，還能讓軟骨吸收足夠的潤滑液，以維持其結構安定及緩衝避震功能。此外，它還具有抗氧化作用，可消除過多自由基，降低關節發炎。

根據近年來的研究，軟骨的保健品配方不應只有葡萄糖胺，合併軟骨素（chondroitin）可以獲得加乘效果，因此較新的配方幾乎都採取兩者併用。軟骨素是由胺基半乳糖及葡萄糖醛酸構成的大分子蛋白，廣泛存在關節軟骨、韌帶、骨骼中，以及角膜、心臟瓣膜、血管壁及皮膚中。

葡萄糖胺與軟骨素可透過身體合成，富含蛋白質的食物是主要來源。此外，含骨膠質的食物，如雞爪、豬腳、豬耳、蹄筋、魚皮、海參等對軟骨組織也有幫助，但同時卻要留心合併吃入大量的膽固醇及飽合脂肪。當我們無法從日常食物中獲得足量的葡萄糖胺與軟骨素時，尤其當關節炎症狀出現或早期的髕骨軟骨炎困擾你時，都應該多攝取這些營養補充品。

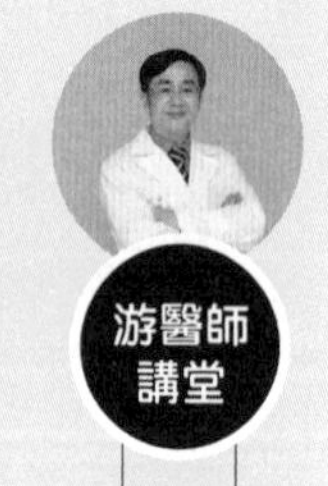

游醫師講堂

軟骨組織內的分子結構

健康的軟骨基質主要包括蛋白多醣及膠原蛋白纖維。後者將蛋白多醣體（軟骨素及葡萄糖胺即是其主要成分）固定在適當位置上，形成穩定、具彈性及避震功能的組織。

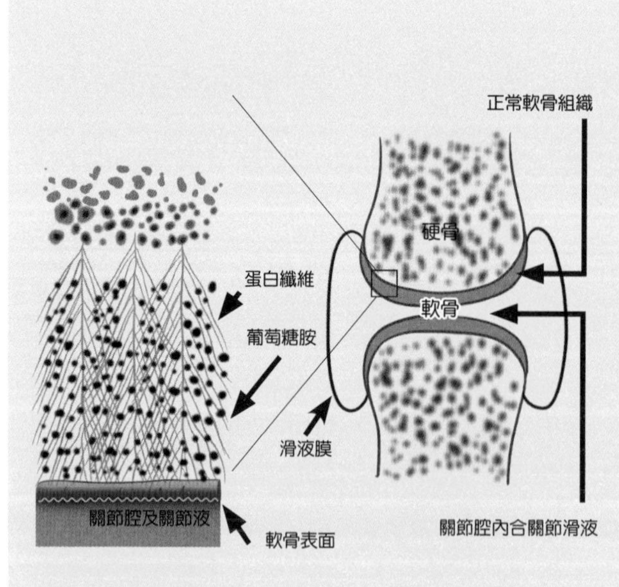

天然食物也有關節保健品：Ω3脂肪酸、乳油木果、酪梨油

關節發炎就像是泥濘的馬路，當大車（壓力）路過時，將造成更大的破壞，使馬路結構更泥濘，可說是惡性循環。因此，想要增加關節的耐用程度，就得降低關節發炎的機會。

以下幾種天然保健品可以有效降低關節發炎，是保養關節的重要補充品。

Ω3多元不飽和脂肪酸

透過對前列腺素系統的作用，可降低發炎反應，有效降低關節炎的發生及改善類風濕關節炎的症狀。

Ω3多元不飽和脂肪酸主要有：α-次亞麻油酸（ALA）（常見來源：亞麻籽、核桃、馬齒莧）、二十碳五烯酸（EPA）、二十二碳六烯酸（DHA）（主要來源為高油脂魚類，如鮭魚、鱒魚、鯖魚、鮪魚、沙丁魚、鯡魚）。

植物油中的α-次亞麻油酸會在體內轉換成EPA，EPA則可轉換成DHA，是形成細胞膜及神經傳導物質的主要成分，不但可以提高學習力及記憶力，還可透過降低脂肪酸合成酵素活性、提高脂肪分解速率的作用，而降低血液中三酸甘油脂。此外，還可以增加血小板細胞膜及血管壁內皮細胞膜酵素的活化作用，其代謝物質可抑制血小板凝集，因而能預防心肌梗塞及腦栓塞。

Ω6脂肪酸與Ω3在代謝上彼此競爭，所以維持一定的比例相當重要。醫學界推估，兩者的理想比例應是四比一。然而典型美式飲食中，Ω6甚至比Ω3高出十四到十六倍，這也可能是現代人關節炎發生年齡下降的原因之一。因此，為維持筋骨關節的功能與心血管的健康，建議大家多攝取富含Ω3的食物。

乳油木果油（Shea butter）

乳油木果（Shea nut，乳木果、牛油果、非洲果）屬山欖科，含有豐富的油脂，是非洲特有的植物，也是當地傳統的食品，重要的脂肪來源，在西方則常用於皮膚的保濕防曬。近年來研究發現，其富含的三萜類物質（triterpene）能幫助傷口癒療及抗發炎的作用。

非洲學者透過雙盲實驗，在髖、膝退化性關節炎病患身上發現，使用乳油木果萃取物十五週後，可使退化性關節炎疼痛症狀顯著下降，而血液中的退化性關節炎生物標誌（Osteoarthritis biomarkers），包括發炎因子（即腫瘤壞死因子 **TNF-α, CRP, IL-6**）、軟骨退化標誌物（CTX-II），比對照組有相當明顯的下降（草本治療研究期刊，phytotherapy research, 2009）。可改善退化性關節炎與局部微循環受損及血液循環不足的現象（Cheras, 1993; Hulejova' et al, 2007）。因為沒有傳統非類固醇消炎藥（NSAID）的副作用，此類保健品的發展，應有助於長期關節保健，特別是對消炎藥耐受不良的人。

酪梨油／大豆非皂化物（Avocado soybean unsaponifiable, ASU）

酪梨（avocado）是原產於中南美的高大植物，可作為食物，印地安人用來治痢疾腹瀉。其脂肪含量達四%，早已用於化粧品，並有改善高膽固醇、高血脂、抗菌，減少發炎及改善關節炎的作用。

酪梨油／大豆非皂化物的組合經過多個隨機實驗證實，可改善膝關節及髖關節的發炎反應（Little CV, 2004; Blotman F, 1998; Maheu E, Arthritis Rheumatology, 1988）。在軟骨破壞的體外研究中，則發現可減少炎性介質的發生，如前列腺素-E2（Henrotin YE, Clinical Rheumatology, 1998）。

少數人可能對它過敏而產生過敏或腹瀉症狀。有報導實例指出，大量攝取酪梨油會抑制抗凝血劑的作用，因此較少單獨服用，多是加在複合型的關節保健品中。

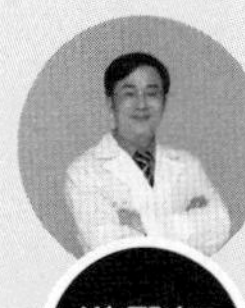

游醫師講堂

複合型關節保健食品是較佳選擇

隨著製藥科技的進步與更多臨床研究，關節的保健品已由單方產品演進到複合型的產品。還記得二十幾年前我在台大門診時，會開給患者鈣片、葡萄糖胺及維生素D_3，一口氣就要吞服三粒；如今，患者只要服用單顆即可攝取到多種成分。

但也因為一顆保健品不可能太大粒，如何在有限的體積內放入合宜的配方，就考驗業者的智慧。

在此，我僅舉一個複合型關節保健食品的成分及其機能，提供給大家參考。

作用機會	成分	含量
軟骨保健	Glucosamine HCl　鹽酸基葡萄糖胺	300 mg
	Chondroitin　軟骨素	150 mg
	Hyaluronic acid　玻尿酸	10 mg
硬骨保健	Calcium carbonate　碳酸鈣 （含鈣 300 mg = 750 mg x 40%）	750 mg
	Vitamin D　維生素 D	200 IU
植化素	Isoflavones　大豆異黃酮	25 mg
抗炎	Avocado soybean unsaponifiable（ASU） 酪梨油／大豆非皂化物	100 mg

例舉複合型關節保健品成分（成分會因不同產品配方而有所差異）

膠原蛋白，修復軟組織不可或缺的原料

膠原蛋白「collagen」這個字源自希臘文「kolla」，意思是「膠水」。它編織全身的強力纖維，將各組織緊密黏在一起，作為支撐與結合的力量。某些具有方向性的膠原蛋白纖維，抗拉強度可高達五到十公斤／毫米平方（kg／mm²），因此可提供組織所需要的張力與拉力強度，促使血小板凝集而摧化血塊形成，進而促進傷口癒合與組織修復。

膠原蛋白是體內最多的蛋白質，占結締組織成分的二〇%到三〇%，而水則占了六〇%到七〇%。人體老化的過程中，膠原蛋白的老化占了關鍵性角色，特別是我們的皮膚裡，有七五%是膠原蛋白，因此會影響到皮膚的外觀、皺紋、彈性及鬆弛與否。

至於筋骨關節的健康，則主要是軟組織，特別是肌腱、韌帶、關節囊及關節軟骨的修復，膠原蛋白都是不可或缺的原料。目前已知膠原蛋白約有二十九種，其中九〇%以上分屬I至IV型。

I～IV 型膠原蛋白功用

I 型膠原蛋白	主要存在於皮膚、肌腱、血管、韌帶、器官、骨骼等部位，是人體中最豐富的膠原蛋白，也是皮膚受傷時主要的修復材料
II 型膠原蛋白	主要存在於軟骨組織中
III 型膠原蛋白	網狀纖維的主要成分，通常和 I 型膠原蛋白共同存在於動脈壁、皮膚、腸道和子宮等部位
IV 型膠原蛋白	通常存在人體過濾系統的部分，例如：微血管、腎小球等

人體可由含蛋白質的食物中獲得原料，並自行合成各種必要的膠原蛋白。但隨著體內修復機能下降及組織老化，研究上已證實，適當補充膠原蛋白對筋骨關節的保健有一定效果。目前市面上常見的產品有「水解膠原蛋白」及「第二型膠原蛋白」，其作用不盡相同。

水解膠原蛋白

膠原蛋白是相當巨大的分子，因此不可能直接透過皮膚或腸道黏膜吸收。為了避免在腸道消化成可吸收的大小前就被排出體外，可透過食品工業的技術，預先將其切割成較短鏈的分子，促進腸道黏膜的吸收利用，此過程就是「水解」。要注意的是，切割的大小必須合宜，太大固然不易吸收，太小則成為「原料」，失去其價值。理想上，最好是可以協助軟組織較快修復的「半成品」。

水解膠原蛋白有助於筋骨軟組織的修復與機能維持，使水分和鈣質能保留於骨骼肌肉中，強化結締組織強度，對關節韌帶肌腱的受傷與老化，具有保健功能。此外也應用在防止皮膚老化、除皺、美白、保濕上，可促進皮膚新陳代謝，減少組織鬆弛下垂，因此在美容界已成為一種時尚。

許多人都聽過吃膠原蛋白含量豐富的豬蹄、豬皮、雞腳可養顏美容，但因為它們的分子量高，不見得容易吸收，同時含大量飽和脂肪酸及膽固醇，反而對身體產生負擔，我並不推薦。

第二型膠原蛋白

它是軟骨中的主要膠原蛋白，由軟骨細胞所分泌，與醣蛋白規律緊密地結合在一起，加上水分子使其具有承擔壓力及避震的功能。類風濕性關節炎患者軟骨內的第二型膠原蛋白，正是自體免疫系統攻擊的對象，其損傷也是造成關節軟骨消蝕、滑液囊肉芽增生，最後讓關節變形及功能喪失的主因。因此，有許多研究支持補充第二型膠原蛋白，對類風濕關節炎具有緩解症狀、延緩關節破壞、維持關節機能的功效，但對退化性關節炎則較不顯著。

善用天然荷爾蒙保健品，精力才旺盛

荷爾蒙的衰退，是老化的重要指標，荷爾蒙的調理，則是維持青春活力不可或缺的一環。直接以荷爾蒙補充法（HRT）作為抗老化的方法，由於可能影響到內分泌間的平衡，目前在台灣尚未得到許可。

保健食品裡，有不少調節荷爾蒙的好幫手，因作用緩和，可協助調控或提供荷爾蒙製造生成的原料，即使長時期補充，也有很高安全性，是目前科學界的重要議題。

大豆異黃酮（Soy isoflavones）

這是一群化合物，包括不含醣基的genistein、daidzein、glycitein，及含醣基的genistin、daizin、glycitin。其化學結構與女性雌激素（estrogen）相似，因此常被稱為植物性雌激素（phytoestrogen）。雌激素援受器有α及β兩種，前者主要分布在子宮及乳房，後者則以中樞神經、骨骼、血管、皮膚及膀胱為主。大豆異黃酮多與β雌激素接受器結合，所以比較沒有雌激素可能導致乳癌及子宮內膜癌的疑慮。

它可以改善更年期症候群及預防骨質疏鬆症，並且具有抗自由基的作用，減少細胞的氧化作用，降低血管中的脂質過氧化物，對心血管產生保護作用。其中的黃豆甘原（daidzenin）可抑制癌細胞的血管增生，抑制乳癌及子宮內膜癌細胞的生長。整體而言，適合骨質疏鬆、女性更年期障礙、高血壓、高血脂、動脈硬化、乳癌、攝護腺癌的預防保健。

天然的異黃酮素，常存於黃豆、扁豆、四季豆、花生、甜薯、胡蘿蔔、綠豆、蒜等植物中，如果從保健食品中補充，成人每日建議量為五十至九十毫克，更年期保養則為九十至一百五十毫克。

去氫皮質酮（dihydroepiandrosterone, DHEA）

為十七個碳的化學固醇結構，是腎上腺皮質

分泌所製造的一種微弱雄性激素，是體內多種荷爾蒙的前趨物質，雄性素（androgen）及雌激素（estrogen）的前趨材料。二十至三十歲分泌量最高，隨著年齡增加每年以一%至二%的速率下降，到了五十歲大約只剩二十五歲時分泌量的一半，七十歲時只剩一〇%至二〇%，尤其是卵巢機能衰退會加速腎上腺皮質生產DHEA，人體諸多器官系統都受到DHEA的調控，是老化的重要指標。研究顯示骨質疏鬆症患者、阿茲海默症患者體內的DHEA顯著較低。

DHEA可有效提高雄性素、雌激素及黃體激素的活性，提升體內造骨細胞的活性（Clinical Calcium, 2006），提高骨密度及減少老人脂肪肥肉（Clinical Endocrinology, 2000），改善停經更年期婦女的心智能力（Psychonomic Bulletin & Review, 2003），改善男性更年期的症狀，緩解中年後容易發作之憂鬱症（Archgen Psychiatry, 2005），及預防乳癌改善紅斑性狼瘡、預防乳癌，改善血管內皮細胞再生修護功能、骨質疏鬆、結締組織退化、肥胖、及慢性疲勞症候群，有效提升免疫機能。因此，可將其視為一種抗老化保健食品。

天然食品中山藥、豬、牛、羊的腎上腺或生殖腺都含有豐富的DHEA。一般補充DHEA保健品的副作用很少，偶爾有長粉刺或體毛增多者。至於有男女性荷爾蒙相關的腫瘤癌症或家族病史者，則不建議服用。

日常生活聰明吃，筋骨保健一級棒

前面章節主要是針對各種有助於筋骨關節保養的營養成分做詳細說明，但我還是要強調，從日常飲食中一點一滴聰明吃，才是最佳選擇。究竟日常生活中哪些食物對筋骨關節最好呢？對關節筋骨有保護作用的食物，主要可歸納為四大類，以下分別說明，提供給讀者參考：

減少關節發炎的食物

高鈣食物建議表

（每 100 克含鈣量）

種類	50 ~ 100 毫克	101 ~ 200 毫克	201 ~ 500 毫克	500 毫克以上
穀物澱粉類	綜合穀類粉、蒟蒻	糙米片隨身包、加鈣米	麥片	養身麥粉
堅果及種子類	白芝麻、杏仁粉、核桃粒	紅土花生、花生粉、蓮子、開心果、杏仁、腰果	杏仁果、無花果	黑芝麻、黑芝麻粉、芝麻醬、芝麻糊、山粉圓、愛玉子
蔬菜水果類	海帶、芥菜、油菜花、甘薯葉、白鳳菜、青江菜、空心菜、菠菜、高麗菜、黑棗、葡萄乾、紅棗、芹菜、雪裡紅、橘子	紅莧菜、薄荷、九層塔、莧菜、綠豆芽、紅鳳菜、藤三七、川七、小白菜、油菜、黃秋葵、紫菜、龍眼乾、皇冠菜	黑甜菜、芥蘭、山芹菜、洋菜	髮菜、香椿
豆類	米豆、豆腐皮、蠶豆、花豆	黑豆、黃豆、豆鼓、綠豆、傳統豆腐、紅豆	干絲、凍豆腐、黃豆	小方豆干
魚貝類	紅蜻蜓魚、小龍蝦、白口、紅蟳、斑節蝦、干貝、螳螂蝦、草魚、海鰻、白花、白海參	蝦姑頭、牡蠣、文蛤、鹹小卷、劍蝦、牡蠣干、蝦仁	旗魚鬆、金錢魚、薔薇離鰭鯛	小魚干、蝦皮、蝦米、魚脯
乳品類		高鐵鈣脫脂牛乳、脫脂高鈣鮮乳、低脂鮮乳、低脂保久乳		奶粉、羊奶粉、羊乳片、乳酪

資料來源：國民健康署

❶ **富含Ω3脂肪酸的魚類：**可抑制發炎反應，改善並減少關節炎。尤其是魚油富含Ω3，當中的EPA和DHA對抗發炎有良好功效，可緩解關節發炎症狀。要特別注意的是，罹患關節炎的人若合併其他慢性疾病，例如心血管疾病、做過心導管、發生過血栓的病患，或是同時服用阿斯匹靈或其他抗凝血劑時，攝取魚油或銀杏等具抗凝血功效的食物，就得很小心並與醫師討論。想避免過量風險，可直接吃魚，像是鮭魚、鮪魚、鯖魚、鯡魚、秋刀魚，沙丁魚等。一週吃魚三到四次為佳，以小型魚較理想，深海魚因擔心重金屬污染，一週以不超過一次為宜。

❷ **蔥、薑、蒜、辣椒：**傳統中醫裡，筋骨痠痛多屬於「痺症」，疏筋活血可以改善，而這些辛辣性食材，就有此功能。薑已證實可抑制體內介白素和前列腺素的合成，減少發炎反應，又少有副作用。蔥、蒜、辣椒也有類似效果。但攝食過多仍可能造成腸胃不適，體質躁熱者也不宜過量。

❸ **柑橘類、櫻桃、李子、鳳梨、木瓜、甜椒：**這類食物含類黃酮，能抑制關節炎反應，更有抗氧化

作用，可減少自由基，延緩關節老化。尤其是柑橘類，如柳丁、橘子、葡萄柚等水果，其類黃酮和維生素C含量最高的部位在「白絲」，最好一併吃下，才不會辜負好東西。

抗氧化食物

含抗氧化劑的食物可對抗自由基，保護關節軟骨及周圍的肌腱韌帶、滑液囊等組織，關節炎發作時，能減輕關節疼痛不適。主要包括：

❶維生素A、類胡蘿蔔素：如木瓜、南瓜、芒果。

❷維生素C：除了有抗氧化功效之外，還是人體合成膠原蛋白過程的重要輔酶。富含的食物有檸檬、奇異果、葡萄柚、柳橙、芥蘭、青椒等。

❸維生素E：如腰果、花生、葵花子、杏仁。

❹硒：是抗老化的重要微量元素。補充硒可改善退化性關節炎的症狀。硒的最佳來源有蝦類、大蒜、洋蔥、全穀類。

筋骨關節構成原料的食物

❶鈣（請參考第一八二頁）、**維生素D**（請參考第一八三頁）、**適量的磷**。

❷優良蛋白質（請參考第一八六頁）。

❸其他礦物質，如鎂（桑葚乾、桂圓乾、櫻桃、香蕉、棗子），**鐵**（紅肉、瘦肉、肝臟、花生、紅豆、豌豆、紅莧菜、蕃薯菜等），**鋅**（小麥胚芽、南瓜子、松子、芝麻、瘦肉、豬肝、魚類和貝類，如蛤蜊、蛤蚌）。

幫助筋骨修復的食物

❶膠原蛋白（請參考第一九二頁）。

❷葡萄糖胺、軟骨素、玻尿酸（請參考第一八七頁及二一八頁）。

❸有機硫化物：「硫」是構成人體結構的重要礦物元素，可以幫助軟骨基質的支撐，增加細胞及結締組織強度，改善關節的潤滑。包括皮膚、頭髮、指甲、內臟和關節軟骨中，都含有豐富的硫化物。日常飲食裡，十字花科，如高麗菜、花椰菜、芥蘭、蘿蔔、大蒜、洋蔥，都含有豐富有機硫化物，是不錯的食物選擇。

祕訣③

正確的伸展運動，讓關節不生鏽！

動靜伸展8式，打開關節靈活度

不論是哪種年齡，想要維持關節靈活度，就必須常做伸展運動。單一的伸展運動無法伸展所有的肌群與關節，因此必須多種組合。對多數人而言，做做伸展運動並沒有太大難處，但對有慢性疾病，例如心臟病、糖尿病、關節炎或下背痛的人來說，務必要注意「安全第一」。

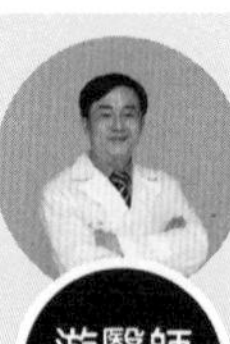

游醫師講堂

如何伸展才安全？

❶首先要暖身，尤其是天候寒冷時。

❷不可有疼痛感，伸展以有拉扯感覺為原則；對於關節炎患者的伸展，偶爾可伴隨輕微的牽扯痛，但不宜有顯著疼痛。

❸要專心做，避免不經意受傷。有些人喜歡邊看電視邊做，事實上是有風險的。

❹注意力應集中在伸展的肌群上。

❺緩慢、穩定、配合伸展的呼吸。

❻經常做，久久做一次容易受傷。

❼有以下徵兆應停止：①突然的刺痛或劇痛。②疼痛超過兩週。一般因增加運動量所造成的肌肉痠痛，約在二十四到四十八小時最顯著，而後就應該逐漸緩解。③頭暈、噁心、胸痛、呼吸急促。④在悶熱的環境中出現冒冷汗、虛弱、頭痛、身體過熱等症狀。

跨步開門，肩頸靈活

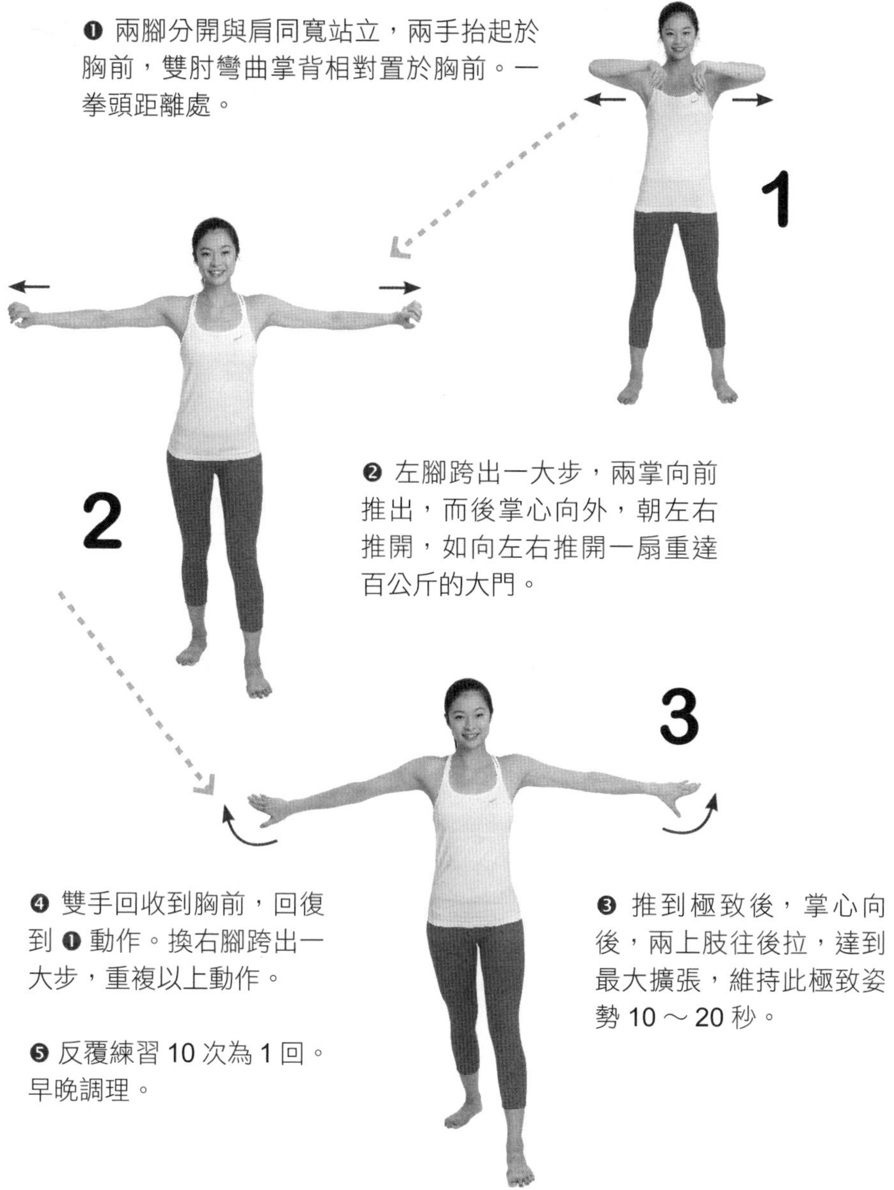

❶ 兩腳分開與肩同寬站立，兩手抬起於胸前，雙肘彎曲掌背相對置於胸前。一拳頭距離處。

❷ 左腳跨出一大步，兩掌向前推出，而後掌心向外，朝左右推開，如向左右推開一扇重達百公斤的大門。

❸ 推到極致後，掌心向後，兩上肢往後拉，達到最大擴張，維持此極致姿勢 10 ～ 20 秒。

❹ 雙手回收到胸前，回復到 ❶ 動作。換右腳跨出一大步，重複以上動作。

❺ 反覆練習 10 次為 1 回。早晚調理。

TIP ▶提升肩頸關節及上肢之靈活度及柔軟度，提供**五十肩、旋轉肌袖症候群、上肢肌腱炎**之預防保健與調理。同時增加上肢下肢之協調統合，擴展胸部，增加肺活量。但肩關節已有疾病疼痛者，宜先請教醫療人員，循序漸進，以免因過度伸展而受傷。

懸空拉單槓，舒展肩周

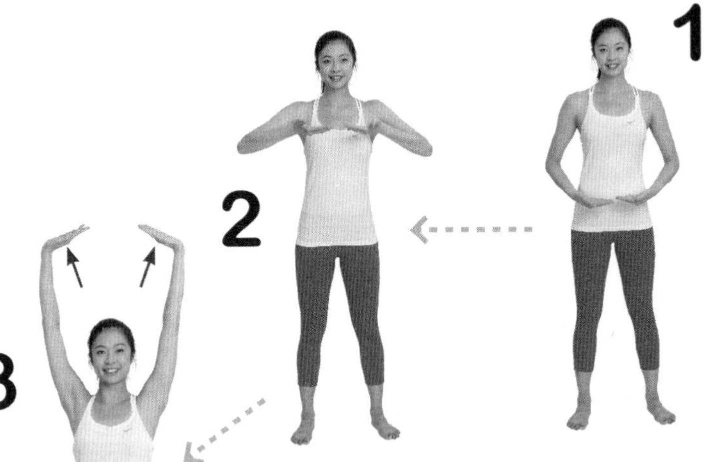

❶ 兩腳分開與肩同寬站立，兩手掌心向上，指尖相對置於小腹前。

❷ 兩手捧起至胸前。

❸ 翻掌向上推到最高處，同時踮起腳尖，維持此姿勢3～5秒。

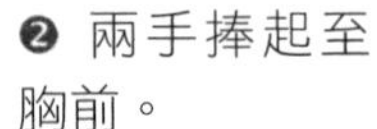

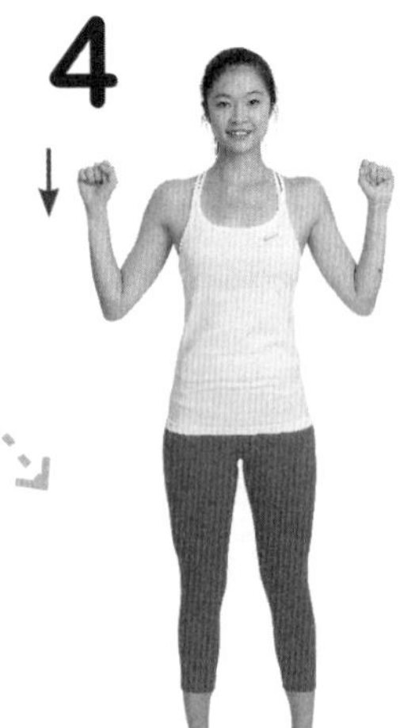

❹ 兩手握拳，像拉單槓一樣向下拉，彷彿做單槓「引頸向上」的動作，將全身撐起，同時肩膀周圍得到足夠的伸展。

❺ 維持此姿勢 10 秒，而後回覆 ❶ 動作。

❻ 重複以上動作 10 次為 1 回。早晚各做 1 回調理。

TIP ▶舒展肩部肌群及關節囊，為**肩周炎**，**旋轉肌袖症候群**、**肩部肌腱炎**之預防保健及調理動作。

左右交臂，肩外側伸展

1

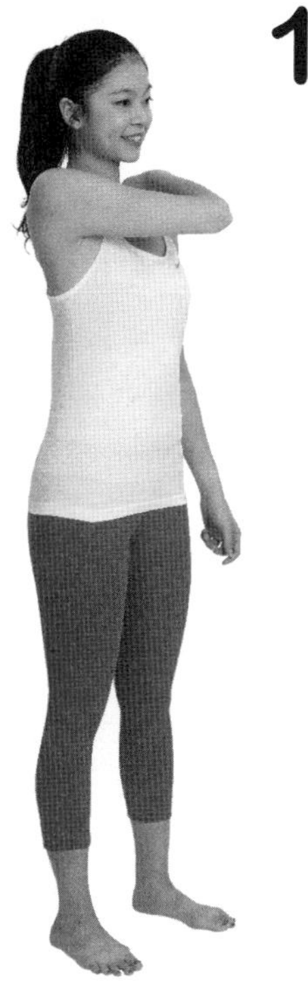

❶ 坐姿或站姿，右手繞過頸子，右掌置於左肩處。

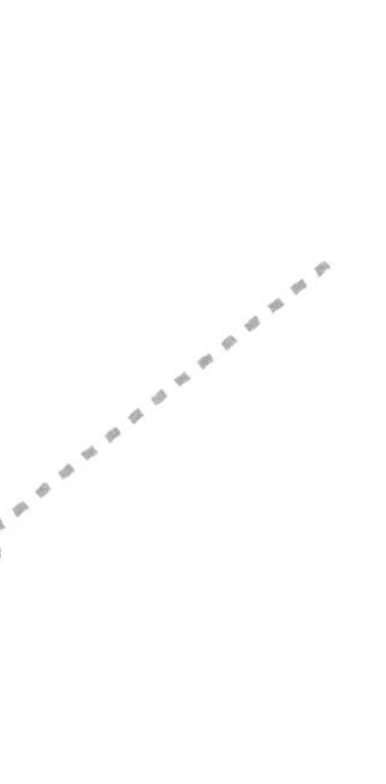

2

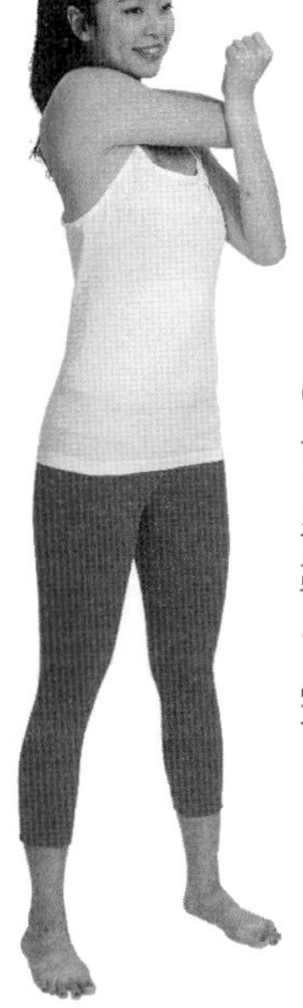

❷ 左手肘彎曲，前臂垂直向上，左前臂近腕處與右上臂相觸。左前臂向身體側拉壓迫右上臂，使右上肢像要勒住脖子般地盡量拉伸。維持此動作 10～20 秒（右手要繞過脖子伸展才完全，左手要以前臂相抵才有力）。

❸ 換側練習。重複 10 次為 1 回。早晚練習 1 回。

TIP ▶伸展放鬆肩後側及上臂後側肌群，可有效伸展肩關節外側之大、小圓肌，棘上、棘下肌，及肩胛間之大、小菱形肌。為**後肩痛**、**肩胛僵硬**、**肩胛骨間疼痛**、**膏肓穴疼痛**、**上背緊繃**的預防保健及調理動作。

空中踩腳踏車，延緩老化

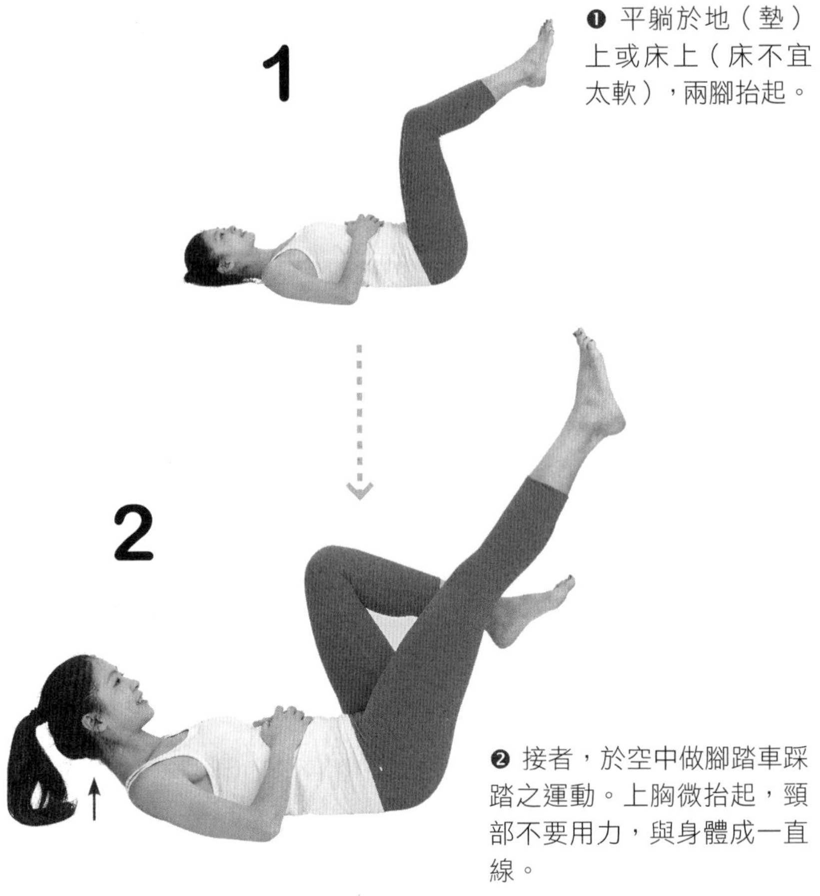

❶ 平躺於地（墊）上或床上（床不宜太軟），兩腳抬起。

❷ 接者，於空中做腳踏車踩踏之運動。上胸微抬起，頸部不要用力，與身體成一直線。

❸ 速度及高度依體能調整，一般約每分鐘 60 ～ 90 次為宜。兩腿要儘量伸直及彎曲。

❹ 依體能連續做 3 ～ 5 分鐘，早晚練習。

TIP ▶為腰、髖、膝、踝提供統合性的伸展與強化。為**腰**、**髖**、**下肢疾病**之預防保健與調理動作。同時可增加心肺功能，延緩機能老化。

橋式挺腰，預防椎間盤突出

❶ 平躺於地（墊）上或床上（床不宜太軟）。雙膝彎曲，兩腳與肩同寬。

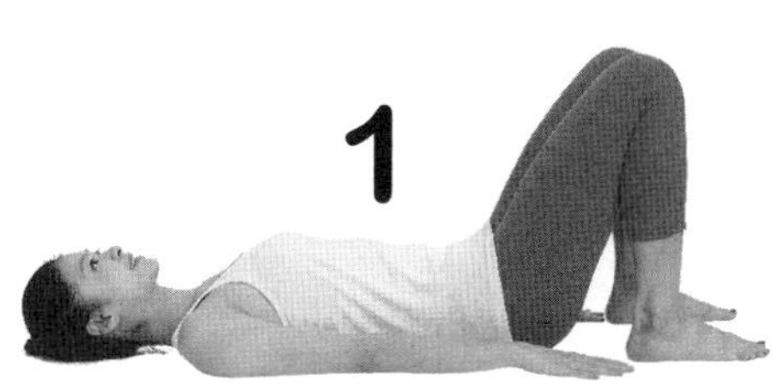

❷ 由尾椎處首先離地抬起，逐步薦椎、腰椎及胸椎抬起。至適當高度，舒適且全身平衡，猶如拱橋一般。維持 10～20 秒。

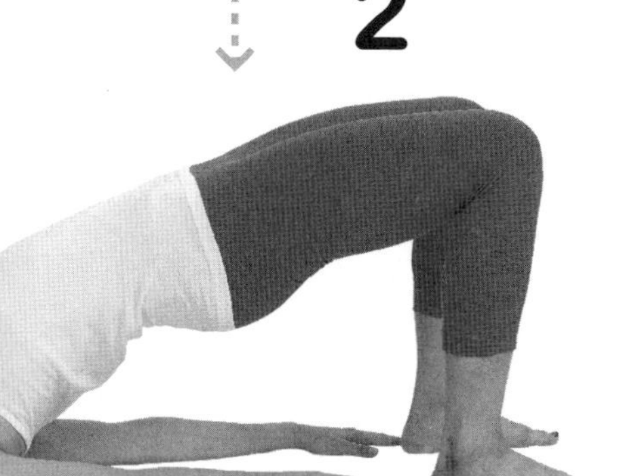

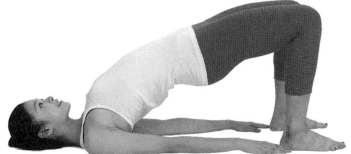

❸ 由胸椎先放下著地，接著依序放下腰椎、薦椎，最後尾椎放下著地，至上半身貼平於地，如 ❶。

❹ 保持此放鬆動作 10 秒。而後重複上述動作。

❺ 反覆練習 10 次為 1 回，早晚練習。在晨起筋骨較緊及睡前必須放鬆時做。

TIP ▶伸展放鬆腹背肌肉，減少緊繃僵硬，增加骨盆靈活度，減輕椎間盤壓力。為**下背相關問題**之主要預防保健及調理動作，可有效伸展椎間盤，消除白天久站、久坐、負重、行走所產生的壓力。

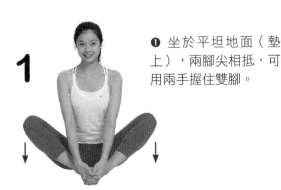

蝴蝶展翅，避免梨狀肌症候群

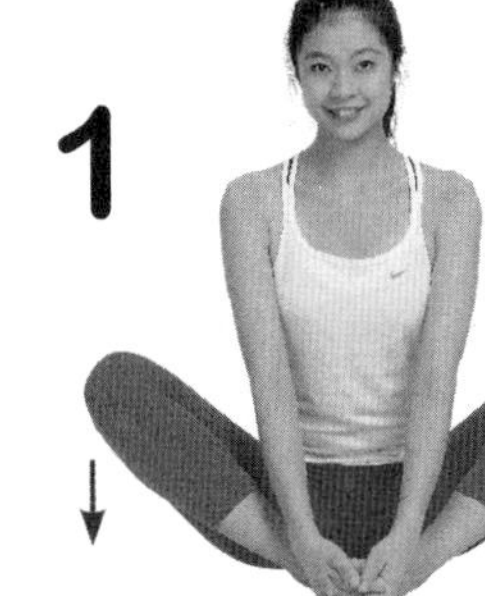

1

❶ 坐於平坦地面（墊上），兩腳尖相抵，可用兩手握住雙腳。

❷ 兩髖關節外張到底，以膝部觸及地面為佳。量力而為，循序漸進。

2

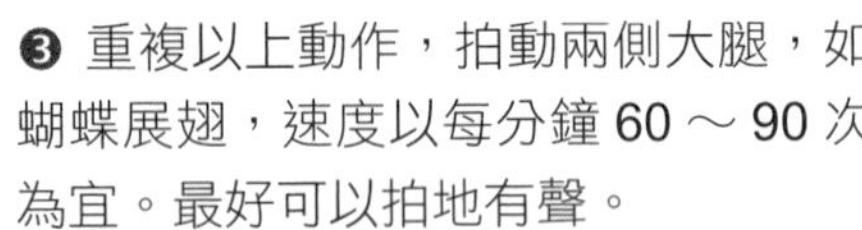

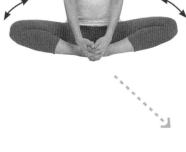

❸ 重複以上動作，拍動兩側大腿，如蝴蝶展翅，速度以每分鐘 60 ～ 90 次為宜。最好可以拍地有聲。

❹ 持續以上動作 3 ～ 5 分鐘為 1 回。早晚練 1 回，可有效放鬆髖部活動度，伸展髂腰肌、股直肌、股內收肌肌腱，以伸展梨狀肌。此為梨狀肌症候群之治療動作。

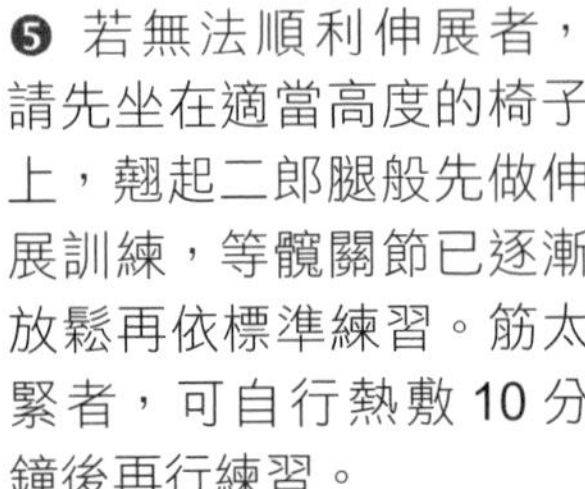

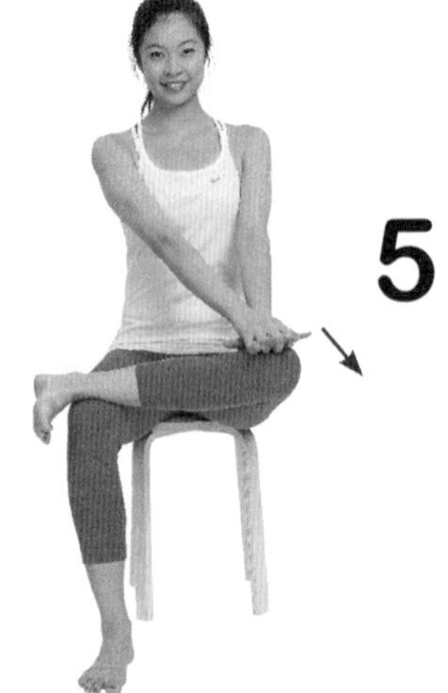

5

❺ 若無法順利伸展者，請先坐在適當高度的椅子上，翹起二郎腿般先做伸展訓練，等髖關節已逐漸放鬆再依標準練習。筋太緊者，可自行熱敷 10 分鐘後再行練習。

TIP

▶積極提升髖關節活動範圍，紓解薦髂關節僵硬，活動骨盆，改善骨盆前傾、後傾問題。這是髖部大腿疾病如：**髖關節炎**、**髖部滑囊炎**、**髂脛束問題**、**梨狀肌症候群**的預防保健及調理動作。可促進骨盆內器官的循環與機能，提高精力與活力。

▶此伸展運動兩腳掌相抵，使左右兩側「湧泉穴相抵」，促進腎經的鍛煉及強化（請參考第二一二頁湧泉穴的說明）。

翹腳屈髖，調整身形

1

❶ 平躺於地（墊）上或床上（床不宜太軟），左膝彎曲，右小腿橫跨於左大腿上，如躺著翹腳一般。

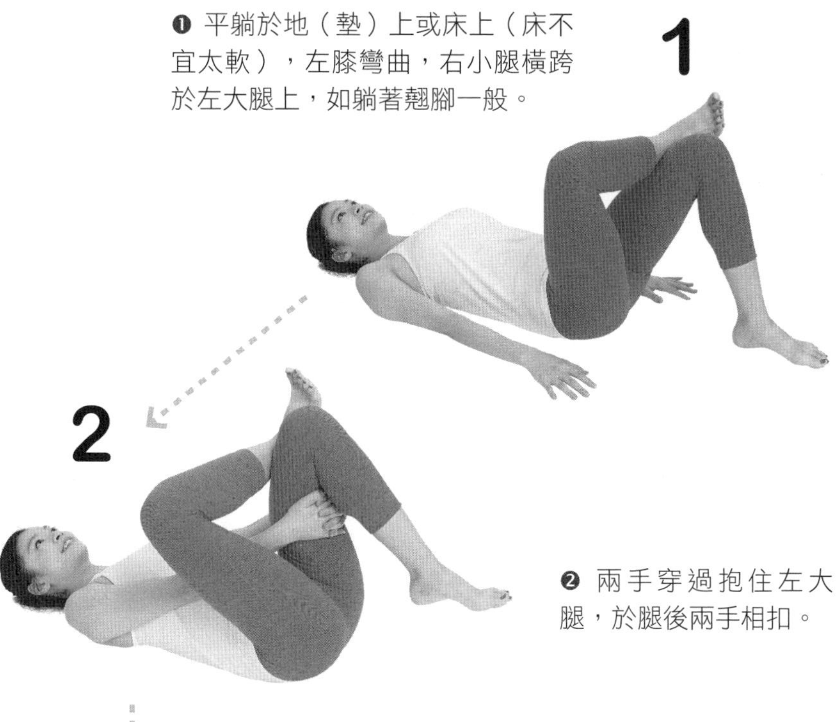

2

❷ 兩手穿過抱住左大腿，於腿後兩手相扣。

3

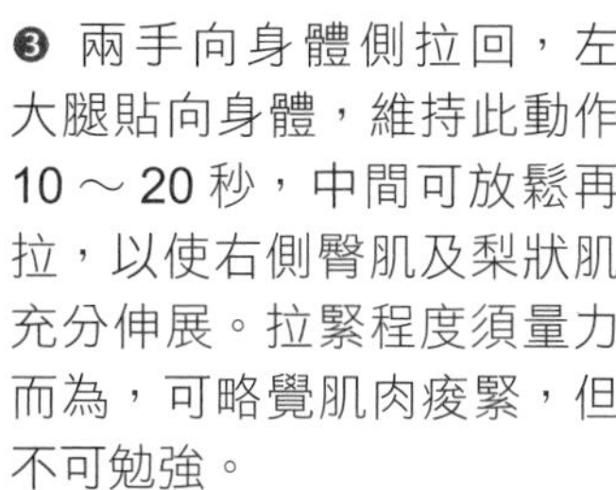

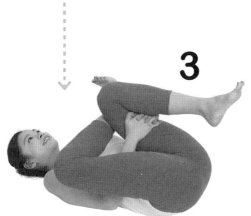

❸ 兩手向身體側拉回，左大腿貼向身體，維持此動作 10～20 秒，中間可放鬆再拉，以使右側臀肌及梨狀肌充分伸展。拉緊程度須量力而為，可略覺肌肉痠緊，但不可勉強。

❹ 左右交換。重複此動作，左右各 5～10 次為 1 回，早晚練習。

TIP ▶**梨狀肌症候群及髂脛束症候群**的預防保健調理動作，可同時進一步提升臀部的柔軟度及彈性，調整身形，美化體態。

連續弓箭步，健康強壯指標

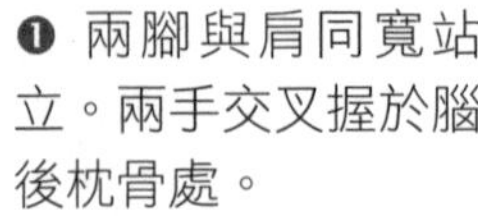

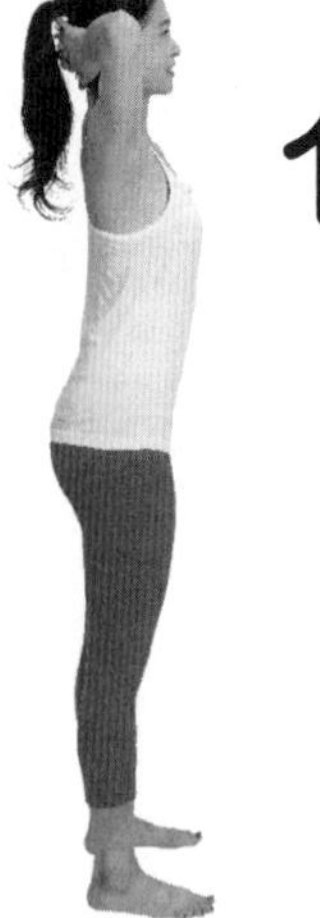

1

❶ 兩腳與肩同寬站立。兩手交叉握於腦後枕骨處。

2

❷ 左腳向前跨出最大步，右下肢儘量伸直伸展，維持此姿勢 10 ～ 20 秒。左膝以不超過左足尖為原則，以免膝部壓力過大，產生傷害。兩肘向後伸展，同時擴胸拉肩。

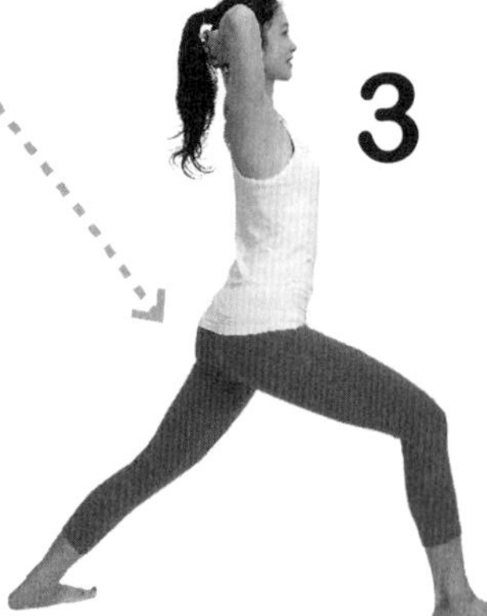

3

❸ 右腳提起向前跨出最大步，左下肢儘量伸直伸展，維持此姿勢 10 ～ 20 秒（視場地狀況回旋轉身）。

❹ 重複以上動作 10 次為 1 回，早晚練習 1 回。

TIP ▶提升下肢整體機能，增強下盤力量，促進循環、延緩老化、預防跌倒。此姿勢即**運動障礙症候群之測試動作**（請參考第二八頁），也是年長者健康強壯的重要指標。

秘訣④

有效的強化運動，讓肌力UP！UP！

強化肌力8招，不分年齡快速塑形

看過前面章節的讀者，一定明白肌肉在筋骨保健上扮演了決定性角色。其實除了筋骨保健外，人的體態美醜，也和肌肉大有關係，它決定了我們的身形、步態、靈活度，是年長者成為美魔女美魔男的關鍵，也是年輕人培養信心與魅力的要訣。

然而肌肉的鍛鍊是有要訣的，必須正確才能到位。大部分的人，雖然不需要練到像健美先生或小姐般的肌肉，但若想要有勻稱結實的衣架子，就必須找出讓肌肉變得穠纖合度的關鍵點。

怎麼讓肌肉變強壯？

要讓肌肉變大變結實，最重要的機制在於「促進蛋白質合成」及「再生」。當肌肉在強大的負荷下反覆收縮，就會受到刺激，而使肌纖維裡的蛋白質合成活化，同時抑制蛋白質的分解，使得肌纖維變得發達。一旦受力更大，將使肌纖維出現小損傷，而使位於肌肉基底膜原本靜止的衛星細胞（Satellite cells）增生，並與肌纖維融合，使肌纖維裡的細胞核增加並修補強化，讓纖維變得肥厚。

發表在《自然》期刊（Nature, 2008）上的研究更指出，這些衛星細胞其實就是一種幹細胞（Stem cell），具有分化增生的能力，當肌肉因此變得有

「記憶」時，一段時間不訓練雖然會造成肌纖維萎縮，但只要再次訓練，很快就會恢復強壯，而且此狀況可維持七、八年以上。因此如何巧妙運用這兩個機制，是有效強化肌肉的關鍵所在。

肌力的強化，不能只做一個動作，最好能有趣味、動態、大肌肉小肌肉兼顧、不同作用的肌肉並行。

下面是我綜合三十年來自我鍛鍊及二十年來臨床應用心得，推薦給大家的八個簡單、有趣、迅速、全方位的筋肉強化法。

訓練導致肌纖維受損
→肌肉衛星細胞增生，
→與肌肉纖維融合
→肌肉纖維裡的細胞核增加

肌肉細胞核增加
肌肉纖維肥大

（停止訓練）

（訓練）

（再次訓練，
很快恢復肥大）

訓練前之肌肉纖維

肌肉纖維萎縮，但保留多核的狀態相當一段時間

游醫師講堂

年齡不同，肌力訓練的目標也不同！

- 青春發育期前，鍛鍊效果最佳，肌細胞與肌纖維可有效增加。但訓練不可過量，以免造成傷害。
- 三十到四十歲，避免因靜態工作導致腰腿力早衰。
- 四十到五十歲，練好肌肉，避免代謝症候群（高血壓＋高血脂＋糖尿病）。
- 五十到六十歲，更年期加速肌肉退化，維持肌力是往後健康的關鍵。
- 六十歲以後，繼續保持。要知道，即使到了七十歲，鍛練肌肉仍可獲得可觀的成效。

飛鳥運動，健胸強肩

❶ 兩腳與肩同寬站立，兩手握住啞鈴置於身體前方（重量依個人體能狀況由輕而重，循序漸進。初試者，建議可從 1 磅或 2 磅左右練起。過度訓練可能造成肌腱及旋轉肌袖發炎）。

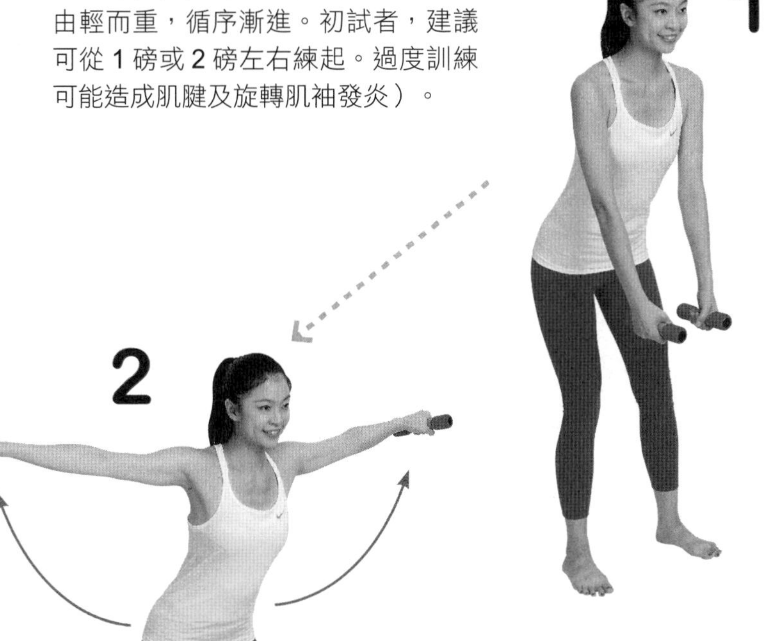

❷ 身體微前傾，上肢由身前向兩側外展抬起至水平以上，並維持 3 ～ 5 秒，而後放下回復準備動作。外展時吐氣，回復時吸氣，或外展時吸氣，回復時吐氣。練習時保持愉快的心情，宛如大鵬展翅般發出勁力。

❸ 重複以上動作 8 次為 1 輪，休息 3 ～ 5 分鐘後再做，以 3 輪訓練為理想。每週訓練 2 ～ 3 次即可，不宜過少或過量。

TIP ▶此動作有效強化肩部肌肉，特別是胸肌、三角肌及旋轉肌群，為**肩部疾病之預防保健及調理動作**，並可美化身形體態。訓練切勿操之過急，以免受傷。但有肩關節活動障礙或發炎疼痛者，需等疾病治療好才可訓練，否則有加重病情之虞。

▶注意：**急性肩周炎及旋轉肌破裂者不宜練習此式。**

強化2式

出爪亮翅，靈巧不老

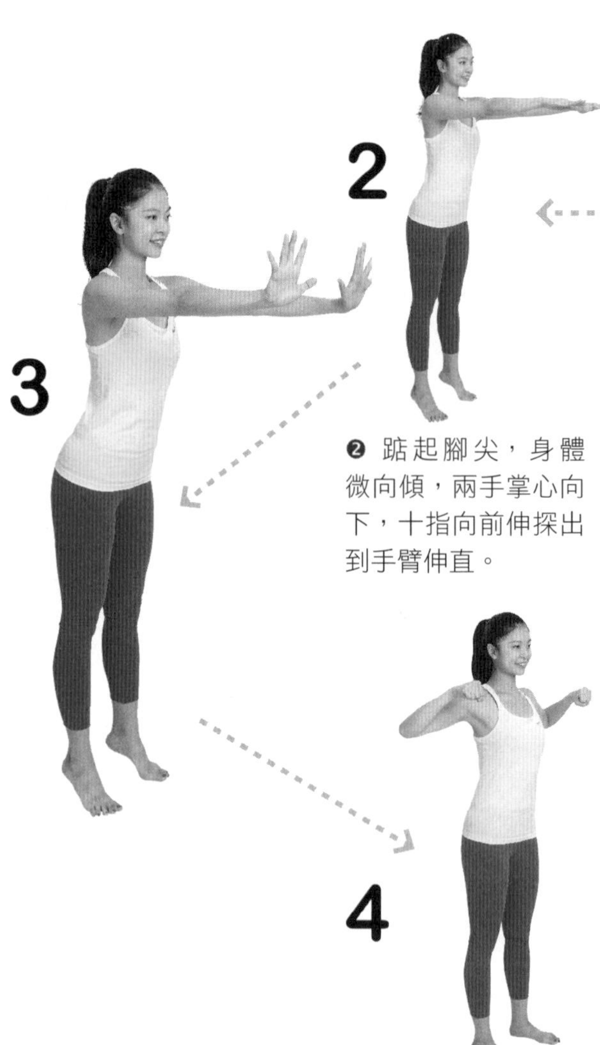

❶ 兩腳與肩同寬站立，兩手平舉在前，掌心向下。

❷ 踮起腳尖，身體微向傾，兩手掌心向下，十指向前伸探出到手臂伸直。

❸ 接著指尖向上翹，掌根下壓，五指張到最大。

❹ 而後屈指握拳收回，同時收手肘到胸前，腳跟落地。

動作時手指及前臂需要用力，宛如將手張到最大，用力抓住東西，而後用力拉回一般；同時藉由拉回的力量，腳跟放下。

❺ 重複以上動作 20 次為 1 回，早晚練習。

TIP ▶此動作源自《易經筋》出爪亮翅一式，經過簡化修改後，應用於臨床上是強化手前臂、腕、指勁力及靈活度的好方法，同時加上踮腳動作，可增進整體平衡協調力，為上肢疾病如**網球肘**、**高爾夫球肘**、**腕指肌腱炎**、**扳機指**、**媽媽手**的預防保健及調理動作。但是若在前述疾病發作期，則宜先就醫診治，等待症狀緩解後，方可循序漸進練習，以減少疾病再度復發。

伸腿伸踝，下肢有力

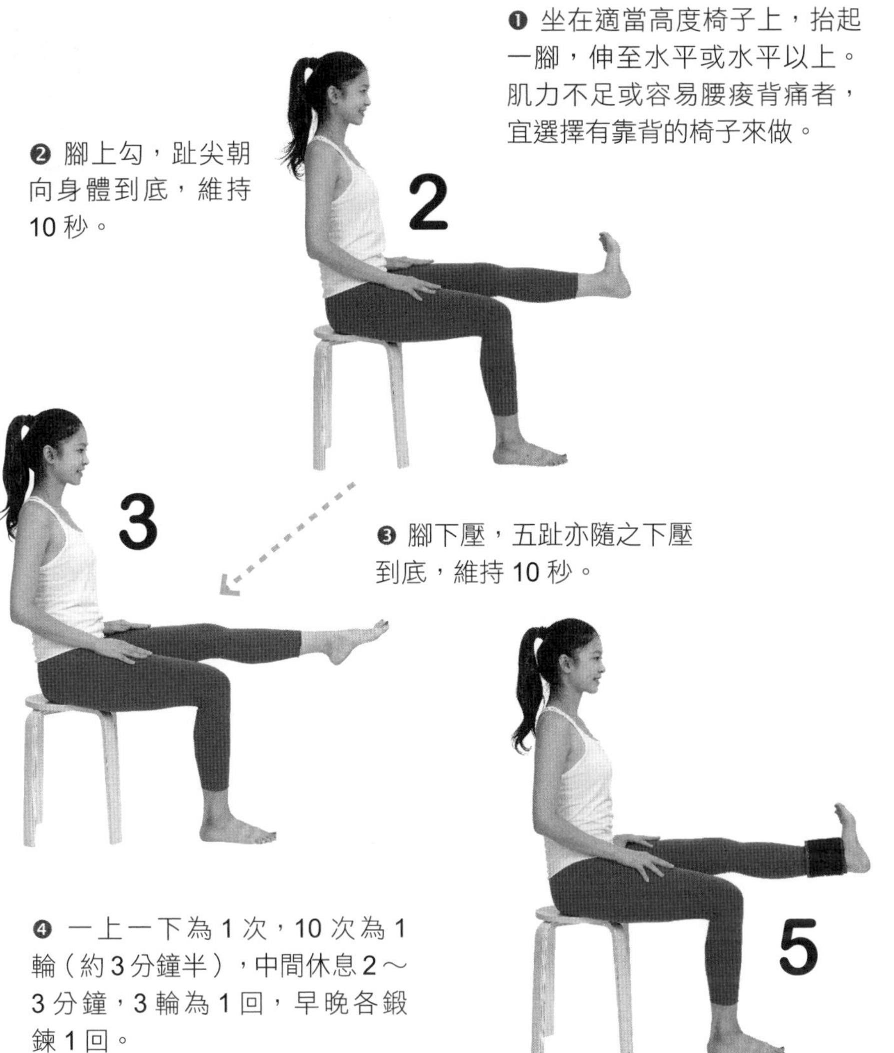

❶ 坐在適當高度椅子上，抬起一腳，伸至水平或水平以上。肌力不足或容易腰痠背痛者，宜選擇有靠背的椅子來做。

❷ 腳上勾，趾尖朝向身體到底，維持10秒。

❸ 腳下壓，五趾亦隨之下壓到底，維持10秒。

❹ 一上一下為1次，10次為1輪（約3分鐘半），中間休息2～3分鐘，3輪為1回，早晚各鍛鍊1回。

❺ 練習到熟悉有力後，可於小腿綁上沙袋負重練習。可由1公斤沙袋練起，肌力不足者，由半公斤、甚至4分之1公斤慢慢增加（不少市售沙袋1公斤會分成4小袋，可自行調整重量）。

TIP ▶此動作為下肢力量訓練的基本功夫，可增加髖、大腿、小腿的肌力，伸展小腿肌肉，同時提升下肢循環。它可強化肌力，卻不傷膝蓋。蹲馬步雖可強化肌力，膝部的負擔卻很大，常容易引發關節炎及髖骨軟骨炎。這個動作是所有**下肢及下背筋骨問題**所必須做的第一個調理動作。辦公室中也可練習，尤其是久坐久站的人，是維護下半身力量最簡易有效的方法。

跳躍湧泉，腿部輕盈

1

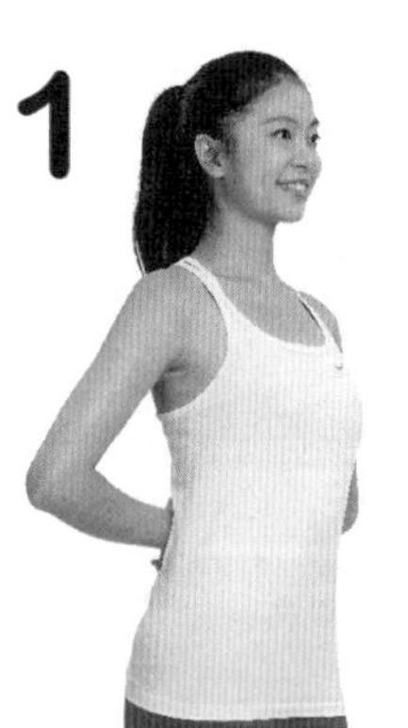

❶ 兩腳與肩同寬站立，兩手交疊置於背後。

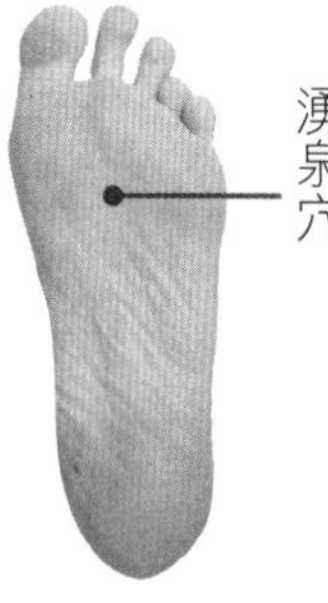

❷ 雙側踮腳而起，維持3秒後放低，但不完全著地；重複7次後才完全著地為1輪，每次連續練習3～7輪為1回。早晚練習1回為宜。

2

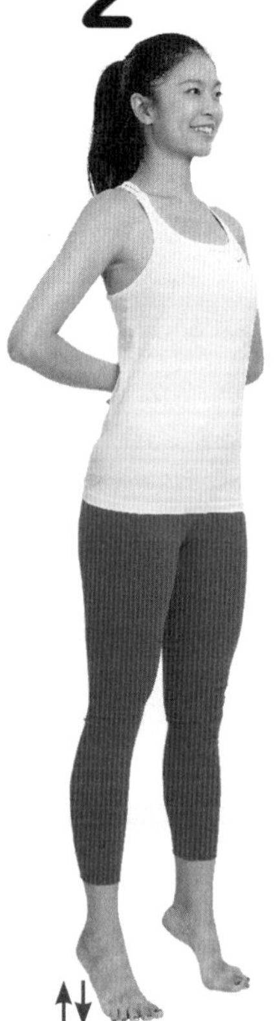

TIP ▶有效增加足趾力量，直接刺激提升湧泉穴的力量，可強化小腿力量但又不易使小腿肌肉過於肥大，是**足底筋膜炎、足跟炎、退化性關節炎**預防保健及疾病調理的好方法。這也是傳統養生智慧中補腎氣的方法。《八段錦》最後一式「背後七顛百病消」，與此法有異曲同功之妙。

▶湧泉穴：屬足少陰腎經，強化此處，對泌尿生殖系統的活絡與內分泌系統的強化具有積極的作用。

V字形體，小腹結實

❶ 平躺於地（墊）上，全身舒適放鬆。

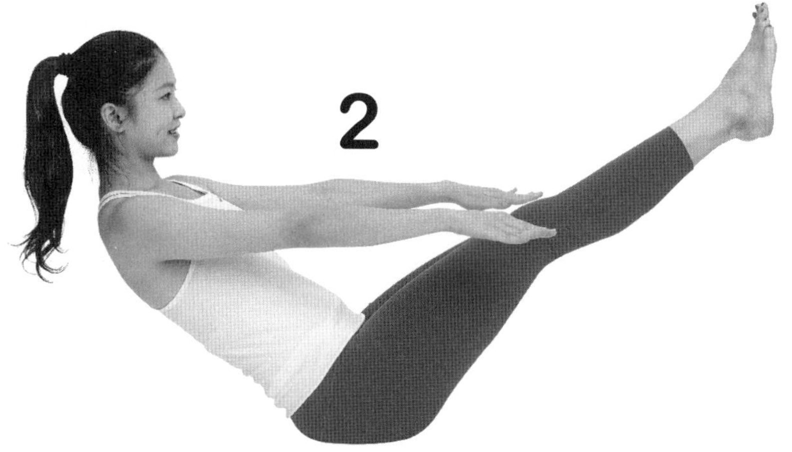

❷ 以骨盆為支點，伸直抬起下半身及上半身，使呈現 V 字形，兩手向前平舉伸直，接近或觸及膝部。維持此姿勢 10～20 秒，而後平躺休息 5 秒。

❸ 重複以上動作 10 次為 1 輪，練習 2 輪為 1 回。早晚各練習 1 回為佳。

❹ 練習時，施力點在腹部，身體宜保持伸直而平衡，不宜彎曲脖子以免造成不適。

TIP ▶可提升核心肌群力量，強化骨盆及髖部穩定性，減少腰背緊繃僵硬，是**下背痛及髖、腿相關疾病**的預防保健調理動作，同時也能提升胸腹部間的穩定與協調。**背痛或坐骨神經痛者，需與醫療專業人員討論並等症狀緩解後，才可練習。**此為進階動作，需要較強之核心肌力，須循序漸進練習，以免造成不適。

陸上蛙泳，美化體態

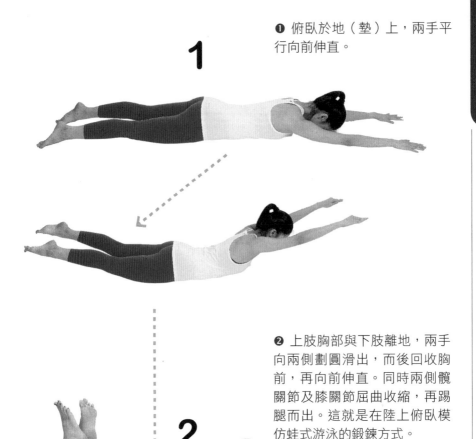

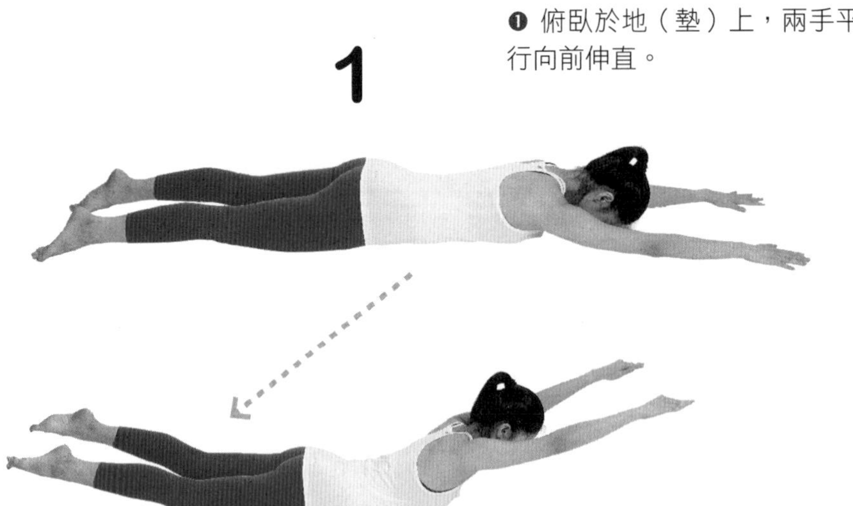

❶ 俯臥於地（墊）上，兩手平行向前伸直。

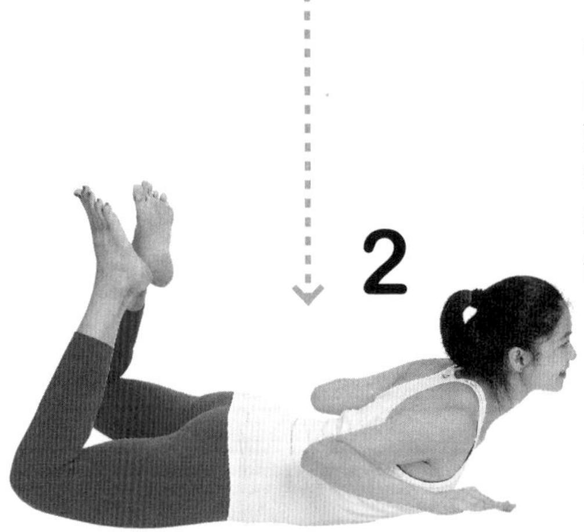

❷ 上肢胸部與下肢離地，兩手向兩側劃圓滑出，而後回收胸前，再向前伸直。同時兩側髖關節及膝關節屈曲收縮，再踢腿而出。這就是在陸上俯臥模仿蛙式游泳的鍛鍊方式。

❸ 進行以上陸上蛙泳 3～5 分鐘為 1 回。早晚各練習 1 回。

TIP ▶全身肌肉及軀幹四肢力量統合協調訓練，有助於核心肌群與核心結構的強化與穩定，特別訓練到身體背側肌肉群，同時提升心肺功能，是**全身性的預防保健動作**。

靠背馬步，下盤穩固

❶ 找一穩定牆面，背貼靠著牆，兩腳跟離牆角適當距離。

1

❷ 徐徐下蹲，背隨牆滑下，腳掌向前移動至大腿與地面平行，小腿垂直於地面。兩手可前平舉或上舉。此時膝蓋骨前緣自然不會超過腳尖。全身平穩用力，維持此姿勢適當時間，一般可由 30 秒左右開始，每天逐漸增加時間，但不宜過量，早晚練習為佳。要了解，訓練目標在於提升肌力及穩定度，千萬不要傷了膝反而划不來。

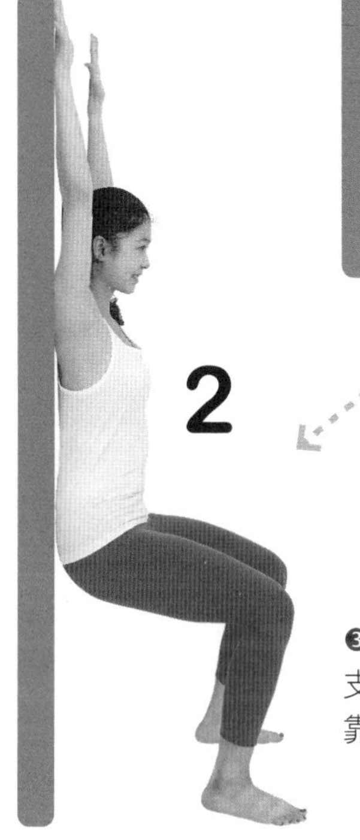

2

❸ 注意鞋子不可滑，背後靠牆只略為支撐，不是把力量都放到背上，而是靠身體中心軸的力量保持穩定。

TIP

▶**強化核心肌群與下肢耐力，穩定中心平衡軸**，提升精力與意志集中度。

▶站馬步，是所有練功必經的過程，目的除了使下肢肌肉強壯有力外，更可以穩定核心肌群。但馬步鍛鍊對中年以後的人而言，很容易造成膝關節壓力過大，引發關節炎或周圍的肌肉韌帶發炎。近來網路上流行「深蹲」運動，也有教人每天蹲站 200 下的，已經為門診增加了不少患者。要知道，站馬步時，膝前緣以不超過腳尖為原則，如果是初練或年長者，則建議採取以上述「靠背馬步」鍛鍊，來得安全得多。

❶ 側身躺於地（墊）上，左手置於身體下方，手肘彎曲 90 度。以手肘及手前臂施力，撐起上半身。

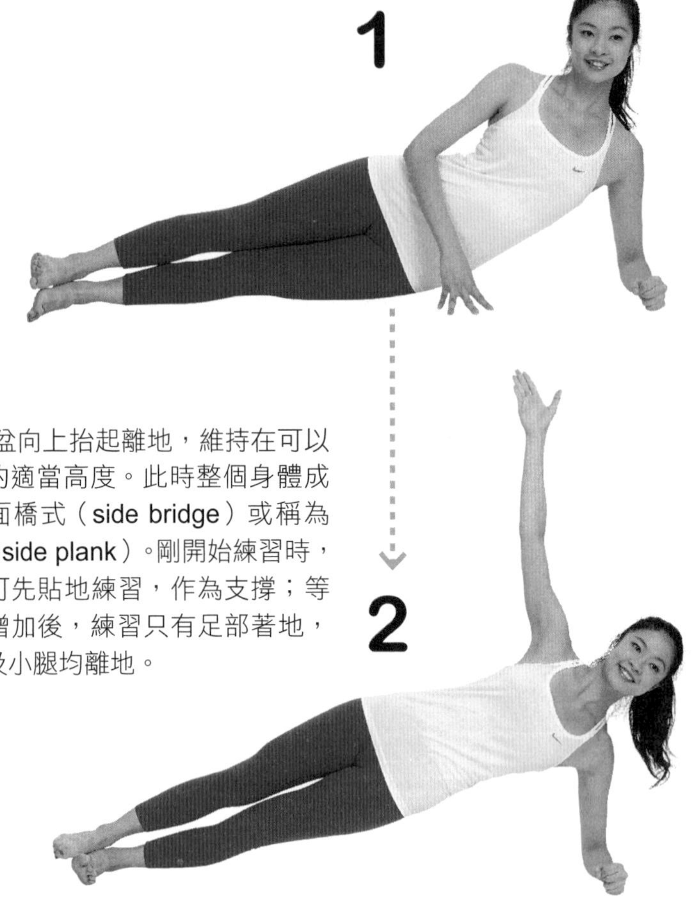

❷ 骨盆向上抬起離地，維持在可以承受的適當高度。此時整個身體成為側面橋式（side bridge）或稱為側板（side plank）。剛開始練習時，小腿可先貼地練習，作為支撐；等力量增加後，練習只有足部著地，兩膝及小腿均離地。

❸ 維持此姿勢 5 ～ 10 秒，而後放鬆身體讓臀部著地，休息約 5 秒。重複以上動作 10 次為 1 回，再換邊練習。

TIP

▶此法可**有效強化核心肌群**，尤其是一般人最脆弱、最容易被忽略的腹部側面肌肉（**腹外斜肌、腹內斜肌及腹橫肌**），可有效調塑身形，改善腰腹無力的現象。

▶一般的肌力訓練或許會注意到腹部前方（如腹直肌）及背部肌肉，但側面的訓練方式不多。此法哈佛大學特別推薦，宜多加練習。練習時宜循序漸進才不會受傷。

祕訣⑤

骨科最新療法，提供另類選擇

開刀與不開刀之間，骨科保守性療法新進展！

進入二十一世紀，隨著生醫材料、生物力學、再生醫學、影像醫學及新手術技巧的發展，骨科疾病的診斷與治療皆有長足進步。手術的迷你化、內視鏡技術的改良與應用範圍的增加，使得手術傷口可以更小，恢復可以更快、更安全、效果更加理想。

儘管如此，多數的手術，仍是最後的手段，如果保守性治療可以獲得良好療效的話，自然不須開刀。以下是近年來許多不錯的新保守性療法，提供給讀者參考。

體外震波療法（Extracorporeal shock wave therapy, ESWT），促進組織修復

人體組織無論是急性或慢性受傷後，患部易逐漸纖維化，形成疤痕，如果沒有適當治療，甚至會形成鈣化性肌腱炎、足底筋膜炎、多發性或慢性肌腱炎（如網球肘、高爾夫球肘）、慢性肌筋膜炎（如肩、頸背的肌筋膜炎），對患者造成長期慢性的折磨。

體外震波治療是促進組織再生的方法，可協助改善治療上述問題。其原理類似用來治療泌尿道結石的體外震波碎石機，利用機器壓電效應產生的高能量震波（約一百到一千大氣壓），聚焦傳遞到慢性發炎或已鈣化的軟組織或骨骼上，在組織內產生微小泡泡。泡泡破裂時，會釋放出壓力與能量，震

斷纖維與鈣化結石，產生局部顯微血腫、顯微骨折、局部細胞死亡，以促進組織代謝、循環及血管新生，達到修復與再生的目標。

不適合此一療法的禁忌有：感染、惡性腫瘤、凝血功能障礙、肺組織涵蓋在焦點範圍內、懷孕。

玻尿酸（Hyaluronic acid, HA）關節內注射

玻尿酸關節注射發展於一九七〇年代，最早用於賽馬關節受傷的修復或比賽訓練前的預防。早期玻尿酸的分子量很低，後來研發出高分子量的玻尿酸，分子量約六百萬道爾頓以上，以動物組織萃取或生物科技方式製成。

它的生理功能與人體關節自我產生的玻尿酸較接近，外觀黏稠，具高彈黏性並維持較長的存續時間，進而被應用於治療退化性關節炎，尤其是膝關節炎，獲得相當良好的效果。

玻尿酸原本就是關節軟骨中的主要成分，注射到關節腔內的玻尿酸，一方面保護既有的關節軟骨細胞及穩定軟骨中的膠原纖維，一方面協助潤滑以減少疼痛並增進關節活動能力，對於初期或中期的退化性關節炎有顯著療效，但倘若軟骨已磨損嚴重，甚至關節間隙已經消失者，效果就會差很多。

近年來，玻尿酸肩關節注射對於非完全斷裂的旋轉肌袖症候群及黏連性關節囊炎也獲得良好效果。主要作為對關節囊產生良好的擴張潤滑作用。

一般而言，玻尿酸注射的療程短、療效高、安全、副作用少，治療中很少有顯著不適。主要的禁忌是：對玻尿酸製劑過敏者、局部皮膚組織感染者、免疫或凝血機能有問題者。

高濃度血小板血漿（Platelet rich plasma, PRP）

從二十一世紀起，歐美的科學研究者注意到，當人體受傷時，血小板除了促進凝血、形成血塊外，受到擠壓破裂後的血小板，可以釋出多種生長因子，促進血管新生及組織修復。這是人體中最容易取得的生長因子，但因一般血液中的血小板濃度不夠，而且混雜著紅血球與白血球，可能對組織的修復有不良影響，因此需要純化濃縮的過程。

高濃度血小板血漿ＰＲＰ，乃是將自體抽出的血液經一定步驟離心純化後，或者再加入幫助生長因子釋出的物質，重新注射回人體適當的部位；或經凝結成塊後，於手術中置於組織接合處，促進身體組織的再生與修復。

目前應用的範圍，除了骨科治療外，也運用在糖尿病足、褥瘡等慢性傷口的照護，及眼科的角膜潰瘍與乾眼症，而且使用的範圍尚在擴大延伸中。然而任何一種療法都有其適應症及功能上的限制，不宜誇大渲染，甚至期望過大或不當使用。

• 高濃度血小板血漿與運動傷害

由於運動傷害患者，特別是選手或職業運動員，無不希望儘快修復損傷重回運動場所，所以ＰＲＰ在運動醫學的發展最為快速，最常使用於急性傷害所造成的膝關節內側副韌帶傷害、跟腱斷裂及其他韌帶肌腱肌肉撕裂傷；慢性傷害則應用於網球肘、高爾夫球肘、肘尺側副韌帶傷害、慢性肌腱炎、足跟腱病變、軟骨缺損等。在關節鏡手術上，則與前十字韌帶重建術、軟骨缺損重建術、半月軟骨縫合、肩盂唇修補、旋轉肌袖修補手術等併用。

• 高濃度血小板血漿與關節炎

高濃度血小板血漿療法，也給關節炎患者帶來另一種選擇，但因療法較新，仍期待更多研究報告。由於關節炎的患者除了軟骨病變外，還合併軟組織的變化，包括周圍的關節囊、韌帶、肌腱，因此妥善運用ＰＲＰ的特性，給予合適注射方法，方能提高治療效果。

增生注射療法（Prolotherapy或Bioregenerative injection therapy, BIT）

增生療法是希望藉由注射方式，增加及維持肌肉、韌帶的強度，最常用於各種慢性肌筋膜炎、頑固性肌腱炎、韌帶炎、關節不穩定、顳顎關節炎及神經痛等。

增生療法注射的藥劑，主要是二〇％左右的高濃度葡萄糖水及維生素B_{12}，雖然還有其他藥劑，但以這兩者效果較佳且副作用較少。由於增生療法是藉由輕微發炎反應來引發身體自我修復力，所以施打前三日及後七日，儘量不使用消炎藥，並應避免激烈運動以免降低療效。

目前增生療法仍屬互補與另類療法的範疇，研究報告有效比率在五〇到九〇%左右（AAOM, 2015 summary），代表這種療法效果不錯，但並非一定有效。一般認為，如果連續注射四次以上完全無效時，就代表注射無效，應考慮其他治療方式。

電刺激治療器

電刺激治療相當複雜，包括刺激的電流頻率、強度、頻寬、波形變化及其複合運用，並包括治療區域的選擇與變換，與其他物理治療形式的配合等等。市面上可以見到不少類型的低週波或中頻電流治療器，用來緩解肌肉疼痛、改善肌肉緊繃僵硬、促進血液循環、減少末梢神經麻痺。因為門診上常有病友詢問，因此做一簡單說明。

此類儀器中，最常見的是「經皮神經電刺激器」（Transcutaneous electric nerve stimulator, TENS），屬於非侵入性的治療。其使用的頻率在二到兩百五十Hz，由於頻率較低，一般又稱為低週波。市面上可買到的多是利用不同的頻波組合，讓使用者感受到不同緩急強弱的刺激模式。

另有一種干擾波治療（Interferential current therapy, IFC），利用兩組不同頻率的中頻互相干擾，又稱為向量干擾波，可刺激神經及肌肉。相對於低頻電刺激，它產生的刺激較舒適，人體對此頻率的電刺激阻抗較小，可以穿入較深的組織中。中頻電流範圍在一千到一萬Hz之間，因為刺激頻率太高，脈波之間的時間差小於神經肌肉的不反應期，必須用特殊的方法產生干擾效果，否則單純的中頻刺激，無法產生肌肉收縮。市面上販售小型的中頻機，絕大多數都不是用干擾方式產生的，只是模擬中頻的波型，雖有一定的效果，但比起醫療院所用的干擾波，還是有相當差異的。

個人使用電刺激治療器時，建議要詢問醫師或物理治療師正確的貼片使用位置，調整刺激強度時，必須從最低值逐漸調高到可接受舒適的強度，否則刺激強度過高，可能會有反效果，務必留心。治療的時間也應合宜，過短效果不佳，過長則可能產生組織傷害。總之，正確使用產品，是獲得良好療效的最重要條件。

＋Q1：請問怎麼樣算是肌少症？如何診斷？

答：肌肉質量隨著年齡下降，許多研究指出，成人在四十歲以後，肌肉質量平均每十年減少八％，七十歲以後加速到每十年減少十五％；尤其是大腿肌肉的力量，在四十歲之後估計每十年下降十至十五％，七十歲之後甚至高達每十年下降二十五到四十％以上。台灣六十五歲以上長者估計約七％到十％罹患肌少症。

骨骼肌減少症，一般簡稱肌少症，大約是在上世紀九○年代引起醫學界的關注，但是臨床上對於肌少症的定義，直到二○一○年「歐盟肌少症工作小組」歷經數次國際專家會議之後，才提出了診斷標準，而在二○一六年後被正式認定為疾病。由於有關肌少症的研究日新月異，至今仍沒有統一的標準，而且各人種之間的差異也頗大。但是診斷的大原則，則是包括肌肉質量減少（Low muscle mass），加上肌力減弱（Low muscle strength）或行動能力變差（Low physical performance）兩者之一。並將肌少症分為原發性與次發性。前者找不到特定原因，僅因年紀老化造成；次發性肌少症則包括長期臥床、疾病（如嚴重器官衰竭、癌症、內分泌疾病）、營養不良。臨床上大多數的肌少症是由多重因素造成。

肌少症的診斷評估，一般可從三方面探討：

一、**肌肉質量**，目前最準確的方法是使用電腦斷層CT或核磁共振MRI，但限於設備及成本，且全身電腦斷層還有幅射劑量的考量，目前只適於研究用途。一般常用的是双能量X光吸收儀（DXA，Dual energy X-ray absorptiometry，這與測骨質密度的儀器一樣，此法相對精確）或生物電阻測量分析（BIA，Bioelectrical-impedance analysis，參考度依機器及比對資料庫而異）。依此算出骨骼肌肉質量指數（Skeletal muscle mass index），若低於年輕族群兩個標準差以下，則可定義為骨骼肌減少症。國際肌少症工作小組（IWGS）肌肉質量測量與切點是DXA男性低於七．二三kg／m^2，女性低於五．六七kg／m^2；亞洲肌少症工作小組（AWGS）的標準則是男性DXA為低於七．〇kg／m^2，女性低於五．四kg／m^2。

二、**肌肉強度（肌力）**。目前臨床上最常使用的是使用握力器測量手部握力，以國衛院用研究族群最低之二〇％為切點，其參考值如下表。亞洲肌少症工作小組的定義則是男性小於二十六公斤，女性小於十八公斤。

三、**行動能力**：最簡單的第一步就是以測量行走速度來作為篩檢，六十五歲以上長者若行走速度小於每秒〇．八公尺則需進一步檢查肌少症的可能性，輔以手部握力及肌肉質量來判斷，則可以確定是否罹患肌少症。關於行動能力，臨床上還可應用多種量表可供參照評估。

篩檢方法除了行走速度外，亞洲肌少症工作小組在二〇一九年十月更提出自我測量小腿圍的方法，如果男性小於三十四公分，女性小於三十三公分；或者連續起立、坐下五次動作所需時間大於十二秒，就應懷疑肌少症的可能，建議接受肌力評估。

對診斷為肌少症的患者則應進行全面性的健康評估，做好對急慢性疾病的控制治療，檢視營養狀況，攝取富含必須胺基酸的優質蛋白質。如果沒有其他需限制蛋白質的疾病，則建議每天每公斤體重的蛋白質攝取量應提升到一．二克。此外補充足量的維生素，尤其是維生素D（請參閱本書一八二頁起，吃對食物及營養品讓筋骨更年輕），同時應該積極進行肌力與平衡力的訓練，兼顧有氧與負重運動，以期改善生活品質及減少相關合併症。

簡易肌少症臨床篩檢

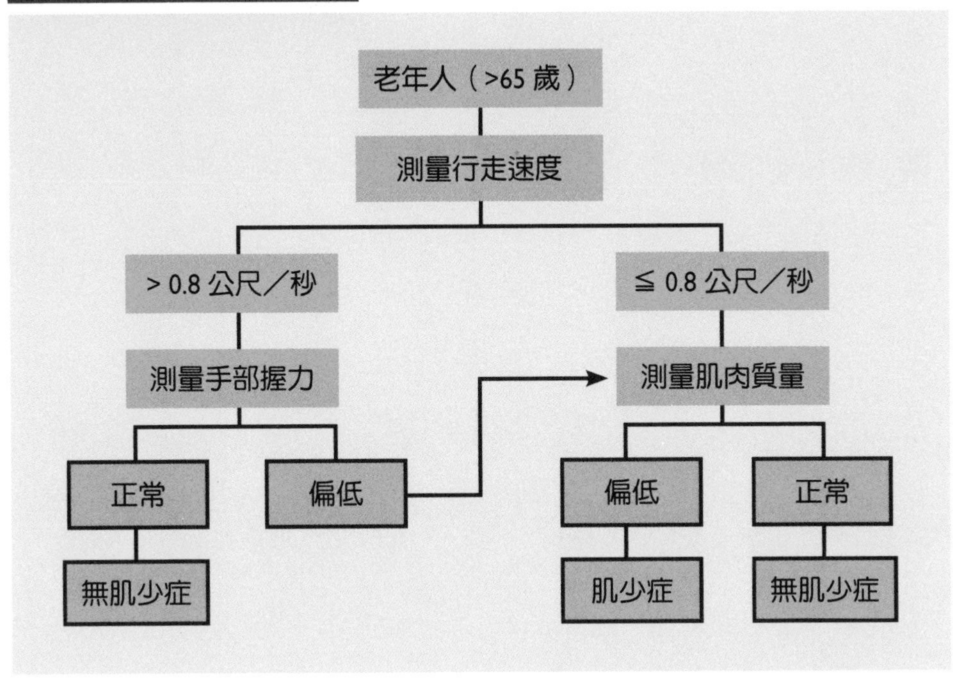

肌肉強度：手部握力

（以研究族群最低之 20% 為切點）

男性		
BMI	<22.1	25.0kg
BMI	22.1-24.3	26.5kg
BMI	24.4-26.3	26.4kg
BMI	>26.3	27.2kg
女性		
BMI	<22.3	14.6kg
BMI	22.3-24.2	16.1kg
BMI	24.3-26.8	16.5kg
BMI	>26.8	16.4kg

BMI= 體重 kg / 身高（公尺 m）平方

（Geriatric Gerontology International 2014）

＋Q2：體重影響筋骨關節負荷，調控要點是什麼？

答：身體重量是我們對筋骨關節最直接的「機械性壓力」，過大的負荷正是下肢關節，特別是膝關節，加速老化的重要因素，同時也是脊椎退化以及下背痛與坐骨神經痛的主要危險因子。相對的，做好體重管理往往能使許多筋骨關節的問題獲得良好改善，減少藥物用量，降低手術的機會，甚至不藥而癒。體重的控制基本上就是身體熱量的平衡，其具體關鍵在於正確有效的「生活型態、飲食、運動」調控管理。有關飲食熱量的主張見解可謂百家爭鳴各有其著眼點，這部份在此暫不討論，我們來分析很可能容易被忽略，卻是關鍵要點的「生活型態」部份。

我們首先來回顧一下身體熱量消耗的組成，主要分成三大部份。「基礎代謝」這個部份最大，大約占人體總耗能的六十五%至七十%，就是維持生理機能與細胞代謝的基本需要，也就是什麼事都不做也要消耗的熱量。基礎代謝依身體組成而異，並受到年齡、內分泌系統機能等影響，不容易隨我們的意志而改變。但是非常重要的概念是身體的瘦肉所耗的能量遠大於脂肪組織，所以「增肌減脂」是維持良好體重與體態的黃金準則。

第二部份是消化食物及代謝吸收所要耗用的能量，稱為「食物熱效應 Thermic effect of feeding」，大約占總耗能的八%。這個部份的重點在於人體吸收利用蛋白質的熱效應，遠比吸收利用碳水化合物及脂肪高出甚多，大約是三十%至四十%比五%，所以吃一樣熱量的碳水化合物或脂肪的食物，會比吃一樣熱量的蛋白質食物獲得更多可用熱量，因此也有機會貯存堆積更多的熱量。

第三個部份因每個人活動型態不同，差異性也最大，可以直接操控感受的就是「身體活動（Physical activity）」。這又可區分為「工作身體活動 Occupational physical activity」及「休閒時間身體活動 Leisure time physical activity）。前者與工作的型態有關，例如是做粗重勞動工作或者辦公室輕體力工作而異，但是我們可以確定隨著科技進展，人們耗用體力的工作將愈來愈被機器取代，甚至在未來機器人的時代減到非常的低，因此影響活動熱量消耗的主角就愈來愈變成是「您從事什麼休閒活動？不工作時您在做什麼？」，這大約占了一天時間的三分之一。

講到休閒活動的熱量消耗當然包活運動時的熱量消耗，它可能在較短的時間內發生，而且單位時間內的耗能最大。而且運動在促進健康上太重要了，如我所說：不運動，當然會生病！但是我們仔細算算，如果一個人做到運動333（每週三次，每次三十分鐘），平均算起來每天大約運動十五分鐘，竟然只占了一天內一千四百四十分鐘的百分之一，或著占一天八小時休閒時間的百分之三。於是我們就會領悟到，在體重控制上，或者說熱量的消耗上，一天內所有的身體活動就成為最重要的關鍵。因此，在您工作時一定要多動，不能一直坐著，我甚至發現國外有專家設計了可以「站」與「坐」相互轉換的辦公設備。而在選擇休閒活動時一定要避免是坐著的方式，避免是靜態的，鼓勵身體要動來動去的，雙腳要走來走去的。這是種生活習慣，卻建議大家要用心去設計。近年來更多專家提出了「Sitting is the New Smoking」的口號，提醒人們久坐之害甚於吸菸，「久坐」已經成為現代人健康的重大危機了！

＋Q3：如何有效減少腰背痠痛？

答：腰背痠痛始終是骨科門診的大宗，理論上現代人腰部負重量遠比我們的長輩來得少，但腰痛的發生非但沒有減少，而且年齡層還不斷往下降。歸究原因主要在於坐太久及核心肌力不足。久坐使我們只用到淺層肌肉，失去從生活中鍛練核心肌肉的機會，並且因為久坐而增加椎間盤的壓力（參考《極簡養生》第一四三頁起）。為使讀者便於採取有效對策，將本書裡有關資料做成流程表，作為可以按圖索驥的參考。

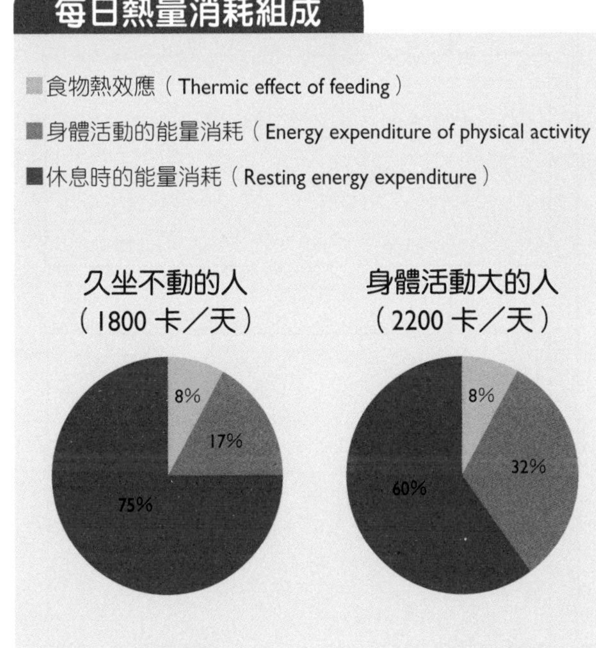

分析背痛的原因

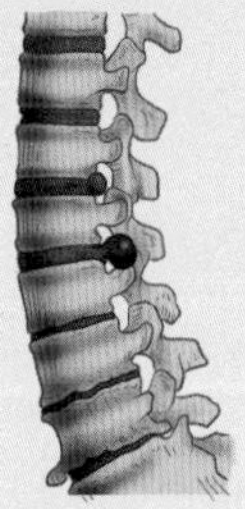

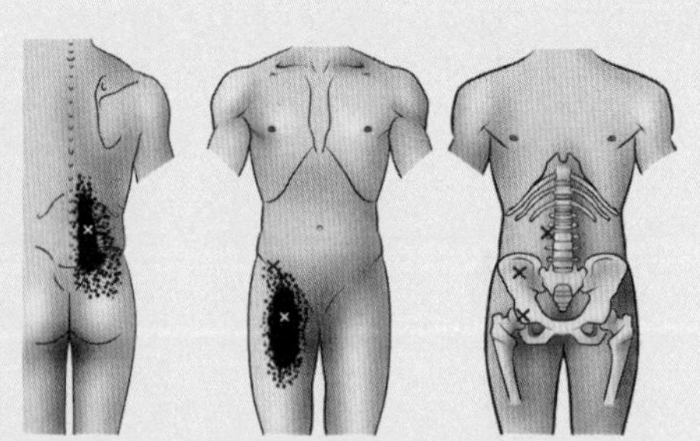

因壓力與退化產生的傷害，見 P158~165

●椎間盤突出（Herniated disc）：來自反覆震動、運動、壓力，或突然的扭傷、壓力。

●骨關節炎（Osteoarthritis）：關節退化所致，常隨著年齡發展，較嚴重時合併贅生骨（骨刺）

●腰椎弓解離（Spondylolysis）：因反覆外力或突然外力造成椎弓峽部的損傷。

●腰椎滑脫（Spondylolisthesis）：脊椎椎體的滑動移位，常因椎弓解離後造成。

●椎管狹窄（Spinal stenosis）：常隨著年齡或上述問題導致脊神經管狹窄。

●骨折：可來自較大外力。但若合併嚴重的骨質疏鬆症時，即使是很小的力量都可以造成壓迫性骨折，見 P162。

較少見的問題：

●僵直性脊椎炎（Ankylosing spondylitis）：早起疼痛，常發生於年輕男性，見 P165。

●細菌感染（Bacterial infection）。

●腫瘤：可能良性或惡性，可原發於此或轉移而來，見 P164。

●腰椎手術失敗綜合症（Failed back surgery syndrome）：脊椎手術後仍有顯著症狀者。

姿勢不良與過度疲勞造成的肌筋膜損傷與脊勞肌肉韌帶傷害，見 P154~P157

PTT 原則，見 P62

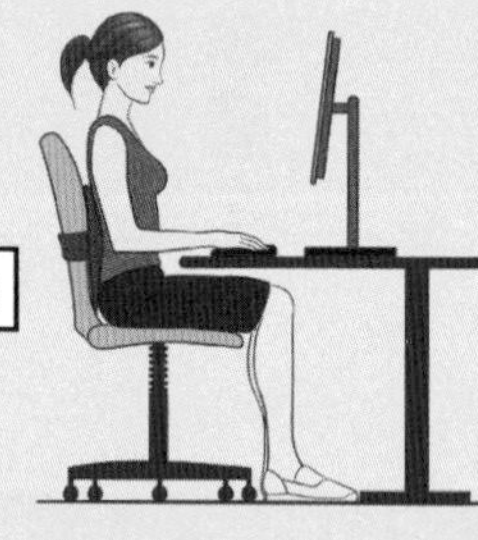

核心強化原理，見 P48~P52

※ 預防：

A. 正確姿勢，見 P177~P181

B. 適當營養補充，見 P182~P197

C. 必要時使用護具，見 P161

※ 沒有急性發炎時，熱敷是個好方法，見 P173

※ 訓練運動：

A. 伸腿伸踝，改善下肢力，見 P211 強化 3 式

B. 伸展髖關節，減少腰部負擔，見 P204 伸展 6 式

C. 背肌強化，橋式挺腰，見 P203，伸展 5 式

D. 髂腰肌訓練，空中腳踏車，見 P202，伸展 4 式

E. 小腹強化，V 字型體，見 P213，強化 5 式

F. 伸展梨狀肌，翹腳屈髖，見 P205

G. 陸上蛙泳，美化體態，見 P214

H. 核心強化，調塑胸腹，見 P216

＋Q4：運動對健康有好處，但我要如何選擇適當的運動呢？

答：在本書第四十二頁起的「四、為什麼我們對筋骨耗損毫無警覺？」單元中，對於「關節活動的必要性」、「運動需要多重模式與足夠強度」以及「運動傷害處理」（第一七二頁）已有概略說明。在此將從運動醫學的角度，分析各種常見運動的特色以及不同的體能競技需求，讓大家在選擇運動項目時，除了個人喜好與擅長之外，更思考這些運動的子好處與健康促進上的角色。

常見運動的強度

形式	心肺功能	肌肉力量和耐力
籃球	4	2
網球	3	3
排球	3	3
自行車（快速）	5	3
有氧舞蹈（中等強度以上）	4	4
高爾夫（走動並帶球具）	3	2
跳繩（中等強度以上）	4	3
直排輪	4	3
游泳（快速）	5	4
跑步（快步）	5	2
快走	3	2
重量訓練	2	5

※ 效果強度最弱為 1, 最強為 5。

常見運動對人體的主要體能要求

分類	項目（舉例）	主要體能要求
技能協調性及動作形式	體操、花式溜冰、跳水	平衡感、協調性、肌力和速度的綜合能力
增加週期性運動的速度	跑步、游泳、划船、滑雪	速度、耐力
提高運動速度與肌力	鉛球、標槍、舉重、跳高	肌力、速度、爆發力
與對手對抗的能力	跆拳道、柔道、拳擊	敏捷性、協調性、反應時間和速度、耐力、肌力
完善操縱某種工具	賽車、馬術、帆船	協調性、反應時間
完善中樞神經系統功能	射箭、射擊	協調性、耐力
綜合性運動能力	十項全能、鐵人三項、團體性球類競賽	多項技能體能之綜合要求
養生與協調訓練	氣功鍛練、太極、瑜珈、彼拉提斯	呼吸技巧、協調性、柔軟度、意念訓練

※ 參考 Gandelsman 及 Smimov 提出的方式分類

骨科專家游敬倫整合中西醫學最新對症療法

筋骨關節疼痛防治全百科【暢銷新裝版】

作　　者：游敬倫
特約編輯：凱　特
封面設計：謝彥如
美術設計：我我設計工作室
插　　畫：陳志偉
攝　　影：水草攝影工作室
動作示範：林佳靜
社　　長：洪美華
主　　編：何　喬

出　　版：幸福綠光股份有限公司
地　　址：台北市杭州南路一段 63 號 9 樓之 1
電　　話：(02)23925338
傳　　真：(02)23925380
網　　址：www.thirdnature.com.tw
E-mail：reader@thirdnature.com.tw

印　　製：中原造像股份有限公司
二版一刷：2019 年 11 月
三版一刷：2023 年 12 月

郵撥帳號：50130123 幸福綠光股份有限公司
定　　價：新台幣 380 元（平裝）

ISBN 978-626-7254-36-3

總　經　銷：聯合發行股份有限公司
新北市新店區寶橋路 235 巷 6 弄 6 號 2 樓
電　　話：(02)29178022
傳　　真：(02)29156275

國家圖書館出版品預行編目資料

筋骨關節疼痛防治全百科：骨科專家游敬倫整合中西醫學最新對症療法／游敬倫著. -- 三版. --
臺北市：新自然主義，幸福綠光，2023.12
面；　公分

ISBN 978-626-7254-36-3（平裝）
1. 骨科 2. 保健常識

416.6　　112019669